# 儿科血液病理学图谱

## Atlas of Pediatric Hematopathology

主编　［美］西尔维娅·T. 本廷（Silvia T. Bunting）

　　　［美］梁夏元（Xiayuan Liang）

　　　［美］米歇尔·E. 佩斯勒（Michele E. Paessler）

　　　［美］萨特什·乔纳特（Satheesh Chonat）

主译　王艳芬　吴泽霖　刘黎琼　曹　娟

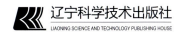

辽宁科学技术出版社

LIAONING SCIENCE AND TECHNOLOGY PUBLISHING HOUSE

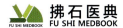

拂石医典

FU SHI MEDBOOK

**图书在版编目（CIP）数据**

儿科血液病理学图谱 /（美）西尔维娅·T. 本廷（Silvia T. Bunting）等主编；王艳芬等主译.
-- 沈阳：辽宁科学技术出版社，2025. 3
　ISBN 978-7-5591-4093-7

　Ⅰ. R725. 502-64

中国国家版本馆CIP数据核字第2025GT6503号

著作权号：06-2024-288　　　　　　　　　　　　　　　版权所有　侵权必究

出版发行：辽宁科学技术出版社
　　　　　北京拂石医典图书有限公司
地　　址：北京海淀区车公庄西路华通大厦 B 座 15 层
联系电话：010-88581828/024-23284376
E - mail：fushimedbook@163.com
印 刷 者：天津淘质印艺科技发展有限公司
经 销 者：各地新华书店

幅面尺寸：185mm×260mm
字　　数：436 千字　　　　　　　　　　　印　　张：19.5
出版时间：2025 年 3 月第 1 版　　　　　　　印刷时间：2025 年 3 月第 1 次印刷

责任编辑：陈　颖　刘轶然　　　　　　　　　责任校对：梁晓洁
封面设计：咏　潇　　　　　　　　　　　　　封面制作：咏　潇
版式设计：咏　潇　　　　　　　　　　　　　责任印制：丁　艾

如有质量问题，请速与印务部联系　联系电话：010-88581828

定　　价：160.00 元

# 翻译委员会

主　译　王艳芬　吴泽霖　刘黎琼　曹　娟
副主译　刘兴华　倪良军　罗华荣　徐　珊
　　　　刘香丽　何艳霞
译　者（按姓氏笔画排列）
　　　　王艳芬　广州医科大学附属清远医院（清远市人民医院）
　　　　刘兴华　郑州市第三人民医院
　　　　刘香丽　河南中医药大学第一附属医院
　　　　刘黎琼　深圳市南山区人民医院
　　　　吴泽霖　广州医科大学附属第一医院
　　　　何艳霞　河南中医药大学第一附属医院
　　　　宋　燕　重庆大学附属涪陵医院
　　　　罗华荣　深圳市龙岗区第三人民医院
　　　　倪良军　江门市妇幼保健院
　　　　徐　珊　烟台毓璜顶医院
　　　　曹　娟　深圳市儿童医院

# 译者序

《儿科血液病理学图谱》的原著由国际知名血液病理学专家团队编写，全书内容展现了他们丰富的临床经验、严谨的学术态度和前沿的研究成果，为全球儿科血液病的诊断与治疗提供了宝贵的参考。此次中文译注的出版，旨在将这一权威著作引入国内，助力我国儿科血液病理学的发展，同时为临床医生、病理科医师、科研人员以及医学生提供一部图文并茂、内容翔实的工具书。

本书的最大特色在于其以图谱为核心，收录了千余幅高清血液病病理学图片，涵盖了从外周血涂片到骨髓活检、从流式细胞仪检测结果到分子病理学分析的全面内容。这些图片不仅清晰展示了各类儿科血液病的典型病理特征，还辅以详细的标注和说明，帮助读者快速掌握诊断要点。此外，书中还结合了世界卫生组织（WHO）的最新分类标准，对各类疾病的病理机制、临床表现和鉴别诊断进行了系统阐述，具有极高的学术价值和临床实用性。

本书内容分为五大部分，逻辑清晰，层次分明。第一部分聚焦外周血检查，包括红细胞疾病、中性粒细胞和血小板疾病等常见问题；第二部分探讨了非肿瘤性血液淋巴系统疾病，尤其是患儿的特殊表现；第三部分和第四部分则深入讲解了成熟淋巴样肿瘤和前驱造血细胞肿瘤，涵盖了从 B 细胞淋巴瘤到急性髓系白血病的多种疾病；第五部分补充了组织细胞肿瘤及其他骨髓疾病的内容。这种结构设计既符合临床思维，又便于读者按需查阅。

本书不仅适合病理科和血液科医生作为诊断参考，也可作为儿科医生、在读研究生和医学生的学习资料。为了更好地利用本书，建议读者：

1. 结合临床实践：书中提供的病理图片和流式细胞仪结果均来自真实病例，读者可结合自身临床经验，对比分析，提升诊断能力。

2. 关注最新进展：血液病学发展迅速，尤其是分子病理学和精准医疗领域的突破日新月异，读者在阅读本书时，可结合国内外最新指南和文献，拓展知识边界。

本书的顺利出版离不开众多同仁的鼎力支持。感谢原著作者的卓越工作，为儿童血液病理学奠定了坚实基础；感谢参与翻译和审校的国内专家，以深厚的专业素养确保了译文的准确性；感谢出版社编辑团队的辛勤付出，从排版到校对，每一环节都力求完美。最后，特别感谢所有为本书提供宝贵意见的同行和读者，你们的反馈是我们不断改进的动力。

希望这本《儿科血液病理学图谱》中文译注版能够成为国内儿科血液病理学领域的一座桥梁，连接国际前沿与本土实践，为提升我国儿童血液病的诊疗水平贡献力量。由于时间和水平有限，书中难免存在疏漏之处，恳请广大读者批评指正，以便我们再版时进一步完善。

王艳芬

2025 年 3 月

# 目　录

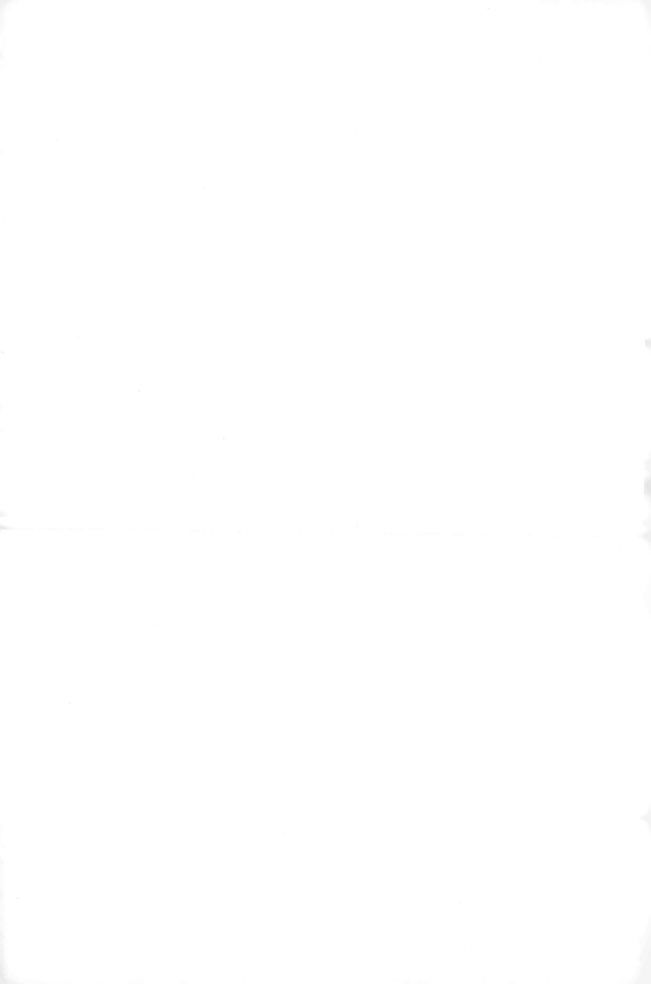

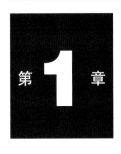

# 外周血涂片检查

Satheesh Chonat, Brian Lockhart, Sara Graciaa, Michele E. Paessler

虽然医学领域实验室已取得了诸多进展，但对外周血涂片进行显微镜检查仍极具信息价值和临床意义，并且仍是一种不可或缺的诊断工具。在医院儿科里，对新生儿血涂片的评估是一项常见且颇具挑战性的工作。本章将对新生儿血涂片的部分特性及常见的病理表现进行概述。

血涂片评估通常主要用于以下三种情况：首先，幼稚细胞或血小板计数低是不是由于血小板凝集所致的假性血小板减少症；其次，对红细胞、白细胞和血小板的形态进行评估；第三，确认实验室工作人员或仪器所识别的形态学发现[1]。后者可能因临床疑似病例由医生提出请求，或者由实验室工作人员复核异常发现而提出。外周血涂片复查的常见原因包括血细胞减少症或血细胞增多症、异常细胞、恶性肿瘤以及感染[2]。评估开展的时机取决于国家和机构的指导准则。

在诸多临床情况中，对精心制备的血涂片进行检查至关重要。外周血涂片的制备应由实验室专业人员操作，并对分析前变量加以控制，从而确保获得最优质量。血液应当被正确采集，通常是从外周静脉抽取，置入抗凝管内。确保血液与抗凝剂的比例恰当同样至关重要，否则会影响细胞学检查。在儿科领域中，尤其是针对新生儿患儿，实验室常常会收到用于足跟采血的毛细管血样。乙二胺四乙酸（EDTA）是最常用的抗凝剂。采样后，标本应尽快送至实验室，最好在两小时内进行检测。这一目标并非总能实现，然而准备工作的延迟可能导致细胞变性以及表现为假性血小板减少。细胞的形态在单层涂片中的观察效果最佳。于查看细胞形态时，最好是避开涂片最厚的部分，然而在搜寻寄生虫时，其或许颇具效用。玻片的羽状边缘是查找血小板凝块和诸如原始细胞之类的大细胞的理想之处。

玻片标本的制备应由训练有素的实验室医学技术专家来执行。玻片的质量依赖于恰当的涂片技术以及染色过程的质量，从而不会出现细胞染色过度或不足的情况。这些流程需要良好的质量控制，这对于优质的血涂片评估及分类计数而言是必不可少的。如今，众多实验室采用了能够制备染色玻片的自动化分析仪。

对外周血涂片的解读需要娴熟的方法，并且应当由训练有素的医学技术人员来完成。对外周血涂片的评估应当遵循系统性的方法。对所有细胞谱系进行审查并评估其大小、形状、成熟情况以及形态特征是至关重要的。外周血涂片的发现应结合患者的临床病史和其他实验室信息进行解读。贫血在新生儿病房或重症监护室中是经常遇到的问题，与中性粒细胞和血小板有关的其他细胞异常并不罕见，特别是在新生儿患儿中。

对涂片进行评估时，需将一滴直径约 2 ~ 3 mm 且充分混匀的血液滴至载玻片一

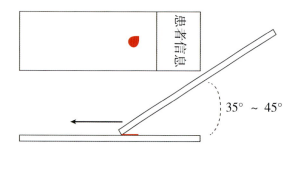

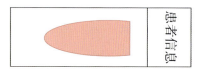

图 1.1　楔形法外周血涂片制备的图示。"推片"的边缘放置角度约为 35°～45°。该载玻片轻轻向后移动以接触血液，然后，将"推片"载玻片平稳地推至载玻片的另一端，并保持角度不变。

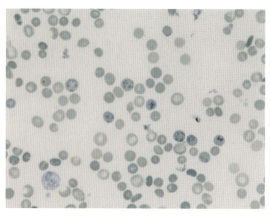

图 1.2　（超活染色，50 倍放大）未成熟的红细胞呈现出核糖体的网状丝状沉淀。该染色剂可使未成熟细胞中存在的残留核酸结块并染色。被染色的细胞代表网织红细胞，计算其占总红细胞的百分比。

端约四分之一英寸处。随后，将"推片"载玻片边缘以约 35°～45° 的角度置于血滴的前方。将推片缓缓地移回以接触血液，接着，平稳地将"推片"推向载玻片的另一端，保持角度不变，直至形成一个楔形（图 1.1）。因此，这种方法通常被称为楔形法。该载玻片经空气干燥，并用甲醇或乙醇加以固定并染色。血涂片距离毛边 1～2 mm 的较薄区域被用于检查细胞的形态，因为此处的细胞彼此分离，互不重叠。厚涂部分被用于查找低病毒血症患者的疟原虫。

常用的染色剂为 Wright 染色剂和 Wright-Giemsa 染色剂；后者能够确保细胞核结构和颗粒得到充分染色。Wright 染色是一种由伊红和亚甲蓝混合而成的多色染色剂。Wright 染色剂含有甲醇；故而，玻片无需进行固定。然而，固定处理有助于减少在潮湿天气或使用陈旧染液时可能出现的水痕假象。伊红 Y 染料属于酸性阴离子染料，而亚甲蓝染料则为碱性阳离子染料。伊红可将诸如血红蛋白和嗜酸性颗粒等的基本成分染成橙色至粉红色。亚甲蓝

可将诸如核酸和嗜碱性颗粒等细胞的酸性成分染成深浅不一的蓝色。细胞的中性成分会被染料的两种组分染色，从而呈现出不同的颜色。另一种特殊染色剂为超活体染色剂。超活体染色可利用新亚甲蓝检测未成熟红细胞（RBC）中核糖体 RNA 的网状丝状结构（图 1.2）。该结果有助于了解骨髓红细胞生成情况。超活体染色的另一项用途在于检测海因兹小体，其在 Wright-Giemsa 染色中不可见。海因兹小体是葡萄糖 -6- 磷酸脱氢酶缺乏症患者或具有不稳定血红蛋白的患者的红细胞遭受氧化损伤时所出现的变性血红蛋白。网织红细胞计数通常采用自动化方式，但手动计数仍保留。网织红细胞指数（RI 见以下公式）可用于诊断贫血。

网织红细胞指数（RI）= 网织红细胞百分比（%）×（患者的血细胞比容 / 正常血细胞比容）/2

网织红细胞指数的解读：
对于健康人来说，RI 应为 0.5%～2.5%。

贫血时若 RI<2%，则表明存在红细胞成熟障碍——这是纠正贫血的异常反应，例如缺铁性贫血或骨髓增生异常综合征。

贫血时若 RI>3%，则表明存在网织红细胞代偿性生成增加，如溶血性贫血。

新生儿血涂片评估很常见且颇具挑战性。贫血是新生儿护理室或重症监护室中常见的问题，并且与中性粒细胞和血小板有关的其他细胞异常也并非少见，特别是当新生儿患病时。本章接下来的部分将对新生儿涂片的特征进行概述。

# 一、红细胞

在从胎儿期向新生儿期转变的过程中，红细胞生成速度发生变化，血红蛋白合成及红细胞生成的速率大幅下降，这一变化是继发于组织氧合的突然增加以及促红细胞生成素的显著减少。在出生的第二周存在一段生理性贫血期，此时红细胞生成速率达到最低点。鉴于这些变化，新生儿期的红细胞正常值拥有与成年人不同的指标（表1.1）。由于酶活性的不同，新生儿红细胞显示出独特的代谢特征。鼓励对新生儿涂片进行检查和熟悉其特点，因为生命最初几周内的红细胞的变形能力下降，使得它们往往呈现出形状上的不同变化，包括棘红细胞、刺红细胞、裂红细胞、口形红细胞或靶形红细胞。正常新生儿红细胞中的血红蛋白中超过70%为胎儿血红蛋白，其余为成人血红蛋白。此外，成熟新生儿中红细胞酶的水平偏低。新生儿红细胞的这些特征使得红细胞膜病的诊断极具挑战性。与成熟红细胞120天的寿命相比，它们的寿命缩短至60～90天。早产儿的红细胞往往更脆弱，寿命更短[3]。如图1.3所示，有核红细胞并不罕见。

**表1.1 新生儿与成人血液中的红细胞及网织红细胞指标***

| | 新生儿（红细胞/网织红细胞） | 成人（红细胞/网织红细胞） |
| --- | --- | --- |
| 红细胞 | | |
| 平均红细胞体积 MCV(fL) | 107.7/123 | 89.8/106 |
| 红细胞分布宽度 RDW（%） | 22.1 | 11.6 |
| 平均血红蛋白浓度 CHCM（g/dL） | 32.9/24.7 | 33.7/30.3 |
| 平均血红蛋白含量 MCH（pg） | 34.4/29.7 | 29.6/30.3 |
| 寿命 | 60～90天 | 120天 |
| 网织红细胞 | 4.4% | 1.2% |

摘自 Nathan and Oski's Hematology and Oncology of Infancy and Childhood, 7th edition. The Neonatal Erythrocytes and Its Disorders, Chapter 2, 52-75.e8.

# 二、淋巴细胞和中性粒细胞

在新生儿出生后的最初24小时内，血循环中的中性粒细胞数量高于成人，在出生后72小时迅速降到成人水平。通常在出生后4～6天能够观察到成熟的分叶核中性粒细胞。同样地，新生儿体内的粒细胞的数量以及成熟度亦存在变化[4]。中性粒细胞在整个妊娠期逐步成熟，因而倘若这一成熟进程或者妊娠过程受到阻碍或者缩短，中性粒细胞便有出现缺陷的风险。在新生儿血循环中，中性粒细胞作为对抗感染的首要响应者。即便在出生之后，骨髓中中性粒细胞的成熟、向血液循环的释放以及后续向组织的转移之间的平衡也极为关键。在计数新生儿中性粒细胞时，务必要符合新生儿的孕周、出生体重以及诸如母亲病史、感染和药物使用等持续存在的合并症。在新生儿体内的淋巴细胞（"婴儿淋巴细胞"），呈现出未成熟的胚细胞样外观，具有较细的染色质和分裂的细胞核（图 1.4），诊断较为困难。在鉴别淋巴母细胞白血病时，对这些特征的识别将会有所助益。

## 三、血小板

与成人期主要在骨髓生成血小板不同，在胎儿和新生儿时期，血小板主要在肝脏和脾脏中生成。血小板计数取决于孕周，不过通常在妊娠 22 周时便可达到成人水平，即 150 000 ～ 450 000/μL。在足月分娩后的数天内，新生儿血小板的功能通常即可达到成人水平。若干母体和围产期因素会导致高危新生儿的血小板功能障碍，其中包括母体高血压、药物使用、早产、出生体重以及感染等[5]。众多感染性和全身性疾病均可伴有血常规和外周血细胞的形态变化。接下来，我们将回顾一般影响因素，并结合图片探讨感染及其他原因对血涂片的影响。

## 四、类白血病反应

类白血病反应被定义为白细胞（WBC）计数大于 50 000 个 /μL，并且排除了诸如慢性髓性白血病之类的血液系统恶性肿瘤。在多数儿童病例中，其可继发于急性感染、药物使用（尤其是类固醇类药物）、实体器官癌症以及严重出血等。当出现白细胞计数过高时，详尽的临床病史采集、体格检查以及血涂片复查对于做出正确诊断是必不可少的。类白血病患者的血涂片表现为以中性粒细胞增多为主，核左移，循环中可见众多未成熟的髓样细胞（如图 1.5a 所示）的特点。此外，白细胞碱性磷酸酶（LAP）水平显著增高（如图 1.5b 所示）。LAP 主要存在于中性粒细胞中（包括未成熟中性粒细胞），而在淋巴细胞和单核细胞中则不存在。在多数情形下，并非必须进行骨髓检查。骨髓检查的结果显示为细胞增多，所有细胞谱系的形态和成熟情况正常，同时免疫表型和细胞遗传学研究也正常[6]。

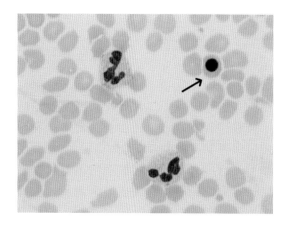

图 1.3 （Wright–Giemsa 染色，50 倍放大）来自健康新生儿的血涂片，其中显示了有核红细胞（箭头所示）。

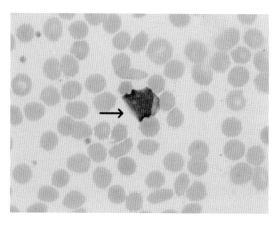

图 1.4 （Wright–Giemsa 染色，100 倍放大）在新生儿中可见到类原始淋巴细胞，通常被称为婴儿淋巴细胞或儿童淋巴细胞。

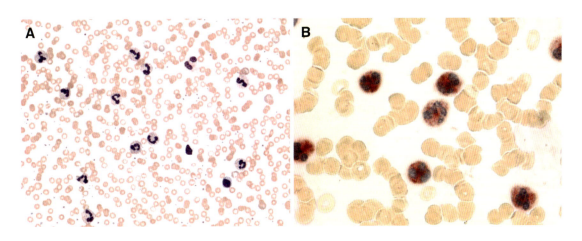

图 1.5A 和 1.5B （Wright-Giemsa 染色，20 倍放大）图 1.5A 来自一名因病毒感染而呈现类白血病反应的幼儿，涂片显示嗜中性粒细胞增多以及髓系细胞核左移，并伴有中毒颗粒。图 1.5B 显示 LAP 水平升高。在此检测中，萘酚 AS-B1 磷酸盐被碱性磷酸酶水解为偶氮盐，涂片中可见白细胞的细胞质内的蓝色染料。

## 五、脓毒症

继发于细菌感染的嗜中性粒细胞增多症伴有嗜中性粒细胞及前体细胞中的中毒颗粒形成（图 1.6）。中毒颗粒是分布在细胞质中的蓝黑色或紫红色颗粒。中毒颗粒的形成还可见于烧伤、使用化疗药物以及接触毒物等。在脓毒症中，通常会观察到杆状核细胞的比例较高（通常 > 10%）。另外，中性粒细胞减少症也可能与感染相关，特别是病毒感染。需要重点指出的是，可能存在红细胞数量减少，偶尔出现细胞聚集甚至碎片细胞，严重病例中，血小板数量可能增加或减少[7]。

## 六、药物

药物使用能够在不同程度上诱发红细胞、血小板和白细胞的数量和质量的异常。这取决于药物的种类和剂量，以及骨髓状况。若血涂片的检查结果异常或与预期不符，对临床及用药史的回顾至关重要。例如药物诱导的免疫性溶血性贫血〔其可能会呈现裂细胞和血小板减少（如图 1.7[8] 所示）〕，以

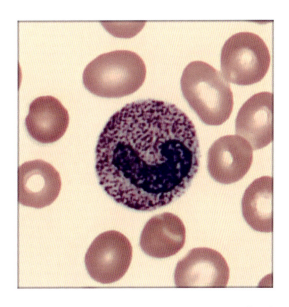

图 1.6 （Wright-Giemsa 染色，100 倍放大）显示中毒颗粒。由于初级颗粒的成熟异常，在细胞质中存在深紫色颗粒。

及与药物相关的嗜酸性粒细胞增多（如图 1.8 所示）。常见的药物（重组粒细胞集落刺激因子）会诱发显著的白细胞增多，伴有成熟中性粒细胞、未成熟髓系前体细胞以及单核细胞样前体细胞增多[9]。

# 七、应激反应

骨髓应激（Bone marrow stress）用于描述骨髓或整体造血系统对感染、炎症、药物、干细胞移植等的应答反应。此时，未成熟的有核红细胞和多染性（网织红细胞）进入外周循环。这些去核的多染性红细胞体积更大，且红细胞生成素水平更高。同样地，生物性应激能够导致白细胞增多症和血小板增多症。

### 新型冠状病毒（SARS-CoV-2）

由新型冠状病毒（SARS-CoV-2）引发的新型冠状病毒肺炎（COVID-19）造成了一场全球性大流行。COVID-19的症状包括从轻微的类流感症状到可能致命的严重呼吸系统疾病。对于这些患者，实验室检测在诊断和预后方面发挥着重要作用。近期的研究报道患者出现淋巴细胞减少、淋巴细胞增多、中性粒细胞增多以及非典型凝血等表现。COVID-19感染患者的外周血涂片结果已经发表，并且相关数据在持续增加。COVID-19患者的外周血涂片表现包括具有假性佩尔格－休特体（图1.9）的中性粒细胞、异常分叶（图1.10）、中毒颗粒、异型淋巴细胞（图1.11）、浆细胞样淋巴细胞、空泡化单核细胞（图1.12）、血小板聚集以及具有裂细胞和嗜碱性点彩的红细胞（图1.13）。儿童多系统炎症综合征（MIS-C）患儿表现为红细胞异常，显著特征为棘形红细胞和裂细胞增多（图1.13a和1.13b）[10, 11, 12, 13]。

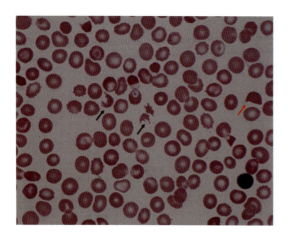

图1.7 （Wright-Giemsa染色，50倍放大）2岁患儿的血涂片。该患儿因使用头孢曲松而出现药物诱导的免疫性溶血性贫血。该涂片是在症状出现几天后制备的，涂片显示存在裂细胞（黑色箭头）和盔形细胞（红色箭头），同时伴有血小板减少。此涂片与药物诱导的血栓性微血管病相符。

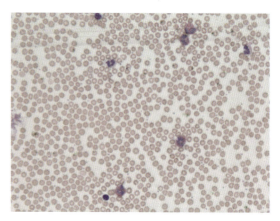

图1.8 （Wright-Giemsa染色，20倍放大）血涂片表现为药物相关的嗜酸性粒细胞增多的特点。

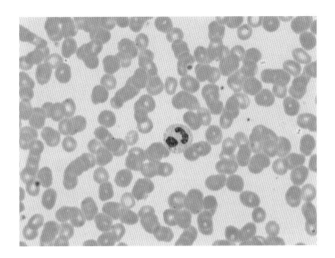

图 1.9　（Wright-Giemsa 染色，50 倍放大）16 岁 COVID-19 患者的血涂片，可见假性佩尔格 – 休特体。

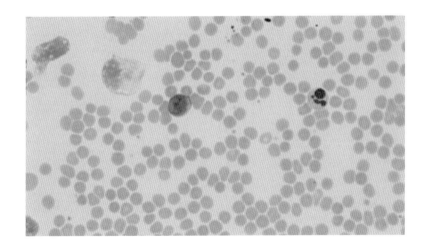

图 1.10　（Wright-Giemsa 染色，600 倍放大）10 岁 COVID-19 患儿的外周血涂片，其中中性粒细胞具有异常分叶，且存在异型淋巴细胞。

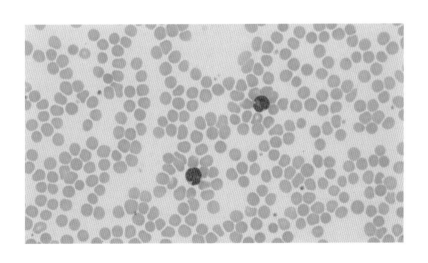

图 1.11　（Wright-Giemsa 染色，600 倍放大）12 岁 COVID-19 患儿的外周血涂片，可见异型淋巴细胞。

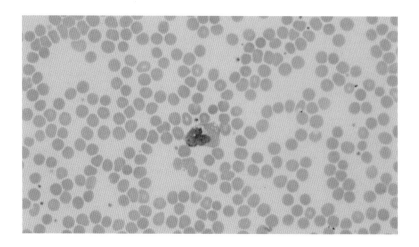

图 1.12 （Wright-Giemsa 染色，600 倍放大）8 岁 COVID-19 患者的外周血涂片，可见空泡化单核细胞。

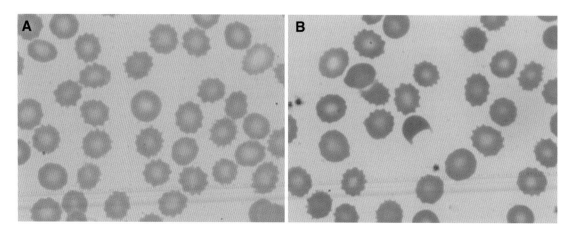

图 1.13A 和 1.13B （Wright-Giemsa 染色，50 倍放大）新冠肺炎和儿童多系统炎症综合征（MIS-C）患儿（女，10 岁）的血涂片，可见棘形红细胞和裂红细胞增多。

# 参考文献

1. Gulati G, Song J, Florea AD, Gong J. Purpose and criteria for blood smear scan, blood smear examination, and blood smear review. Ann Lab Med. 2013; 33(1): 1–7.

2. Bain BJ. Diagnosis from the blood smear. N Engl J Med. 2005;353: 498–507.

3. Steiner LA, Gallagher PG. Erythrocyte disorders in the perinatal period. Semin Perinatol. 2007; 31(4): 254–61.

4. Lawrence SM, Corriden R, Nizet V. Age-appropriate functions and dysfunctions of the neonatal neutrophil. Front Pediatr. 2017;5: 23

5. Kühne T, Imbach P. Neonatal platelet physiology and pathophysiology. Eur J Pediatr. 1998; 157(2): 87–94.

6. Sakka V, Tsiodras S, Giamarellos-Bourboulis EJ, Giamarellou H. An update on the etiology and diagnostic evaluation of a leukemoid reaction. Eur J Intern Med. 2006; 17(6): 394–8.

7. Aird WC. The hematologic system as a marker of organ dysfunction in sepsis. Mayo

Clin Proc. 2003; 78(7): 869–81.

8.  Chonat S, Graciaa S, Shin HS, Newton JG, Quarmyne MO, Boudreaux J, et al. Eculizumab for complement mediated thrombotic microangiopathy in sickle cell disease. Haematologica. 2020. Dec 1; 105(12): 2887–91.

9.  Reykdal S, Sham R, Phatak P, Kouides P. Pseudoleukemia following the use of G-CSF. Am J Hematol. 1995; 49(3): 258–9.

10. Nazarullah A, Liang C, Villarreal A, Higgins RA, Mais DD. Peripheral blood examination findings in SARS-Co-V-2 infection. AM J Clin Pathol. 2020; 154(3): 319–29.

11. Berber I, Cagascar O, Sarici A, Berber NK, Aydogdu I, Ulutas O, et al. Peripheral blood smear findings of COVID-19 patients provide information about the severity of the disease and the duration of the hospital stay. Mediterr J Hematol Infect Dis. 2021; 13(1): e2021009.

12. Diorio C, Henrickson SE, Vella LA, McNerney KO, Chase J, Burudpakdee C, et al. Multisystem inflammatory syndrome in children and COVID-19 are distinct presentations of SARS-CoV-2. J Clin Invest. 2020; 130(11): 5967–75.

13. Merino A, Vlagea A, Molina A, Egri N, Laguna J, Barrera K, et al. Atypical lymphoid cells circulating in blood in COVID-19 infection: Morphology, immunophenotype and prognosis value. J Clin Pathol. 2020; 75(2): 104–11.

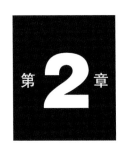

# 红细胞疾病

Sara Graciaa, Michele E. Paessler, Satheesh Chonat

先天性非免疫性溶血性贫血属于红细胞（RBC）异常，在儿童和成人中并不常见。这些异常可划分为三大类别：红细胞代谢异常、红细胞膜异常以及血红蛋白合成异常。在本章中，我们将对这些异常以及血涂片形态予以简要阐述。应用日益增多的红细胞变形性测定、流式细胞仪或者敏感性稍逊的渗透脆性试验，有助于对红细胞膜异常性疾病进行分析。此外，就红细胞形态而言，红细胞酶检测和/或基因检测能够协助确诊。

## 一、酶缺陷

1. **葡萄糖 -6- 磷酸脱氢酶（Glucose-6-phosphate dehydrogenase，简称 G6PD）缺乏症**：这是全世界范围内最常

见的红细胞酶紊乱导致的疾病。这是一种遗传性疾病，其特征在于 G6PD（参与磷酸戊糖途径）存在缺陷或不足。烟酰胺腺嘌呤二核苷酸磷酸（NADPH）的产生需要 G6PD，它能保护红细胞免受氧化损伤。红细胞中 G6PD 酶的缺失会致使活性氧化剂的积累，进而引起血红蛋白变性沉淀，这反过来又会损害红细胞膜的结构和功能[1]。海因兹小体——变性血红蛋白颗粒——可以超活体染色显示。图 2.1a 和 2.1b 显示了 G6PD 缺乏症患者发生溶血性危机时出现的水疱细胞和咬痕细胞。

2. **丙酮酸激酶（Pyruvate kinase，简称 PK）缺乏症**：丙酮酸激酶（PK）缺乏症是继葡萄糖 -6- 磷酸脱氢酶（G6PD）缺乏症之后第二常见的红细胞酶病。据估计，白种人中的发病率为 1/20000。这是一种常

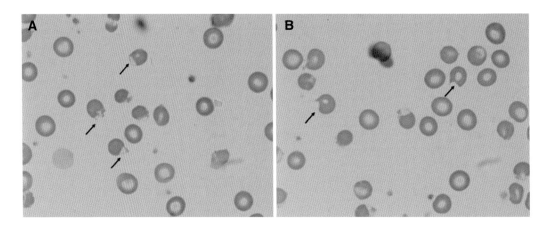

图 2.1A 和 2.1B　摄入大量蚕豆后呈现急性重度贫血及黄疸症状患儿的血涂片。图 2.1A 中的箭头所指为具有窄缘细胞质的水疱细胞，包含部分处于破裂过程中的细胞。图 2.1B 中的黑色箭头所指为在水疱细胞破裂后形成的咬痕细胞。

染色体隐性遗传病，其特征是丙酮酸激酶（PK）缺乏或完全缺失，而 PK 在糖酵解途径中对于产生丙酮酸和三磷酸腺苷（ATP）起着至关重要的作用。由于 ATP 释放减少引起细胞膜不稳定，缩短了红细胞的寿命，进而导致非球形细胞性溶血性贫血，其严重程度可从轻度到严重的输血依赖性的溶血性贫血不等。血涂片可显示偶见的棘形红细胞，脾切除后其数量会增加（见图 2.2）。

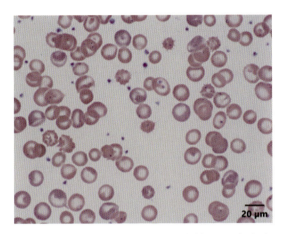

图 2.2　血涂片显示出一定程度的红细胞大小不一，典型的棘形红细胞（具有大小均匀棘突的深染棘状细胞），以及多染性提示的网织红细胞增多。

### 3. 己糖激酶（Hexokinase，简称 HK）缺乏症

HK 对于糖酵解和磷酸戊糖途径的起始步骤而言是必需的。HK 缺乏较为罕见，其中多数患者具有北欧血统。这是一种异质性疾病，其特征为轻度骨髓再生不良，血涂片可见大细胞。需要着重指出的是，此缺陷还会致使 2,3 - 二磷酸甘油酸（BPG）的水平降低，并由此引发氧合血红蛋白的解离曲线向左偏移。

### 4. 三磷酸甘油酸异构酶（Triosephosphate isomerase，简称 TPI）缺乏症

TPI 缺乏症是一种罕见的糖酵解酶缺陷，与先天性溶血性贫血以及进行性神经功能障碍相关联。它是一种常染色体隐性疾病，可导致多系统紊乱，对心脏、神经肌肉以及免疫功能均产生影响。红细胞中 TPI 的催化活性降低会导致二羟基丙酮磷酸（DHAP）的水平升高，而二羟基丙酮磷酸会分解形成甲基乙二醛。甲基乙二醛具有极强的反应活性，能够产生晚期糖基化终产物，并引发相应的氧化应激。此外，其具有神经毒性，可能导致 TPI 缺乏症患者的相关神经退行性病变[3]。

### 5. 葡萄糖 -6- 磷酸异构酶（Glucose

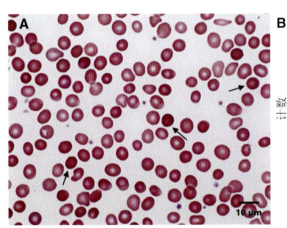

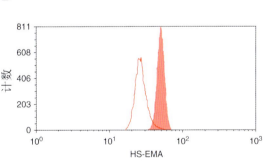

图 2.3A 和 2.3B　A.12 岁患儿（高加索女性）的外周血涂片，其在出生 3 周时被诊断患有与锚蛋白缺乏相关的遗传性球形红细胞增多症（HS），且无输血需求。患儿血涂片表现为轻度的贫血及网织红细胞增多症。其中许多红细胞呈球形（球形红细胞，黑色箭头所示）。B. 伊红 –50– 马来酰亚胺（EMA）结合测定法是一种基于流式细胞术的测定方法，用于测量 EMA 与带 3 膜蛋白的结合量。在该 HS 患儿中，EMA 染色的红细胞（RBC）的平均荧光强度（以细橙色线所示）与对照红细胞（橙色阴影区域）相比发生左移（降低），提示部分 HS 患儿中存在带 3 蛋白的减少。

6-phosphate isomerase，简称GPI )缺乏症：GPI 缺乏症是一种常染色体隐性遗传病，其特征表现为非球形红细胞溶血性贫血。GPI 缺乏症主要对红细胞产生影响，原因在于其干扰了 Embden-Meyerhof 糖酵解途径的第二步以及 ATP 的生成。GPI 缺乏症可导致程度各异的贫血，并且不能简单通过基因型推测表型。

# 二、红细胞膜障碍

1. **遗传性球形红细胞增多症（Hereditary spherocytosis，HS）**：这是最为常见的红细胞膜病变类型。是一种由红细胞脂质双层与内膜骨架之间的垂直关联发生改变所导致的遗传性疾病。最常涉及的蛋白质为 α‐血影蛋白、β‐血影蛋白、ankyrin、带 3 蛋白以及蛋白质 4.1 [4]。正如其名称所暗示，在 HS 患者的外周血涂片上，可见着色较深、大小正常的球形红细胞，此类细胞无中央淡染区。HS 的某些亚型有着更为特异性的表现。例如，血涂片可见，带 3 蛋白缺乏症患者可出现钳状红细胞，而 β‐血影蛋白缺乏症患者可出现棘状球形红细胞。

2. **遗传性椭圆形红细胞增多症（Hereditary Elliptocytosis，HE）**：HE 是一种遗传性红细胞膜的病变，其特点是在外周血涂片上可见椭圆形的红细胞（图 2.4）。也可见微球形红细胞，这取决于溶血性贫血的程度。细胞外膜与细胞骨架连接蛋白的缺陷会导致膜稳定性和可变形性降低。与遗传性球形红细胞增多症（HS）相似，α‐血影蛋白、β‐血影蛋白或蛋白4.1 的缺陷会引发 HE。

3. **遗传性热变形红细胞增多症（Hereditary Pyropoikilocytosis，HPP）**：HPP 是一种常染色体隐性遗传病，与遗传性椭圆形红细胞增多症（HE）相似，其病因是 SPTA1 和 SPTB 基因发生突变，分别导致 α‐血影蛋白和 β‐血影蛋白质的缺陷，EPB41 基因突变造成蛋白 4.1 量和质的缺陷。缺陷的程度决定了临床严重程度。受累个体的表现从无症状到严重贫血的并发症不等。血涂片可见明显的异型红细胞增多、红细胞碎片（中间箭头）以及微小球形红细胞（下箭头）（图 2.5）。

4. **东南亚椭圆形红细胞增多症（Southeast Asian ovalocytosis，SAO）**：SAO 在东南亚和太平洋地区更为普遍。其

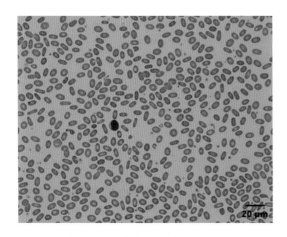

图 2.4　轻度溶血性贫血患者的血涂片。红细胞（RBC）的形状均为椭圆形，这是 HE 的典型特征。

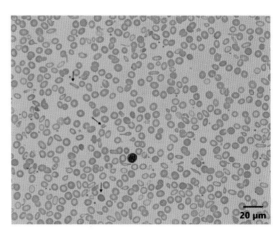

图 2.5　血涂片显示多形性红细胞增多、椭圆形红细胞以及破碎红细胞增加。

特征表现为存在坚硬的椭圆形红细胞，往往带有中央狭缝（口）或横向脊。其病因为带3蛋白基因突变，致使红细胞膜僵化。临床上具有显著意义的溶血现象仅出现在新生儿时期。否则，SAO患者无症状，且血红蛋白和网织红细胞计数正常。

5. 口形红细胞增多症( Stomatocytosis )：遗传性口形红细胞增多症可分为两类，即水肿型和脱水型。水肿型口形红细胞增多症——也被称为由RHAG基因突变所致的红细胞增多症——是一组异质性溶血性贫血，其特点为平均红细胞体积增加、平均红细胞血红蛋白浓度（MCHC）降低以及红细胞渗透脆性增加。在外周血涂片上可明显见到高比例的口形红细胞。相反，脱水型口形红细胞增多症或干燥型红细胞增多症是由涉及红细胞膜通道的PIEZO或KCNN4基因突变所致，其特点为MCHC升高以及渗透脆性降低。红细胞脱水形成口形红细胞、靶细胞和干红细胞（密集、混染的红细胞，血红蛋白在周边聚集），如图2.6所示。

6. 棘形红细胞增多症( Acanthocytosis )：棘形红细胞通常体积收缩且着色加深，细胞表面有着不规则分布的短而尖的突起。

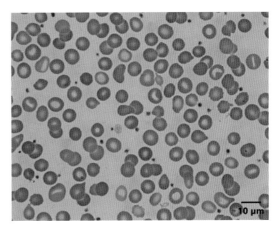

图 2.6　这幅图像源自一名表现为轻度溶血性贫血、血红蛋白近乎正常以及平均红细胞血红蛋白浓度（MCHC）升高的幼儿。血涂片显示有数量适中的红细胞具有水平方向的中央透亮区，称为口形红细胞，其由阳离子泄漏所致，进而导致细胞体积失调，并在血涂片上形成外观异常的红细胞（口形红细胞）。

棘形红细胞增多是无 β 脂蛋白血症患者的特征性表现，也可能在多种代谢紊乱疾病（如严重的慢性肝脏或肾脏疾病，脾切除术后）中少量出现，在多种影响红细胞的血细胞疾病中少量存在。这是一个慢性严重肝病中所见的棘形红细胞贫血的实例（图2.7）。

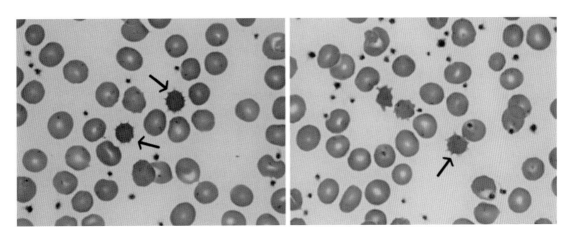

图 2.7　慢性肝病患者的血涂片，显示存在多个棘形球形红细胞，其表现为小而密集的细胞，带有大小各异的棘突（与棘形红细胞不同，棘形球形红细胞的棘突大小更均匀）。

# 三、血红蛋白病

1. **镰状细胞病（Sickle Cell Disease, SCD）**：镰状细胞病（SCD）常见的遗传类型包括纯合血红蛋白（SS）、血红蛋白S与血红蛋白C或地中海贫血的杂合型（Sβ+或Sβ0亚型）。镰状血红蛋白（HbS）在低氧环境下不稳定，并会发生聚合。这种聚合导致红细胞呈现出镰刀状或新月状的形态。经典的聚合作用仅在一定程度上导致SCD的临床表现，即溶血和血管阻塞性疼痛。其发病涉及众多病理生理机制。SCD的血涂片见图2.8A。毛细管区带电泳（CE）可对血红蛋白病进行快速且精确的诊断。图2.8B和2.8C，显示了正常血红蛋白［血红蛋白A（高峰值）和A2（小峰值）］以及血红蛋白SC（从左至右依次为血红蛋白A、S、A2和C）的CE检测结果。

2. **地中海贫血（Thalassemia）**：地中海贫血综合征源自一种或多种珠蛋白链生成的减少或缺失。在地中海贫血中，珠蛋白链生成的改变可能会导致血红蛋白减少、珠蛋白链的不均衡累积，最终引发溶血性贫血。地中海贫血可分为依赖输血的地中海贫血（TDT）或非依赖输血的地中海贫血（NTDT）。α型地中海贫血是由α珠蛋白的生成减少或缺失所致。α珠蛋白由四个基因编码，每对16号染色体上各有两个。缺失/突变的数量通常决定了疾病的严重程度。另一方面，β珠蛋白由两个基因编码。点突变会使β珠蛋白的产生缺失或减少。与α地中海贫血的遗传方式类似，β地中海贫血等位基因的数量决定了疾病的严重程度。见图2.9。

3. **血红蛋白C（Hemoglobin C）**：血红蛋白C是一种由于β球蛋白突变所导致的溶解度较低的血红蛋白。它的产生是由于第11号染色体上编码β-珠蛋白的第6个氨基酸位置由赖氨酸替换了正常的谷氨酸。纯合子个体会发生血红蛋白C病，并呈现出轻度贫血的症状。有关血红蛋白C病的特征性发现，请参阅图2.10。

# 四、免疫介导性溶血性贫血（Immune-Mediated Hemolytic Anemia）

自身免疫性溶血性贫血（AIHA）系由自身抗体对自身红细胞的破坏所致。存在四种类型：温抗体型、冷抗体型、阵发性冷血红蛋白尿症（PCH）型，及温冷抗体混合型。温抗体型和冷抗体型的区别依据在于自身抗体与红细胞结合的理想温度。根据是否存在可识别的潜在疾病，这些类型可进一步分为原发性或继发性。当患者不存在可识别的潜在疾病时，为原发性或特发性自身免疫性溶血性贫血（AIHA）；而存在诸如免疫失调等潜在疾病的患者，则为继发性AIHA。

1. **温抗体型自身免疫性溶血性贫血（AIHA）**：温抗体型AIHA最为常见，儿科病例中的多数为特发性或者继发于感染。在成年患者中，其往往继发于潜在的自身免疫性疾病或恶性肿瘤。温抗体型AIHA由在37℃时对红细胞抗原反应活性最强的抗体所引起，其中大多数红细胞的破坏发生于网状内皮系统。图2.11显示了温抗体型AIHA的血涂片结果。

2. **冷凝集素综合征（Cold agglutinin syndrome，简称CAS）**：CAS在儿科AIHA病例中占10%，且往往继发于肺炎支原体或EB病毒（Epstein-Barr virus）感染。冷凝自身抗体在传统上属于免疫球蛋白M（IgM），能够与红细胞相结合并募集补体蛋白。当结合的红细胞向躯体中心部位运行时，血液温度升高，IgM脱落，然而补体依然保持结合状态。最终导致由脾脏引发的血管外溶血或由膜攻击复合物导致的血管内溶血。应在对血液进行加热处理之后制作血涂片，以确保涂片上不存在红细胞凝集。CAS患者的血涂片表现与接下来介绍的阵发性冷性血红蛋白尿症（PCH）相似。

**3. 阵发性冷性血红蛋白尿症（Paroxysmal Cold Hemoglobinuria，简称PCH）：** PCH是一种急性的、往往为自限性的冷抗体型自身免疫性溶血性贫血（Cold AIHA），最常发生在病毒感染后的年幼儿童身上。唯一的确诊检测方法是Donath-Landsteiner试验（D-L试验）。此试验方法为在4℃条件下对血液进行孵育，以促使抗体结合，接着在37℃下再次孵育，以实现补体激活以及后续的溶血过程。通常情况下，直接凝集试验为免疫球蛋白G（IgG）阴性和C3d阳性，除非该试验是在较低的温度下进行的。在PCH中所观察到的红细胞凝集以及红细胞吞噬现象，如图2.12所示。

**4. 温冷抗体混合型自身免疫性溶血性贫血（Mixed Autoimmune Hemolytic Anemia）：** 温冷抗体混合型AIHA较为罕见，其特点为在直接抗球蛋白试验（DAT）中同时存在温抗体型IgG自身抗体和C3d以及高滴度的冷凝集素。该病患者可表现为非典型的临床表现和严重的表型，血红蛋白水平极低（<60g/L），对标准治疗选择（类固醇、输血）有耐药性，并且需要其他免疫抑制剂治疗[6]。有关DAT的血清学表现，请见表2.2。

**5. 继发性自身免疫性溶血性贫血（Secondary Autoimmune Hemolytic Anemia）：** 继发性AIHA可由多种潜在疾病导致，例如自身免疫性疾病、免疫失调、淋巴增殖性疾病、恶性肿瘤、感染以及药物（表2.1）。

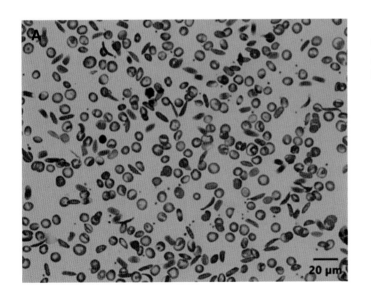

图 2.8A 镰状细胞病（SCD）的外周血涂片的典型表现，可见"镰刀状"红细胞，以及靶细胞、多染性和有核红细胞。

B

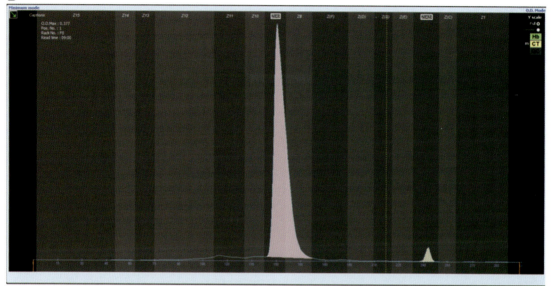

C

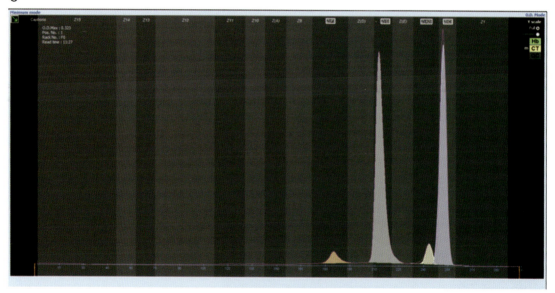

图 2.8B–C    B. 正常成人血红蛋白（血红蛋白 A 和 A2）的 CE 结果。C. SC 型血红蛋白的毛细管电泳图谱，可见血红蛋白 S 和 C 的额外峰值。

表 2.1　与自身免疫性溶血性贫血相关联的疾病

| 自身免疫性疾病 | 感染 |
|---|---|
| 伊文斯综合征（Evans Syndrome） | EB 病毒（Epstein-Barr virus） |
| 系统性红斑狼疮（SLE） | 支原体 |
| 青少年特发性关节炎（JIA） | 人类细小病毒 B19 |
| 格雷夫斯病（Graves' Disease） | 巨细胞病毒（CMA） |
| 自身免疫性甲状腺炎 | 水痘 |
| 自身免疫性肝炎 | 丙型肝炎 |
| 糖尿病 I 型 | |
| 克罗恩病（Crohn's disease） | |
| 溃疡性结肠炎 | |

| 免疫缺陷 | 药物（最为常见的） |
|---|---|
| Wiskott-Aldrich 综合征 | 头孢曲松 |
| HIV/AIDS | 头孢替坦 |
| 联合免疫缺陷（CID） | 哌拉西林 |
| 常见变异免疫缺陷（CVID） | |
| 腺苷脱氨酶缺乏症（ADA 缺乏症） | |

| 恶性肿瘤 | 淋巴增生性疾病 |
|---|---|
| 急性白血病（淋巴细胞系或髓系） | 自身免疫性淋巴增生性疾病（ALPS） |
| 淋巴瘤 | |

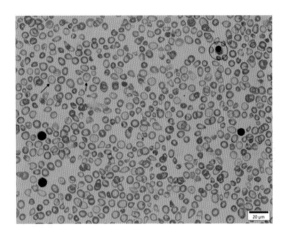

图 2.9　地中海贫血患者的红细胞呈现低色素性和小细胞性。此外，外周血涂片通常显示存在大量的靶细胞（箭头所指）、有核红细胞（圆圈所圈）以及多染性。

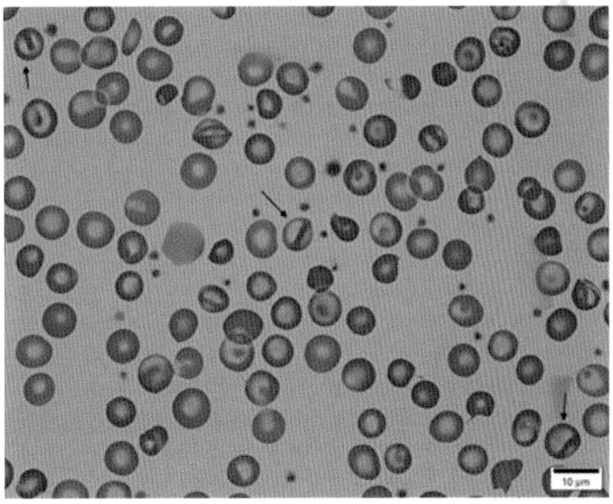

图 2.10　红细胞处于脱水状态，致使平均红细胞血红蛋白浓度（MCHC）升高。靶细胞和六边形晶体（箭头所示）为典型表现。

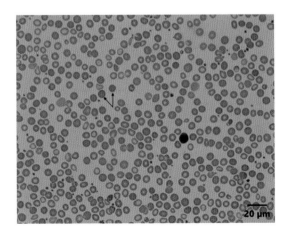

图 2.11　近期确诊为系统性红斑狼疮且患有温抗体型免疫球蛋白 G（IgG）自身免疫性溶血性贫血患者的血涂片。涂片可见微球形红细胞（箭头所示）以及偶尔出现的多色性红细胞（网织红细胞）。

表2.2　自身免疫性溶血性贫血诊断

| | 温抗体型 | 冷凝集素综合征 | 阵发性冷性血红蛋白尿症 |
|---|---|---|---|
| 抗血清 | IgG or IgA | IgM | 双相 IgG |
| 抗体反应性 | 37℃ | 4℃ | 4℃ |
| 直接抗人球蛋白（直接 Coombs 试验） | IgG+/−C3d | C3d | C3dDonath–Landsteiner 试验 |

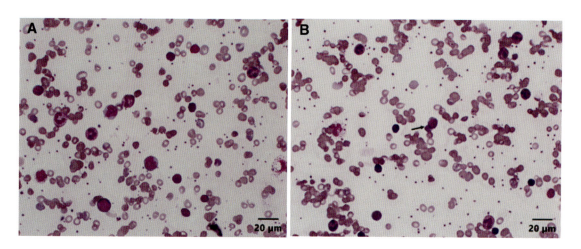

图 2.12A 和 2.12B　患儿，男，16 个月大。表现为发热、呼吸道症状、血红蛋白严重降低至 39g/L，绝对网织红细胞计数为 $141×10^3/\mu L$。直接抗人球蛋白试验（DAT）结果为 C3d 阳性，IgG 阴性。血涂片（50 倍放大）显示了红细胞的凝集（见图 2.12A 和 2.12B）；图 2.12B 中的箭头提示存在了中性粒细胞吞噬红细胞。根据冷热溶血试验（Donath–Landsteiner 试验）阳性，支原体 IgM 阳性的结果，可确诊阵发性冷性血红蛋白尿症。

# 参考文献

1. Beutler E. G6PD deficiency. Blood. 1994; 84(11): 3613–36.

2. Beutler E, Gelbart T. Estimating the prevalence of pyruvate kinase deficiency from the gene frequency in the general white population. Blood. 2000; 95(11): 3585–8.

3. Koralkova P, Van Solinge WW, Van Wijk R. Rare hereditary red blood cell enzymopathies associated with hemolytic anemia: Pathophysiology, clinical aspects, and laboratory diagnosis. Int J Lab Hematol. 2014; 36(3): 388–97.

4. Risinger M, Kalfa TA. Red cell membrane disorders: Structure meets function. Blood. 2020; 136(11): 1250–61.

5. Caruso C, Chonat S. Immune and nonimmune hemolytic anemia. In Kamat D, Frei-Jones M, eds. Benign hematologic disorders in children. Cham: Springer; 2021: 51–64. https://doi.org/10.1007/978-3- 030-49980-8_4.

6. Berentsen S, Barcellini W. Autoimmune hemolytic anemias. N Engl J Med. 2021 Oct 7; 385(15): 1407–19.

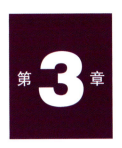

# 第3章 中性粒细胞与血小板相关疾病

Satheesh Chonat, Silvia T Bunting, Kristian T. Schafernak, Michele E. Paessler

中性粒细胞被认为是感染和损伤的首要响应者，并且其在血栓形成中的作用也正得到认可。血小板被公认为是维持止血功能、控制创伤部位出血以及调节免疫方面的重要组成部分[1]。虽然一些疾病被认为是中性粒细胞性疾病，但其临床表现也与血小板功能紊乱相关，例如，Chediak-Higachi 综合征通常被认为是中性粒细胞功能紊乱；然而，由于血小板内存在异常的类溶酶体结构，患者也有出血表现。同样地，MYH9 相关疾病以及 Hermansky-Pudlak 综合征（HPS）与巨型血小板减少症和储存池缺陷相关，同时还具有中性粒细胞减少伴反复感染以及细胞毒活性受损的特征。

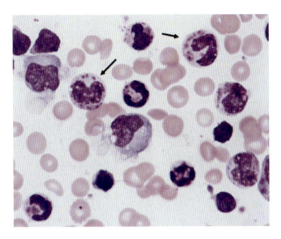

图 3.1　血涂片显示了 Chediak-Higashi 综合征患者的中性粒细胞中的巨型颗粒。这些颗粒的尺寸可能不同，从较大的（左箭头所示）到巨大的（右箭头所示）不等。这些颗粒是该病的特征性表现。

## 一、中性粒细胞功能障碍

1. Chediak-Higashi 综合征（Chediak-Higashi syndrome，CHS）：Chediak-Higashi 综合征是一种常染色体隐性疾病，继发于 LYST 基因的突变，该突变会影响囊泡运输以及巨型颗粒的形成，主要发生在黑色素细胞和白细胞中。患者主述有中度的出血病史、特征性的皮肤色素减退和免疫失调[2]。患者存在发生噬血细胞性淋巴组织细胞增生症（HLH）的高风险[3]。外周血涂片的特征为中性粒细胞中存在巨型颗粒（见图 3.1），这一特征结合临床表现，可作为本病的诊断依据。需要重点指出的是，中性粒细胞胞质中的颗粒大小存在差异。

2. WHIM（疣、低丙种球蛋白血症、反复感染和骨髓粒细胞滞留）综合征：WHIM 综合征是一种常染色体显性遗传的免疫失调性疾病，其典型表现为 CXCR4 基因的杂合突变。CXCR4 基因编码趋化因子受体（亦称 CXCR4），该受体在骨髓中的白细胞和淋巴细胞的迁移过程中发挥着重要作用[4]。患者可表现为低丙种球蛋白血症、皮肤疣、中性粒细胞减少以及淋巴细胞减少，进而引发细菌感染。其中一些患者会进展为支气管扩张症、生殖器发育异常或侵袭性癌[5]。这些患者极少表现出法洛四联症（TOF）[6]。治疗方法主要采用支持性疗法（如抗生素、粒细胞集落刺激因子）。在最近的一项临床试验中[7]（图 3.2），CXCR4 拮抗剂普乐沙福（plerixafor）表现出一定的临床获益。

3. **May-Hegglin 异常**：属于常染色体显性遗传性疾病，其突变涉及 MYH9 基因[8]。此突变基因编码的是非肌肉肌球蛋白重链 II-A（NMMHC-II A）。患者存在巨大血小板减少症以及类似于杜勒（Döhle）小体的白细胞包涵体[9]。血液学之外的临床表现包括耳聋、肾病以及白内障。如图 3.3 所示，杜勒（Döhle）小体为中性粒细胞胞质内的较大的浅蓝灰色颗粒。其产生机制为：

在炎症时期，粗糙型内质网的残余物留存于细胞质中，成为中性粒细胞周边 1-3 $\mu$m 的杜勒（Döhle）小体，这很可能源于中性粒细胞的过度成熟。图 3.3 显示了周边带有杜勒（Döhle）小体的中性粒细胞，已用箭头标出。

4. **巴氏综合征（Barth syndrome）**：这是一种由 TAZ 基因（编码 tafazzin 蛋白，该蛋白定位于线粒体膜内小叶，在此催化心磷脂的重塑）突变所导致的 X 连锁心肌骨骼肌病[10, 11]。心磷脂在线粒体的结构与

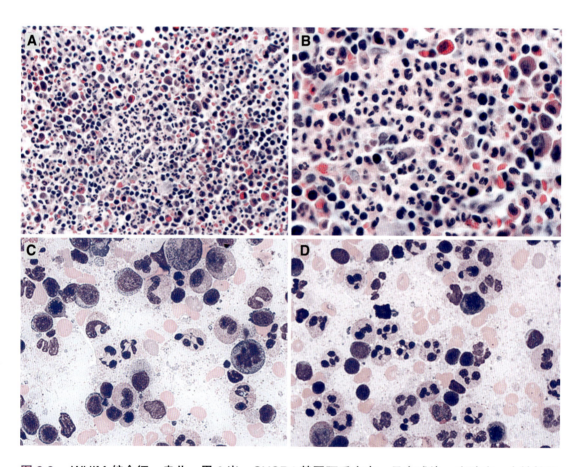

图 3.2　WHIM 综合征：患儿，男 6 岁，CXCR4 基因胚系突变，且有感染、皮肤疣、中性粒细胞减少症以及低丙种球蛋白血症的病史。常规活检（A 和 B：H&E 染色，500 倍放大和 1000 倍放大）显示骨髓细胞增生，粒细胞增生，分叶核中性粒细胞比例增加。在涂片中（C 和 D：Wright-Giemsa 染色，1000 倍放大），能够观察到许多特征明显的中性粒细胞（部分含有细胞质空泡），其核固缩，通过细长的染色质链相连。这些发现表明存在骨髓粒细胞缺乏，即"myelokathexis"其中"myelo-"表示骨髓，"-kathexis"表示滞留。

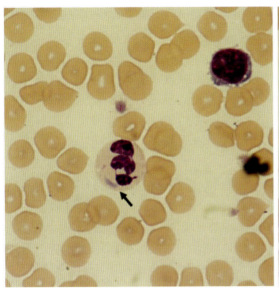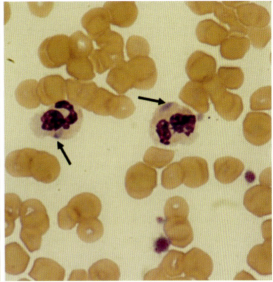

图 3.3 May–Hegglin 病患者的血涂片显示中性粒细胞中有灰蓝色的内含物（黑色箭头所示）。此外，在右侧的图片中可见一个巨型血小板。

功能方面发挥着重要作用。由于其化学组成的特点，心磷脂呈圆锥形结构，使得膜能够以嵴的形式弯曲。它还参与能量产生以及细胞内蛋白质转运。许多巴特综合征患者由于中性粒细胞减少，面临着反复发生且有时是严重的细菌感染的风险。近期的研究证据表明，这是由于骨髓中髓系祖细胞的加速凋亡导致的，这些细胞具有异常的线粒体，且嵴缺失。在对该疾病最初的研究中，近一半提到在外周循环的中性粒细胞中观察到有空泡，而骨髓呈现出在髓细胞阶段的成熟停滞（图 3.4）。

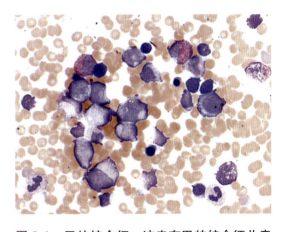

图 3.4 巴特综合征。该患有巴特综合征儿童的骨髓抽吸液（Wright–Giemsa 染色）表明中性粒细胞系列向未成熟化转变并且存在空泡。

# 二、血小板相关疾病

## （一）血小板糖蛋白缺乏

血小板的膜上存在若干糖蛋白（GP）复合物，其作为重要成分，通过与其他细胞蛋白（如暴露的基底膜中的胶原蛋白）的相互作用而实现血小板聚集，继而血小板从光滑的圆盘状变为带有伪足的球状，随后释放颗粒内容物。初始的血小板聚集体随后以"滚雪球"的方式添加血小板，从而形成一个"栓塞"来止血。与这些受体相关的遗传缺陷会使止血途径出现异常，并且在某些情形下，还会引发血涂片上血小板形态的特征性改变[12]。血小板聚集测试（图 3.5）以及针对表面糖蛋白的流式细胞术分析可作为诊断性检测。

格兰兹曼血小板无力症由 GP Ⅱ b/ Ⅲ a 受体的功能缺陷所致，导致与纤维蛋白原和血管性血友病因子（von Willebrand factor，vWF）的相互作用存在缺陷。这是一种常染色体隐性遗传病。血涂片显示血小板计数及形态正常。患有这种罕见的常染色体隐性遗传病的患者会表现出与黏膜和皮肤出血相关的症状，极少出现严重的出血状况[12]。血小板聚集试验显示，在胶原/肾上腺素以及胶原/二磷酸腺苷（ADP）的作用下，血小板无聚集现象；然而，患者的血小板在瑞斯托霉素（ristocetin）的作用下具有正常的聚集曲线（见图 3.5 和 3.6）。

巨大血小板综合征（Bernard-Soulier syndrome，BSS）与涉及 GP Ⅰ b/ Ⅸ / Ⅴ 复合物［其为血管性血友病因子（vWF）的受体］的数量或质量缺陷相关，对血小板与血管内皮的黏附产生影响。它属于常染色体隐性遗传病。血涂片显示血小板减少以及巨型血小板，其大小往往是正常血小板（大小为 2 ~ 3 μm）的两到三倍。尽管该病的确切的发病机制仍不明晰，但是研究显示 GP Ⅰ b/ Ⅹ / Ⅴ 复合物的功能缺失可导致血小板质膜与其骨架之间的相互作用出现缺陷，进而产生巨型血小板。受累患者易于出现皮肤黏膜出血、紫癜以及术后出血时间延长。血小板聚集试验表明，

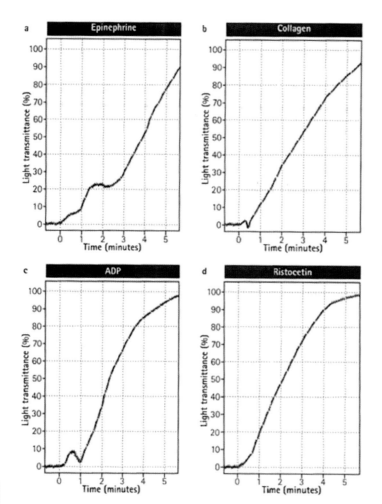

图 3.5 采用光透射聚集法的血小板聚集试验是针对血小板功能障碍的一项诊断性测试。多种激动剂被添加至富含血小板的血浆中，且对光的透射百分比进行测量。若血小板发生聚集，随着反应的发生，光的透射率将会上升。若血小板未能聚集，则光线传输将为零或处于低值。此图为正常血小板聚集试验结果。随着反应的发生，光的透射率会升高。所采用的激动剂为肾上腺素（epinephrine）、胶原蛋白（Collagen）、二磷酸腺苷（ADP）以及瑞斯托霉素（ristocetin）。

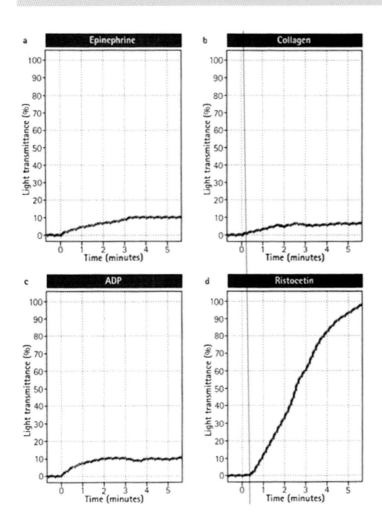

图 3.6　格兰兹曼血小板无力症患者的光透射血小板聚集测定结果。该患者存在糖蛋白 IIb/IIIa 受体的功能性缺陷，致使其与纤维蛋白原和血管性血友病因子（vWF）的相互作用出现障碍。当添加肾上腺素、胶原蛋白以及二磷酸腺苷（ADP）时，血小板无法发生聚集。抗生素瑞斯托霉素会促使 vWF 与血小板受体糖蛋白 Ib（GpIb）相结合。而在格兰兹曼血小板无力症患者中，GpIb 是完整无损的，因而瑞斯托霉素诱导的血小板聚集未受损。对于因糖蛋白 Ib 存在缺陷而罹患巨大血小板综合征 (Bernard–Soulier syndrome, BSS) 的患者而言，情况恰恰相反——也就是说，与肾上腺素、胶原蛋白或二磷酸腺苷（ADP）的聚集正常，但与瑞斯托霉素的聚集异常。

对 ADP、胶原蛋白、肾上腺素和花生四烯酸等激动剂而言，血小板聚集状况正常，然而对于瑞斯托霉素诱导的血小板聚集则表现为减少或缺失。这种模式与格兰兹曼血小板无力症所表现的情况相反（未展示）。

## （二）血小板储存池缺乏症

通常，血小板包含两种类型的颗粒：α 颗粒和 δ 颗粒（图 3.7）。在应对血管损伤的正常过程中，血小板激活时颗粒内容物的释放是必不可少的。α 颗粒包含大量的蛋白质，这些蛋白质构成了血小板分泌组的主要部分，其中包括止血因子，如因子 V、血管性血友病因子（vWF）和纤维蛋白原；血管生成因子，如血管生成素和血管内皮生长因子（VEGF）；抗血管生成因子，如血管抑素和血小板因子 4（PF4）；生长因子，如血小板源性生长因子（PDGF）、碱性成纤维细胞生长因子（bFGF）和基质细胞衍生因子 1α（SDF1α）；蛋白酶，如基质金属蛋白酶 2（MMP2）、基质金属蛋白酶 9（MMP9）；以及坏死因子，如肿瘤坏死因子 α（TNFα）、肿瘤坏死因子 β（TNFβ）和其他细胞因子。α 颗粒是在采用瑞氏 - 吉姆萨染色法时于血小板内部所观察到的呈蓝色的颗粒。α 颗粒的缺失会使血小板呈现出灰色或"幽灵状"，故而得名"灰色血小板综合征"。

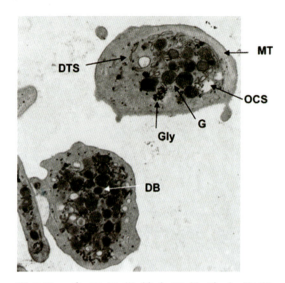

图 3.7　电子显微镜（原始放大倍数 ×22,500）下的血小板图像，可见致密管状系统（DTS）、微管（MT）、开放性小管系统（OCS）、α 颗粒（G）、糖原（Gly）以及致密体（DB）。

δ 颗粒也被称为致密体或致密颗粒。其小于 α 颗粒。致密颗粒在常规的瑞氏 - 吉姆萨染色中不可见，而仅在电子显微镜下可见为电致密元素。人类血小板的致密颗粒包含腺苷二磷酸（ADP）、三磷酸腺苷（ATP）、离子化钙以及血清素。

1. 灰色血小板综合征：灰色血小板综合征的特征在于血小板的 α 颗粒缺失。其由编码 Neurobeachin-like-2（NBEAL2）蛋白的 NBEAL2 基因的双等位基因突变引起。这种血小板缺陷呈现出轻度血小板减少症，并伴有中度至重度的出血表现。临床表型可能与特发性血小板减少性紫癜（ITP）类似；不过，外周血涂片显示，由于血小板中的 α 颗粒缺失，血小板呈现典型的大而浅灰色的特征（图 3.8）。电子显微镜亦能显示这些大而呈浅灰色的血小板。

2. Hermansky-Pudlak 综合征（HPS）：HPS 是一种常染色体隐性遗传的血小板贮存池缺乏性疾病。其特征为眼皮肤白化病，伴有视力障碍，以及因 δ 贮存池缺陷所致的血小板功能障碍而导致的出血时间延长[14]。部分患者存在肺纤维化、结肠炎或者类似脂肪物质的异常贮存。当患者表现出皮肤

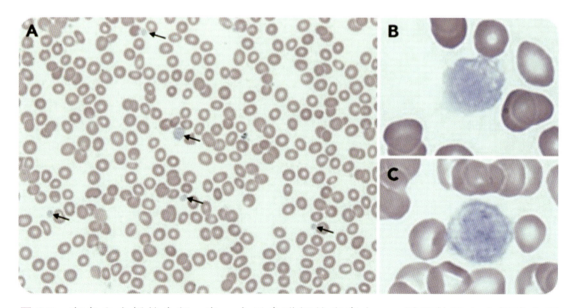

图 3.8　灰色血小板综合征。在一个近亲联姻的家庭中，一对兄妹因血小板减少症（30×10³ ~ 80×10³/μL）、反复感染以及肝脾肿大而转诊。血涂片中，可见大且苍白的血小板，符合灰色血小板综合征（GPS）的诊断［图 A-C；箭头所示为异常血小板；原始放大倍数 ×500（A）以及 ×1000（B-C）；Wright-Giemsa 染色］。

和毛发色素减退，同时电子显微镜检查显示血小板存在特征性的 δ 颗粒（致密体）缺失时（见图 3.7 致密颗粒），通常会疑似该诊断。凝血功能测试显示血小板聚集的二次聚集反应受损以及出血时间延长。众多基因与 HPS 相关（AP3B1、AP3D1、BLOC1S3、BLOC1S6、DTNBP1、HPS1、HPS3、HPS4、HPS5 或 HPS6 中的双等位基因致病性变异）[15]。

### （三）与免疫失调相关的血小板功能异常

特发性血小板减少性紫癜（ITP）：ITP 指病因不明（特发性）的血小板计数降低（血小板减少）或血小板功能障碍[16]。大多数病因似乎都与抗血小板抗体有关。ITP 亦被称作免疫性血小板减少性紫癜。其临床表现可为急性发作，伴有严重出血；或者呈隐匿发作，进展缓慢，伴有轻微症状甚至无症状。在难治性病例中进行骨髓活检，旨在排除诸如家族性血小板紊乱伴相关髓系恶性肿瘤（RUNX1）、因 MPL（血小板生成素受体）突变所致的先天性无巨核细胞性血小板减少症、Wiskott-Aldrich 综合征或其减弱型（WAS）、伴 GATA1 突变的 X 连锁血小板减少症（图 3.9）等。

湿疹血小板减少伴免疫缺陷综合征(Wiskott-Aldrich 综合征，WAS)：WAS 以微血小板减少症为特征，此症亦存在血小板功能障碍[17]。WAS 是一种涉及 WAS 基因的 X 连锁隐性疾病，该基因可产生 WAS 蛋白。研究显示，这种蛋白质可通过细胞骨架中肌动蛋白丝的运动来调节细胞的能动性。它常见于具有轻微出血史、皮肤湿疹以及免疫失调（反复感染）的幼儿。免疫失调的特征表现为 T 细胞和 B 细胞的异常。部分患者亦可有自身免疫性疾病的表现。其罹患恶性肿瘤的风险更高，尤其是白血病和淋巴瘤。已知这些患者伴有血小板减少（图 3.10）。

### （四）与酶活性缺陷相关联的血小板功能障碍（血栓性血小板减少性紫癜，TTP）

血栓性血小板减少性紫癜（TTP）：是一种罕见的血液病，以发热、血小板TTP减少、溶血性贫血、肾功能障碍以及神经功能障碍这五联征为特点，其发病是由于微血管阻塞导致的器官缺血。TTP 表现为血栓性微血管病（TMA），由 ADAMTS13（一

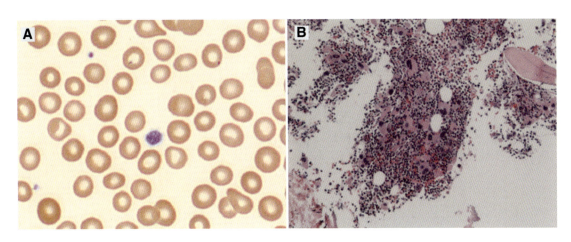

图 3.9 ITP。外周血涂片呈现显著的血小板减少，偶见巨型血小板。( A, Wright-Giemsa 染色 )。ITP 患者的骨髓涂片显示数量丰富的各个成熟阶段的巨核细胞，因此其大小差异甚大（B: Wright-Giemsa 染色，100 倍放大 ）。

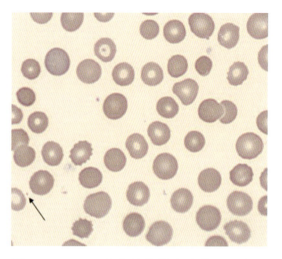

图 3.10 WAS 患者的外周血涂片可见小血小板（箭头所示）。

种具有血小板反应蛋白 13 型基序的解聚素和金属蛋白酶）活性的严重缺乏导致[18]。

先天性血栓性血小板减少性紫癜（Congenital TTP，cTTP）：5% 的 CTTP 病例由涉及 ADAMTS13 的双等位基因（纯合子或复合杂合子）突变引发，而在 95% 的患者中是获得性的[免疫介导的(iTTP)]，产生了针对 ADAMTS13 的自身抗体[19]。ADAMTS13 缺乏会导致循环系统中出现高黏性的超大 von Willebrand 多聚体积聚，从而引发血小板黏附和聚集，随后形成微血管血栓，造成器官缺血和损伤。在 TTP 中，血涂片表现为血小板减少和微血管病性溶血性贫血的特征，其中裂红细胞被认为是由微血栓对红细胞的剪切作用形成的（图 3.11）。

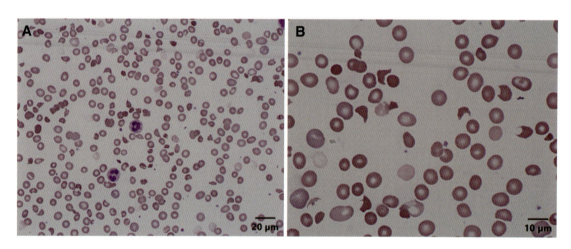

图 3.11 一位出现急性头痛、牙龈出血、疲劳以及酱油色尿的青春期女性的血涂片。实验室检查结果表现为血小板减少和微血管性溶血性贫血特点，血涂片明显可见破碎红细胞，研究认为是由微血栓对红细胞的剪切作用形成的，且血小板数量稀少（A 和 B，分别为 Wright–Giemsa 染色，500 倍放大和 1000 倍放大）。

# 参考文献

1. Lisman T. Platelet-neutrophil interactions as drivers of inflammatory and thrombotic disease. Cell Tissue Res. 2018; 371(3): 567–76.

2. Kaplan J, De Domenico I, Ward DM. Chediak-Higashi syndrome. Curr Opin Hematol. 2008; 15(1): 22–9.

3. Jessen B, Maul-Pavicic A, Ufheil H, Vraetz T, Enders A, Lehmberg K, et al. Subtle differences in CTL cytotoxicity determine susceptibility to hemophagocytic lymphohistiocytosis in mice and humans with Chediak-Higashi syndrome. Blood. 2011; 118(17): 4620–9.

4. Liu Q, Pan C, Lopez L, Gao J, Velez D, Anaya-O'Brien S, et al. WHIM syndrome caused by Waldenström's macroglobulinemia-associated mutation CXCR4 (L329fs). J Clin Immunol. 2016; 36(4): 397–405.

5. Badolato R, Donadieu J. How I treat warts, hypogammaglobulinemia, infections, and myelokathexis syndrome. Blood. 2017; 130(23): 2491–8.

6. Badolato R, Dotta L, Tassone L, Amendola G, Porta F, Locatelli F, et al. Tetralogy of Fallot is an uncommon manifestation of warts, hypogammaglobulinemia, infections, and myelokathexis syndrome. J Pediatr. 2012; 161(4): 763–5.

7. McDermott DH, Liu Q, Ulrick J, Kwatemaa N, AnayaO'Brien S, Penzak SR, et al. The CXCR4 antagonist plerixafor corrects panleukopenia in patients with WHIM syndrome. Blood. 2011; 118(18): 4957–62.

8. Kunishima S. [May-Hegglin anomaly: Past and present: MNovel diagnostic test and new concept of the disease]. Rinsho Byori. 2009; 57(1): 54–9.

9. Barros Pinto MP, Marques G. MYH9 disorders (May-Hegglin anomaly): The role of the blood smear. J Pediatr Hematol Oncol. 2019; 41(3): 228.

10. Clarke SL, Bowron A, Gonzalez IL, Groves SJ, NewburyEcob R, Clayton N, et al. Barth syndrome. Orphanet J Rare Dis. 2013; 8: 23.

11. Ikon N, Ryan RO. Barth syndrome: Connecting cardiolipin to cardiomyopathy. Lipids. 2017; 52(2): 99–108.

12. Diz-Küçükkaya R, López JA. Inherited disorders of platelets: Membrane glycoprotein disorders. Hematol Oncol Clin North Am. 2013; 27(3): 613–27.

13. Gunay-Aygun M, Falik-Zaccai TC, Vilboux T, ZivonyElboum Y, Gumruk F, Cetin M, et al. NBEAL2 is mutated in gray platelet syndrome and is required for biogenesis of platelet α-granules. Nat Genet. 2011; 43(8): 732–4.

14. De Jesus Rojas W, Young LR. Hermansky-Pudlak syndrome. Semin Respir Crit Care Med. 2020; 41(2): 238–46.

15. Huizing M, Malicdan MCV, Wang JA, Pri-Chen H, Hess RA, Fischer R, et al. Hermansky-Pudlak syndrome: Mutation update. Hum Mutat. 2020; 41(3):543–80.

16. LeVine DN, Brooks MB. Immune thrombocytopenia (ITP): Pathophysiology update and diagnostic dilemmas. Vet Clin Pathol. 2019; 48 Suppl 1: 17–28.

17. Massaad MJ, Ramesh N, Geha RS. Wiskott-Aldrich syndrome: A comprehensive review. Ann N Y Acad Sci. 2013; 1285: 26–43.

18. Chiasakul T, Cuker A. Clinical and laboratorydiagnosis of TTP: An integrated approach. Hematology Am Soc Hematol Educ Program. 2018; 2018(1): 530–8.

19. George JN. Congenital TTP: Toward a turning point. Blood. 2019; 133(15): 1615–17.

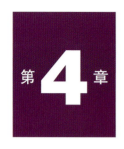

# 第4章 传染性疾病与营养缺乏症

Satheesh Chonat, Sara Graciaa, Silvia T Bunting

## 一、传染性疾病

在对发热或感染患者进行评估时，临床医生通常会考虑白细胞总数和白细胞分类计数。因此，全血细胞计数（CBC）和血涂片检查是此时最常进行的检查。此外，除了对全血细胞计数（CBC）进行定量检查外，常常进行包括包含物在内的细胞形态学分析。本章介绍常见的感染以及在其血涂片的相关特征性变化。

a. **病毒感染**：一般而言，病毒感染通常以反应性或异型淋巴细胞为特征，这类细胞比静息淋巴细胞大，具有多形性、不规则的细胞核、稀薄的染色质，细胞质在细胞边缘处可能呈浅色或深色，此处常因相邻细胞的挤压而凹陷的特点。在细胞质中可见空泡或大的嗜天青颗粒。这些异型细胞见于传染性单核细胞增多症，其可继发于 EB 病毒（EBV）或巨细胞病毒（CMV）感染（图 4.1）。EBV 或 CMV 感染患者的血涂片还可显示出轻度的相对或绝对中性粒细胞减少以及血小板减少。这些变化也可见于患有其他病原体感染的患者中，包括风疹病毒、肝炎病毒、弓形虫或者人类免疫缺陷病毒（HIV）。

b. **疟疾**：在疑似疟疾的病例中，涂一厚一薄两张血涂片检测是标准的检测要求。薄涂片有助于明确疟原虫的存在及其血症水平，厚涂片则利于判别疟原虫的种

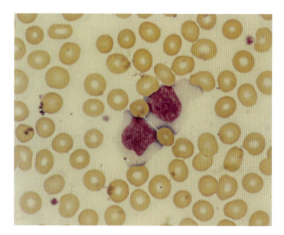

图 4.1　来自 EBV 感染患者的血涂片。这张涂片展现出具有丰富细胞质和不规则形核的大型淋巴细胞。淋巴细胞的轮廓与周边红细胞（RBC）的轮廓相契合。

类（图 4.2A）[1]。能够对人类产生影响的疟原虫有四种类型（恶性疟原虫、间日疟原虫、卵形疟原虫和三日疟原虫）。在血涂片检查中，根据疟原虫的生命周期来识别其不同形态至关重要：环状体、滋养体、裂殖体和配子体[2]。图 4.2B 和 4.2C 分别显示了恶性疟原虫的环状体和配子体。

c. **酵母菌**：在免疫功能受损患者的中性粒细胞内以及 Giemsa 染色的细胞外偶尔可以发现念珠菌或假菌丝，这有助于真菌感染的早期诊断（图 4.3）。

d. **百日咳**：很少情况下，诸如博德特氏菌之类的罕见菌感染能够通过血涂片得以

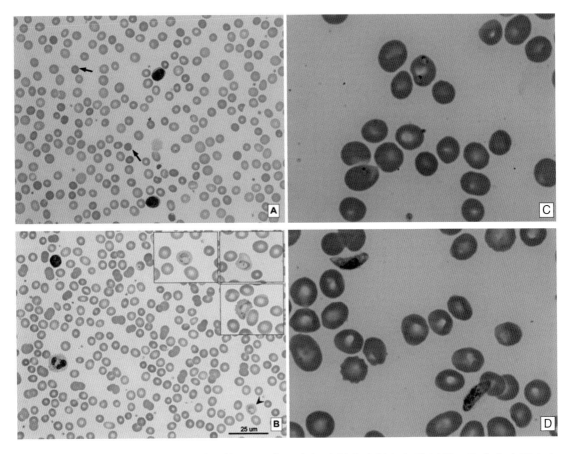

图 4.2　血涂片显示微球形红细胞（箭头，A）、小细胞低色素性红细胞以及一些含有疟原虫内含物的红细胞（箭头和插图，B）。该图片摘自文献[1]。图 4.2b 和 4.2c 分别显示了恶性疟原虫生命周期中的环状体（第一个）和配子体（最后一个）。

诊断，血涂片可见成熟淋巴细胞具有分叶核、少量胞质以及浓缩的染色质（图 4.4）[3]。

e.　**埃立克体病（Ehrlichiosis）**：根据菌株的差异可感染单核细胞和中性粒细胞。典型的血涂片中可在白细胞的细胞质中发现埃立克体的微菌落（图 4.5），其在细胞质中表现为离散的、灰蓝色点。

f.　**巴贝西虫病**：与本章前文所述的其他寄生虫感染相似，巴贝西虫可见于细胞外（图 4.6A）以及白细胞或红细胞内（图 4.6B），表现为圆形、椭圆形和环形等不同形态。

g.　**弓形虫病**：尽管对于弓形虫病及众多其他感染的确诊是借助血清学检测来完成的，但是通过直接观察包括血液在内的组织液中的寄生虫，能够对诊断起到辅助作用（见图 4.7）。

# 二、营养缺乏症

营养缺乏症，特别是铁缺乏，在全球范围内依然是导致贫血的主要原因。对血涂片的检查不仅至关重要，而且在大多数情况下对诊断和治疗具有决定作用。因此，对于初涉此领域的血液学家或正在接受培训的病理学家而言，很好地理解这些全身性营养紊乱对红细胞及其他血细胞的影响

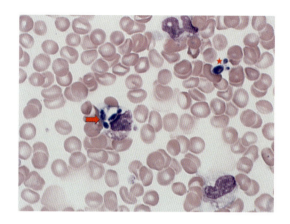

图 4.3 血涂片可见白细胞内部（箭头所指）的酵母菌以及细胞外（星号标注）的酵母菌。

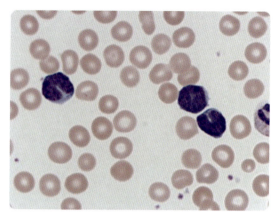

图 4.4 百日咳博德特氏菌感染患者的血涂片，可见众多具有细胞质稀缺、染色质浓缩以及细胞核分叶的成熟淋巴细胞。图片摘自文献[3]。

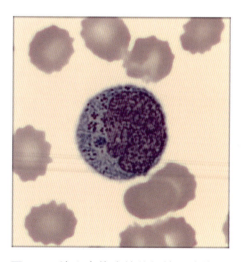

图 4.5 埃立克体病的特征性血涂片，可见单核细胞的细胞质内存在离散且呈点状灰蓝色的埃立克体微菌落，称为桑葚体（morulae）。

将会大有裨益。

a. **铁缺乏**是世界范围内贫血最常见的致病原因之一。相较于成年人，儿童尤其容易出现铁缺乏，这是由于儿童在快速生长和发育过程中对铁的需求增加。若未被察觉或未得到充分治疗，铁缺乏可能会引发不可逆的神经发育及认知后遗症。铁缺乏可能由膳食摄入不足、吸收障碍或失血引起。铁对于血红蛋白的合成以及红细胞的生成是必需的，缺铁的晚期，可能会发展为贫血。患有缺铁性

贫血的患者通常表现为红细胞计数降低、血红蛋白水平下降、红细胞压积减少以及平均红细胞体积减小。血小板计数有可能升高，其原因在于促红细胞生成素不仅对成红细胞具有刺激作用，而且对血小板前体细胞也有刺激效应（见图 4.8）。

b. **叶酸/维生素 B12/铜缺乏症**。维生素 B12（亦称钴胺素）与维生素 B9（叶酸）皆为造血所必需。当这些维生素因膳食摄入不佳、吸收减少或者潜在的遗传疾病而缺乏时，可能会导致巨幼细胞性贫血。严重缺乏时，也会出现血小板减少症与中性粒细胞减少。在部分病例中，分叶过度的中性粒细胞先于巨幼细胞性贫血的产生（图 4.9）。这凸显了不能单纯依靠实验室检测，而需进行关键检测——外周血涂片检测的重要性，尤其是在高度疑似缺乏症的情况下。

c. **铅中毒**。对于表现为小细胞性贫血的患儿，铅中毒应始终被归入鉴别诊断的范畴。至 20 世纪 70 年代，铅一直被用于油漆生产，由此，居住于老旧房屋或者低收入国家的儿童，其暴露于铅环境的可能性更高。鉴于众多因素，幼童发生

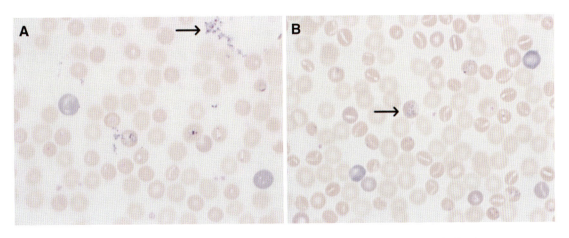

图 4.6A 和 4.6B 血涂片可见巴贝西虫位于白细胞之外（A）以及红细胞之内（B）。

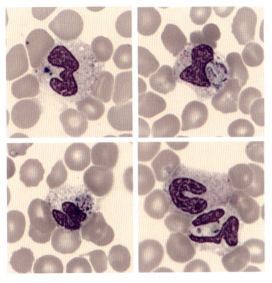

图 4.7 此合成图中,刚地弓形虫( Toxoplasma gondii )的快速增殖阶段——速殖子,表现为包涵体存在于受感染的中性粒细胞内。

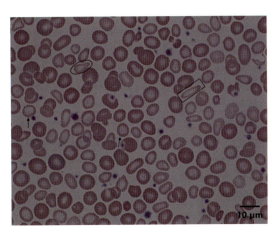

图 4.8 饮食中缺乏铁元素的幼儿的外周血涂片。红细胞表现出低色素性及异型性特征,同时伴有泪滴形红细胞（呈椭圆形）、"铅笔"形细胞（呈矩形）以及低色素红细胞（箭头所指）。

铅中毒的风险更高。首先,幼童的血脑屏障尚未完全建立,故而对铅的神经毒性具有更高的易感性。此外,处于缺铁状态的儿童通过胃肠道对铅的吸收量将会提升。正如前文所述,缺铁现象于 5 岁以下儿童中最为广泛存在,进而致使这些儿童面临更高的风险。铅会扩散至诸如肾脏、肝脏、脑与骨髓等软组织内,其毒性会对生成血红素途径中的关键酶造成干扰,进而导致血红蛋白合成量下降,并诱发低色素性、小细胞性贫血。较高的铅含量（>70 μg/dL）可诱发急性溶血。铅中毒可导致核糖体产生变化并引发其聚集,最终造成红细胞呈现嗜碱性点彩（详见图 4.10A 和 4.10B）[5]。

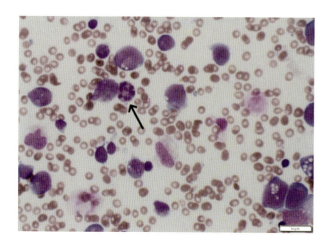

图 4.9　重度维生素 B12 缺乏继发全血细胞减少症的婴儿的血涂片。通过细致的检查，能够发现偶发性的分叶过度的中性粒细胞（箭头所示）。

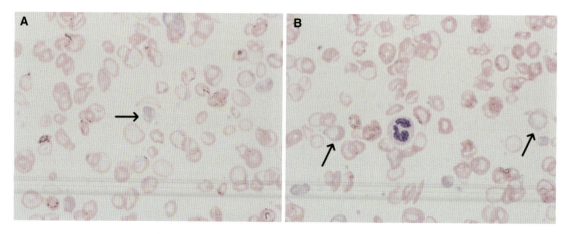

图 4.10A 和 4.10B　铅中毒患者的血涂片中，可见低色素性红细胞广泛散布（如所图示），且伴有典型的嗜碱性点彩（图 4.10A 和 4.10B 中的箭头所示）。

# 参考文献

1. Graciaa S, Russell R, Chonat S. Complement mediated hemolytic anemia secondary to plasmodium ovale infection in a child. J Pediatr Hematol Oncol. 2019; 41(7): 557–8.

2. Tsai MH, Yu SS, Chan YK, Jen CC. Blood smear image based malaria parasite and infected-erythrocyte detection and segmentation. J Med Syst. 2015; 39(10): 118.

3. Pandey S, Cetin N. Peripheral smear clues for Bordetella pertussis. Blood. 2013; 122(25): 4012.

4. Hamilton KS, Standaert SM, Kinney MC. Characteristic peripheral blood findings in human ehrlichiosis. Mod Pathol. 2004; 17(5): 512–17.

5. Dapul H, Laraque D. Lead poisoning in children. Adv Pediatr. 2014; 61(1): 313–33.

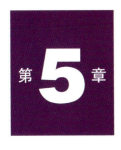

# 第5章

# 良性非肿瘤性非感染性淋巴结病

Dehua Wang, Shunyou Gong

淋巴结病（LAD）是儿科的常见病。伴有颈部肿块的颈部淋巴结病（LAD）是最为常见的表现[1]。LAD 的病因多样，包括各类良性非特异性反应性疾病、感染、肿瘤以及免疫失调等。尽管最初怀疑为淋巴瘤或感染性疾病，但大多数 LAD 病例最终证实为良性且为非特异性反应。非特异性反应性 LAD 的形态学特征可与特定感染性 LAD 或淋巴瘤的形态学特征相似。尽管某些特征与特定病因的关联程度更为显著，然而不存在病原特异性特征。由此可见，临床相关性具有重要意义。本章的目标在于以基于病例的图示对反应性淋巴结的形态学特征以及非肿瘤性 / 非感染性 LAD 病例予以详尽论述。

反应性淋巴结通常是身体对各种刺激（如感染、炎症等）的一种反应。正常情况下，其具有特征性的表现，即保留了原本的淋巴结结构，并且淋巴窦是通畅的。但在某些良性的特定疾病里，随着病变累及程度的变化，淋巴结原本正常的结构可能会受到影响，出现不同程度的变形或部分结构被破坏。滤泡增生（FH）（图 5.1）、副皮质 / 滤泡间增生（PIH）（图 5.2）以及窦组织细胞增生（图 5.3）乃是反应性 LAD 中最为常见的形态学特征。由多种特征明晰的淋巴组织增生所组合形成的混合型亦颇为常见。在某些特定病变或非特异性反应中，淋巴结中不乏局灶性免疫母细胞增生、套区增生、边缘区（单核样 B 细胞）增生、浆细胞样树突状细胞（PDC）增生[2]，或者滤泡溶解[3]（图 5.4）。举例而言，套区增生通常见于卡斯

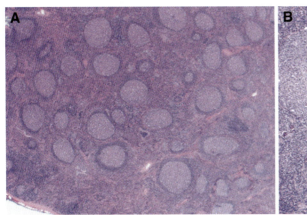

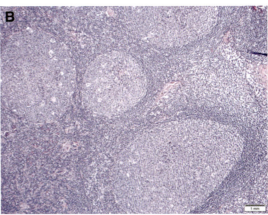

图 5.1　反应性 FH。A. 淋巴滤泡的数量及大小伴随生发中心的扩大而呈增加态势（H&E, 20 倍）。B. 这些滤泡表现为保存良好且变薄的套区、明暗区的极化，以及数量众多的可染小体巨噬细胞[苏木精 - 伊红（H&E）染色，100 倍放大]。

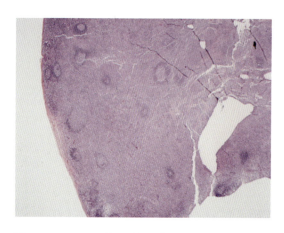

图 5.2    PIH。淋巴结活检显示副皮质 / 滤泡间区域的显著扩张（H&E 染色，20 倍放大 ）。

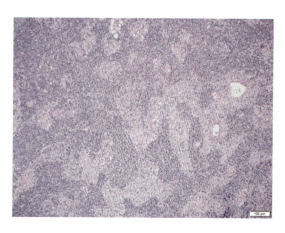

图 5.3    窦组织细胞增生。淋巴结窦腔因呈淡紫、良性外观的组织细胞 / 巨噬细胞而扩展（H&E 染色，100 倍放大 ）。

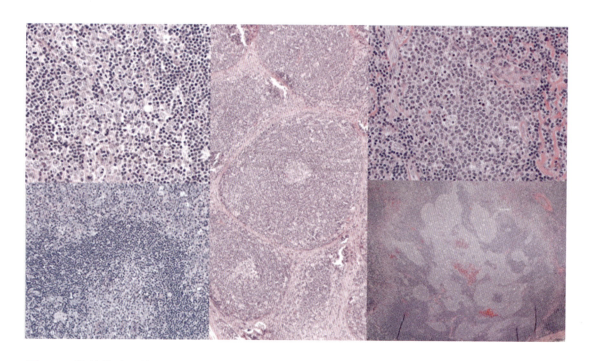

图 5.4    伴某些特异性或非特异性反应性病变的增生性淋巴结。左上图：免疫母细胞增生常见于传染性单核细胞增多症，其显著特征为副皮质区的扩张，免疫母细胞（大且转化的淋巴细胞）数量显著增多，具有疏松的染色质、单个明显的核仁以及少量的细胞质。左下图：边缘区增生 / 单核样 B 细胞增生。局灶性的边缘区扩张形成了一层细胞质透明、细胞核小至中等大小、呈圆形或有凹陷的单核样 B 细胞（图像的上部）。中间：套区增生。常见于卡斯尔曼病。套区厚，由圆形细胞核及浓缩染色质的小成熟淋巴细胞构成。右上图：浆细胞样树突状细胞（PDC）结节 / 增生。常见于卡斯尔曼病、Kikuchi–Fujimoto 病以及 PTGC 中。在滤泡间区存在若干小而淡紫的明显结节，其常毗邻高内皮小静脉。此结节系由中等大小的 PDC 所构成，稍大于小淋巴细胞，核呈圆形、椭圆形或有凹陷，染色质细腻，核仁不明显，胞质呈粉红色，边界清晰。右下图：滤泡裂解。生发中心被呈 "舌状" 的小淋巴细胞所浸润，此类小淋巴细胞主要是 T 细胞，且混有少量的套区 B 细胞。

尔曼病（Castleman disease）并在生发中心发生进行性转化（Progressive transformation of germinal centers, PTGC）（图 5.5）。显著滤泡增生（Florid FH）（图 5.6），出现大型滤泡破坏、生发中心极化模糊或消失，可染小体巨噬细胞减少或缺失时，应当引起警觉，并开展针对 HIV 感染、儿童滤泡性淋巴瘤或大细胞淋巴瘤的全面检查。皮质旁/滤泡间区域的结节性扩张通常与皮肤病理性 LAD 相关（图 5.7）。某些侵袭副皮质/滤泡间区的肿瘤亦可表现为结节性扩张。尽管对于年轻患者而言，坏死性（图 5.8）和非坏死性（图 5.9）肉芽肿性 LAD 的致病原因通常分别为感染性疾病和结节病，然而有时借助微生物学检测、分子分析或者血清学检测仍无法明确感染病原体。建议仔细检查是否存在肿瘤性病变。霍奇金淋巴瘤或外周 T 细胞淋巴瘤可见，淋巴结内有明显的肉芽肿性炎症。存在明显的多克隆浆细胞增生提示自身免疫性疾病的可能。

淋巴结的卡斯尔曼病（CD）（图 5.10 及图 5.11）、菊池 - 藤本病（Kikuchi-Fujimoto disease, KFD）（图 5.12）、木村病（Kimura disease）（图 5.13）、罗道病（Rosai-Dorfman disease, RDD）（图 5.14）以及炎症性肌纤维母细胞瘤（IMT）（图 5.15）皆为 LAD 特有的良性病变。形态学特征及临床相关性对诊断很有帮助。系统性红斑狼疮（SLE）中淋巴结的组织学特征或许具有异质性，其取决于所处的疾病阶段。当苏木精小体不可见时，SLE（图 5.16）的特征与 KFD 相近[4]。其他良性、非感染性疾病也可引发儿童 LAD——例如髓外造血（EMH）（图 5.17）、淋巴结窦的血管性变化（图 5.18）以及淋巴结内部的鳃裂囊肿（图 5.19）。

患儿中，能够观察到与黏膜相关的器官和组织存在淋巴组织增生（如扁桃体和派尔集合淋巴结）。广泛的淋巴组织增生

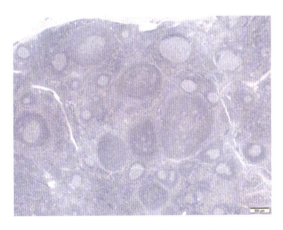

图 5.5　PTGC。患儿，女，15 岁，左侧颈部出现一个增大的淋巴结（2.7cm×3.8cm）。对该淋巴结进行了切除手术。淋巴结滤泡性增生（FH）伴有若干增大的滤泡（H&E 染色，20 倍放大），具备完整且界限清晰的套区。增大的滤泡（PTGC），其体积超出周围增生滤泡的两至三倍，主要由自套区迁移而来的小型淋巴细胞组成，且与生发中心的细胞相混合。PTGC 可能与结节性淋巴细胞优势型霍奇金淋巴瘤相关。

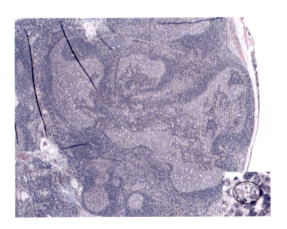

图 5.6　显著滤泡增生（FH）。患儿，女 11 岁，左侧锁骨上区出现左冠状动脉主干（LAD）症状持续两周。淋巴结活检结果显示，部分滤泡极度增大，其生发中心显著扩张，形态类似"哑铃"或呈蜿蜒状（H&E 染色，40 倍放大）。处于光区的滤泡树突状细胞具备清晰的染色质和小的中央核仁，其通常为双叶状，核膜扁平，称为"接吻树突状细胞"（插图）。

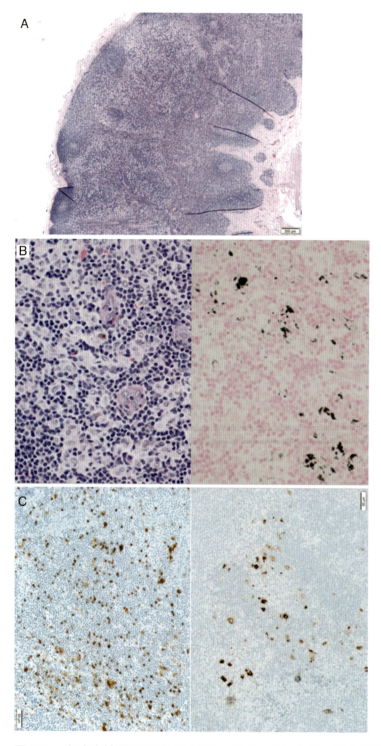

图 5.7　皮肤病性淋巴结病（LAD）。患儿，男 13 岁，因右侧后颈部 LAD 就诊。A. 淋巴结活检结果显示，于副皮质区存有明显的结节状扩张，组织细胞、交错指状树突细胞、朗格汉斯细胞以及反应性小淋巴细胞增生，表现为杂斑状且淡染（H&E 染色，40 倍放大）。B. 部分组织细胞可见棕色的黑色素（左图，H&E 染色），并且 Fontana-Masson 染色结果呈阳性（右图）。C. S-100 免疫染色（左图）提示了交错指状树突细胞和朗格汉斯细胞的存在。CD1a 免疫染色（右图）显示朗格汉斯细胞阳性。

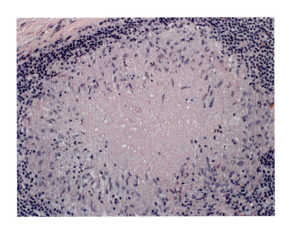

图 5.8 坏死性肉芽肿性淋巴结炎。患儿，女，6 岁，因左肘部肿胀就诊，该症状已持续 4 周。行软组织肿块切除术。淋巴结切片显示，存在若干坏死性肉芽肿致使结构破坏。图中的结节性肉芽肿呈中央坏死，其周边环绕着呈栅栏状排列的组织细胞及淋巴细胞（H&E 染色，200 倍放大）。未发现微生物（染色未显示）。

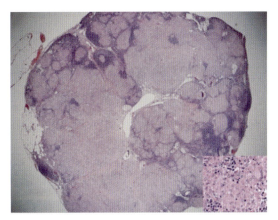

图 5.9 非干酪样肉芽肿性淋巴结炎。患者，男，17 岁非裔美籍，临床表现为纵隔淋巴结病（mediastinal LAD）。为鉴别结节病对一个淋巴结进行活检。结果显示，正常的淋巴结结构被融合性肉芽肿所替代（H&E 染色，20 倍放大）。该图显示了由上皮样组织细胞和多核巨细胞组成的肉芽肿。

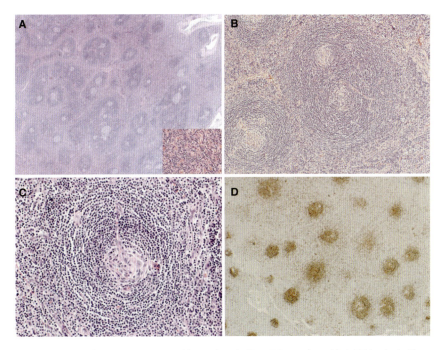

图 5.10 卡斯尔曼病单中心型 – 透明血管亚型。患儿，男 12 岁，其右颈部存在约 5cm 的肿块，病程达 2 年；经颈部肿块切除术后无症状，恢复状况良好。A. 此淋巴结表现为整个淋巴结内滤泡数量增多；（H&E 染色，20 倍放大）滤泡大小不等；滤泡间区因明显的透明变性血管（见插图）而扩张。B. 滤泡包括多个机能减退的生发中心以及以多层同心圆形式排列的扩展套区（"洋葱皮"样）（H&E 染色，100 倍放大）。C. 一个被小血管贯穿的滤泡，表现出典型的"棒棒糖"外观（H&E 染色，200 倍放大）。D.CD23 染色显示滤泡树突状细胞的增生（免疫染色，100 倍放大）。

A

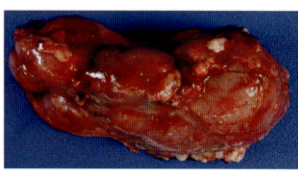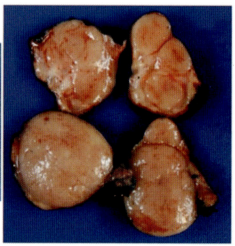

B

图 5.11　卡斯尔曼病多中心型 – 浆细胞亚型。患者，男 17 岁，临床表现为多中心型淋巴瘤样肉芽肿病（LAD），伴有全身性症状，并且血清 IL6 水平升高。A. 此肿块大小为 9.5cm×4.5cm×4cm（左侧），呈现肉质结节状的切面（右侧）。B. 此肿块的组织学切片显示，淋巴结内滤泡增多，其生发中心大小存在差异，部分生发中心萎缩（未显示）。滤泡间区展现浆细胞的片层状分布（H&E 染色，400 倍放大），CD138 阴性（免疫染色，插图）。κ 和 λ 轻链染色的原位杂交（未显示）显示浆细胞呈现多型性。免疫染色显示 HHV–8 阴性（未显示）。

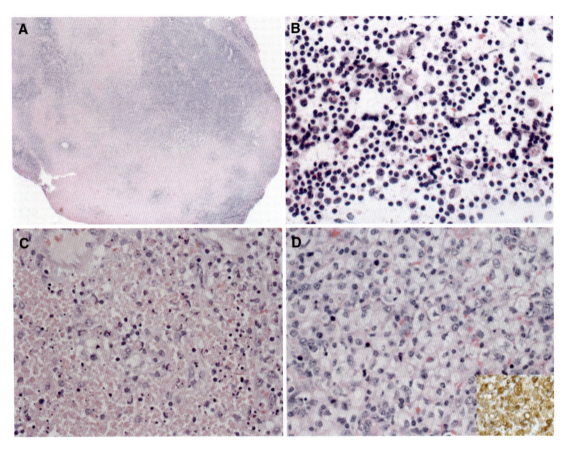

图 5.12　KFD。患儿，男 16 岁，左侧颈部及右侧腋窝疼痛病史 1 个月，伴有白细胞减少、贫血、间歇性发热、体重减轻，乳酸脱氢酶（LDH）、肌酸磷酸激酶（CPK）、C 反应蛋白（CRP）以及铁蛋白升高。A. 淋巴结结构遭到损毁，且存在广泛的副皮质区坏死（H&E 染色，20 倍放大）。B. 触摸印痕表明存在众多具有 C 形细胞核、胞质丰富且充满嗜酸性颗粒的巨噬细胞（H&E 染色，400 倍放大）。C. 某些区域呈现出坏死期的特征，其由大量具有泡状染色质以及小而清晰的细胞核的非典型淋巴细胞、具备 C 形细胞核和胞质中充斥着嗜酸性颗粒的组织细胞，及坏死的细胞碎片所构成（H&E 染色，400 倍放大）。D. 其余区域表现出黄瘤样阶段特点，存有片状分布的泡沫状组织细胞（H&E 染色，400 倍放大），CD68 阳性（插图）。

可为非典型特征，且易与淋巴瘤相混同。该病变最初由 Attygalle 及其同事于 2004 年在一项病例系列研究中报道[5]。对于诊断边缘区淋巴瘤，可根据免疫球蛋白轻链的受限情况，通常通过流式细胞检测，以及免疫组织化学检测显示异常 CD43 表达诊断。然而，这些病例缺乏分子克隆水平的证据。对于这一病变的认识将有益于避免误诊。

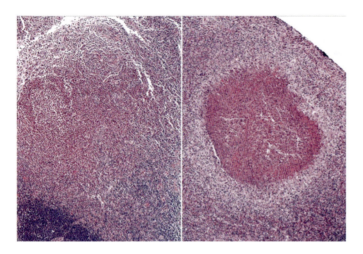

图 5.13　木村病性淋巴结病。患者，男，17 岁亚洲血统，因左侧下颌下淋巴结肿大（LAD）就诊，其病史达两个月之久，且伴有明显的嗜酸性粒细胞增多症状。行左侧下颌下淋巴结切除术。此淋巴结的架构大体上保存良好，伴有分散的反应性滤泡，滤泡间区因嗜酸性细胞浸润（H&E 染色，左图）和副皮质区嗜酸性微脓肿形成（右图）而扩张，这是木村病的典型特征。

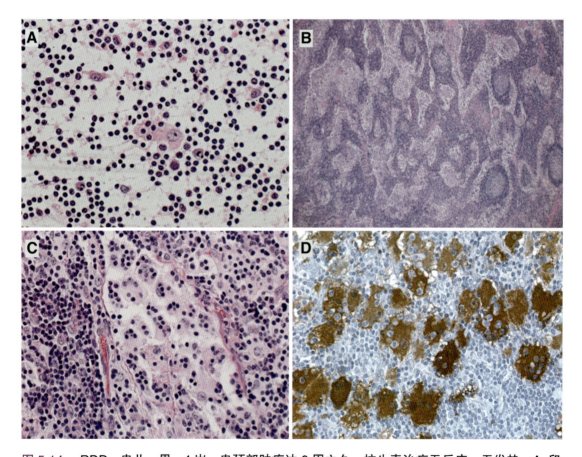

图 5.14　RDD。患儿，男，4 岁，患颈部肿瘤达 6 周之久，抗生素治疗无反应；无发热。A. 印片学检查提示中心部位存有一个硕大的组织细胞，伴典型的胞吞现象，表现为胞质内部主要为完整的淋巴细胞和 / 或较少的浆细胞（H&E 染色，400 倍放大）。B. 于低倍镜下可见淋巴结结构产生畸变，有淡染区域，此征象昭示为扩张性窦性组织细胞增生（H&E 染色，20 倍放大）。C. 高倍放大时可见扩张的窦腔被具有胞吞表现的组织细胞所填塞（H&E 染色，400 倍放大）。D. 组织细胞中 S–100 染色阳性，提示组织细胞的吞噬现象（免疫组织化学染色，400 倍放大）。

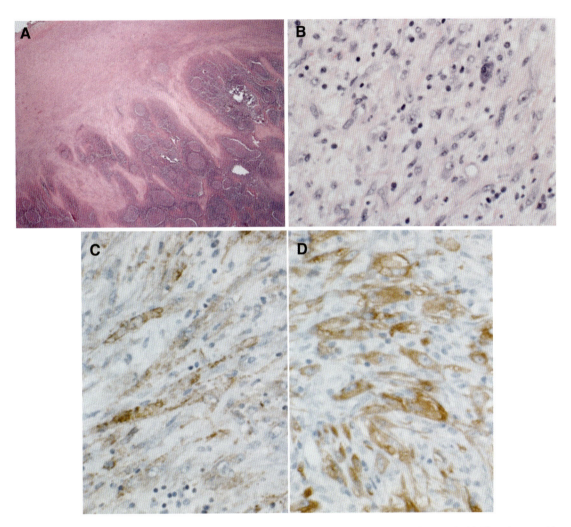

图 5.15 淋巴结的炎症性肌纤维母细胞肿瘤。患儿，男 13 岁，临床表现为低热伴颈部孤立性的淋巴结肿大（LAD）3 个月，抗生素治疗无反应。A. 淋巴结结构大部分被纤维性病变所替代，该病变主要累及结缔组织框架，并延伸至髓质／门部、小梁及包膜，同时伴有混合性炎症细胞浸润（H&E 染色，20 倍放大）。B. 病变部位有温和的梭形细胞（成纤维细胞／肌成纤维细胞）与淋巴细胞、浆细胞以及组织细胞等在内的炎性细胞，胶原纤维含量不同（H&E 染色，400 倍放大）。C. 免疫组化显示纺锤形细胞平滑肌肌动蛋白（SMA）和间变性淋巴瘤激酶 1（ALK-1）阳性（D），类似细胞质染色。

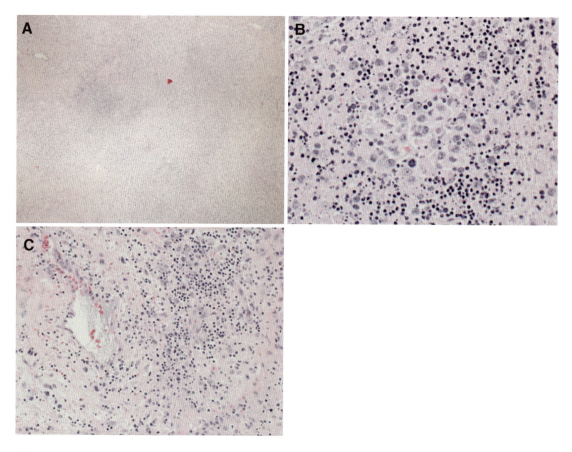

图 5.16　SLE LAD。患儿，女，14 岁，表现为胸腔积液、腹痛以及腹膜后淋巴结病（LAD）。针对腹膜后淋巴结开展活检。其抗核抗体检测结果为阳性，明确诊断为系统性红斑狼疮（SLE）。A. 淋巴结活检显示明显的大面积坏死，且伴有残留的淋巴细胞（H&E 染色，40 倍放大）。B. 坏死区被组织细胞的增殖、异型淋巴细胞以及核碎裂性碎片包绕（H&E 染色，400 倍放大）。可见少量中性粒细胞及苏木精小体，它们属于细胞外的无定形嗜苏木精结构，或许由与系统性红斑狼疮（SLE）特异性抗核抗体产生反应的退化细胞核所构成。C. 左侧可见血管炎。右侧有散在分布的浆细胞（H&E 染色，200 倍放大）。

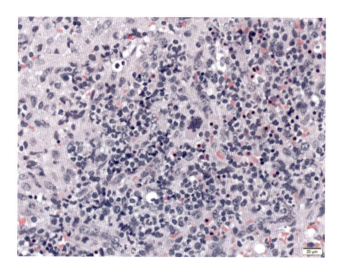

图 5.17　淋巴结的髓外造血（EMH）。患儿，女，2 岁，罹患左心发育不良综合征，历经多次手术及体外膜肺氧合（ECMO）治疗，且处于抗凝治疗阶段。此次因血栓形成、发热以及右侧腋窝淋巴结肿大就诊。淋巴结活检显示结构正常，于窦状隙以及副皮质区可见髓外造血表现。EMH 常见于与淋巴细胞交融的簇聚形态之中。该图（H&E 染色，400 倍放大）中，可见巨核细胞和有核红细胞。

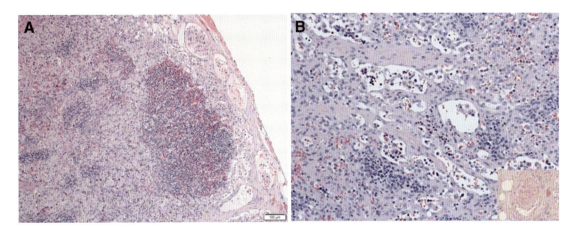

图 5.18 淋巴结窦的血管形态转变。在图 5.17 所示的 2 岁女性病例中，除了 EMH 外，其淋巴结活检还可见窦状血管的转变。A. 该淋巴结于被膜下区的窦内可见扩张血管，在滤泡间区存有微量的血管增殖（H&E 染色，100 倍放大）。B. 高倍放大显示髓质中存有具备内皮衬层的血管（H&E 染色，200 倍放大）。这些血管形态多样，为圆形、裂隙状或相互吻合的网络状扩张。淋巴细胞表现为明显的耗竭状态。血栓形成与纤维化常同时出现（见插图中）。

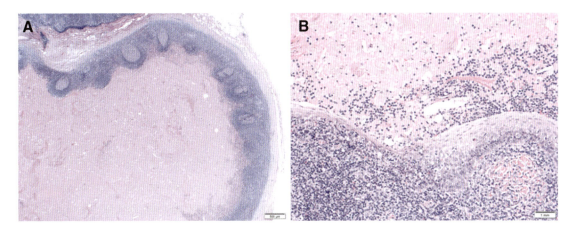

图 5.19 淋巴结的鳃裂囊肿。患儿，女，13 岁，表现为孤独症谱系障碍、生长发育迟滞以及右侧颈淋巴结（LAD）病变。A. 淋巴结活检结果显示有一个充满粉红色物质的囊肿，余下的淋巴滤泡被压至周边（H&E 染色，20 倍放大）。B. 该囊肿由波状鳞状上皮衬覆，于图下部显示局部高密度上皮内淋巴细胞浸润。于图上部显示一个囊肿，其内部充满鳞状上皮细胞的细胞残屑、淋巴细胞以及胆固醇裂隙（H&E 染色，400 倍放大）。

# 参考文献

1. Deosthali A, Donches K, DelVecchio M, Aronoff S. Etiologies of pediatric cervical lymphadenopathy: A systematic review of 2687 subjects. Global Pediatric Health. 2019 Jul; 6: 2333794X19865440.

2. Chang CC, Osipov V, Wheaton S, Tripp S, Perkins SL. Follicular hyperplasia, follicular lysis, and progressive transformation of germinal centers: A sequential spectrum of morphologic evolution in lymphoid hyperplasia. Am J Clin Pathol. 2003 Sep 1; 120(3): 322–6.

3. Ioachim HL, Medeiros LJ. The normal lymph node. In Medeiros LJ, ed. Ioachim's lymph node pathology. 4th ed. Philadelphia, PA: Wolters Kluwer/Lippincott Williams & Wilkins; 2009:1–14.

4. Shrestha D, Dhakal AK, KC SR, Shakya A, Shah SC, Shakya H. Systemic lupus erythematosus and granulomatous lymphadenopathy. BMC Pediatrics. 2013 Dec; 13(1): 1–6.

5. Attygalle AD, Liu H, Shirali S et al. Atypical marginal zone hyperplasia of mucosa-associated lymphoid tissue: A reactive condition of childhood showing immunoglobulin lambda light-chain restriction. Blood. 2004; 104(10): 3343–8.

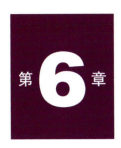

# 儿童的正常骨髓成分

Karen M. Chisholm, Gerald Wertheim

骨髓检查可用于造血系统或实体肿瘤的评估，还可辅助外周血液异常或影像学检查异常的病因学诊断。骨髓样本可能囊括了穿刺涂片、凝块切片、组织切片、骨髓印片以及粗针活检样本等。这些样本（穿刺涂片为主）还能够用于诸如流式细胞术、细胞遗传学以及分子分析等辅助性研究，以补充形态学资料。

骨髓由三系造血细胞构成（图6.1及6.2），主要包含髓系细胞、红细胞及巨核细胞（见图6.3），此外还有淋巴细胞、巨噬细胞、少量的浆细胞、肥大细胞以及基质细胞（见图6.4和6.5）。成熟的粒细胞系构成了骨髓的核心成分（见图6.6），而成熟的红细胞前体细胞所占比例则相对较低（见图6.7）。唯一的例外是出生后的第一个24小时中，在此阶段，红细胞能够占到骨髓细胞构成的40%。除此以外，髓系细胞与红细胞的比值大致为2.5～3：1，不过在较为年幼的儿童中此比值或许会更高（见图6.8）。间质细胞包含血管细胞、

脂肪细胞、成纤维细胞与网状纤维。在儿童的骨髓中，还有成骨细胞与破骨细胞，尤其是在与骨骼紧密相邻的部位（见图6.9）。

儿童骨髓中造血细胞的成熟谱系以及组织学特性与成人骨髓一致。然而，伴随年龄的递增，骨髓的整体细胞密度（造血组织与脂肪组织的比例）会产生变化。确定骨髓细胞密度的最佳方式为采用苏木精–伊红（H&E）染色的粗针活检。新生儿（年龄<1周）的骨髓细胞密度近乎100%，其后伴随年龄的增长逐步降低。与此同时，骨髓中脂肪组织的占比逐渐上升（图6.10）。当骨髓细胞密度分别低于或高于特定年龄段的正常水平时，即为"细胞减少"和"细胞增多"。

儿童骨髓中也经常存在被称作血小板前体的B淋巴细胞数量增多的情况。此类细胞于幼儿中较为明显，其数量会伴随年龄的递增而逐渐减少[7]。据相关报道，造血细胞的占比高达72%[8]。就形态学而言，

| 年龄区间 | 细胞密度 | 髓系细胞 | 红细胞 | 髓系细胞与红系细胞比值；髓系与红系细胞比率（M:E） | 淋巴细胞（包括造血干细胞） |
| --- | --- | --- | --- | --- | --- |
| 出生～3个月 | 80%～100% | 40%～60% | 5%～40% | 3～5：1 | 10%～60% |
| 3个月～4岁 | 70%～90% | 50%～60% | 10%～25% | 2.5～3.5：1 | 20%～50% |
| 4～10岁 | 60%～80% | 50%～70% | 15%～25% | 2.5～3：1 | 10%～30% |
| 10～15岁 | 50%～75% | 50%～70% | 15%～25% | 2.5～3：1 | 10%～20% |
| 15～20岁 | 45%～70% | 50%～70% | 15%～25% | 2.5～3：1 | 10%～20% |

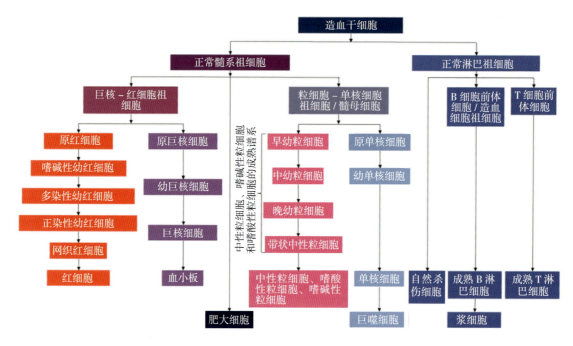

图 6.1　骨髓内造血干细胞向成熟细胞发育的分类。

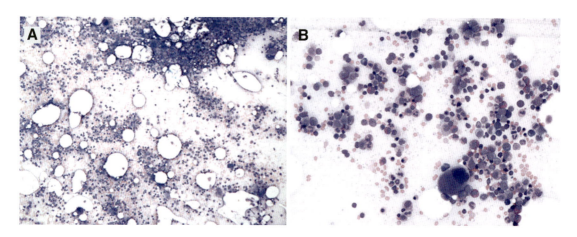

图 6.2　骨髓穿刺涂片。A–B. 在健康儿童体内，经 Wright – Giemsa 染色处理的穿刺涂片可见三系造血的情况。深色着色的细胞颗粒见于造血细胞以及基质细胞，见于图的右上角（A，100 倍放大），且于该颗粒毗邻区域存在更为弥散的三系造血细胞。于远离上述颗粒的区域，能够更为清楚地看到更多种类的细胞，包括成熟的髓系细胞、红系细胞、淋巴细胞以及一个巨核细胞（B，200 倍放大）。

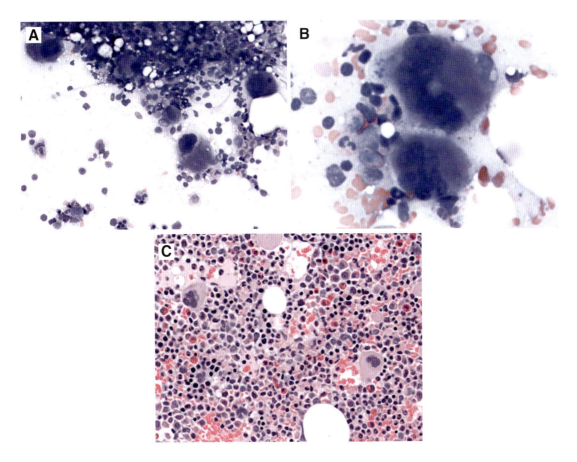

图 6.3　巨核细胞。A. 在穿刺涂片中，巨核细胞常聚集于骨髓颗粒的内部及其毗邻区域（Wright–Giemsa 染色涂片，200 倍放大）。B. 巨核细胞常表现为多叶状细胞核（Wright–Giemsa 抽吸涂片，1000 倍放大）。C. 在骨髓组织活检中，巨核细胞弥散分布于整个骨髓，但常位于毛细血管窦旁（C，H&E 染色，400 倍放大）。

造血细胞稍大于成熟淋巴细胞，且具有均匀浓缩的染色质、不明显的核仁以及少量的嗜碱性无颗粒胞质。这些细胞具有一种固定或逐步发展的抗原表达模式，这有助于识别它们，并将其与诸如 B 淋巴母细胞白血病 / 淋巴瘤等肿瘤性淋巴病变区分开来 [7]–[9]。流式细胞术分析乃是识别造血细胞前体细胞并将其与肿瘤性淋巴母细胞群区分开来的最优方法，尤其在微小残留病（图 6.11）检测中。

也可评估骨髓内的铁储备状况。对于未满 1 岁的幼儿，铁质通常是缺乏的；从 4 岁起，铁的储存量渐次递增，通常于 5 岁或 6 岁达到成人水平 [10]。故而，避免对幼儿作出缺铁的过度诊断至关重要。穿刺涂片可见铁通常以含铁血黄素的形式存在于巨噬细胞中，然而也见于红系前体细胞中（见图 6.12）。虽然对穿刺液进行常规的 Wright–Giemsa 染色，或对粗针活检组织进行 H&E 染色，能够观察到大量的含铁血黄素，但是 Perl's/ 普鲁士蓝染色或许能够进一步突显铁沉积物。尤为需要着重指出的是，对于粗针活检样本所进行的脱钙处理可能降低鉴定出的铁含量 [11]。

儿童的骨髓常规活检的组织学特性与成人存在相似之处，不过其细胞密度更大。未成熟的髓样细胞沿骨小梁排布，通常具

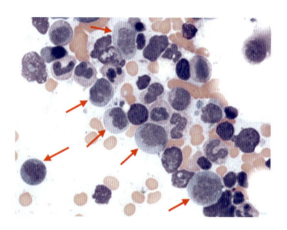

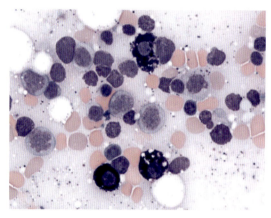

图 6.4 Wright–Giemsa 染色处理的穿刺涂片显示多个不同成熟度的单核细胞（由红色箭头所示）（1000 倍放大）。

图 6.5 Wright–Giemsa 染色的穿刺涂片显示三个肥大细胞，其呈现出圆形至卵圆形，有圆形的细胞核以及大量的紫色颗粒，这些颗粒能够遮蔽细胞核（1000 倍放大）。

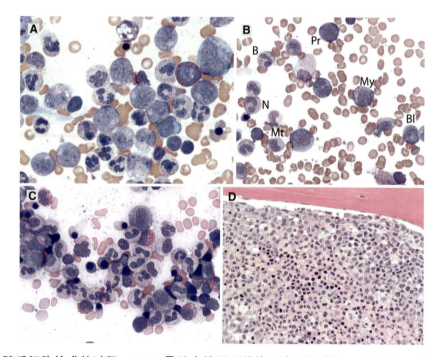

图 6.6 髓系细胞的成熟过程。A–D. 骨髓中的髓系前体细胞逐渐成熟。A.Wright–Giemsa 染色的穿刺涂片（1000 倍放大）。B. 从成熟程度最低至成熟状态，髓系前体细胞依次为原始细胞（Bl），具有高核质比、细腻的染色质以及大小不等且明显的核仁；早幼粒细胞（Pr），具有核周晕和嗜天青颗粒；中幼粒细胞（My），具有圆形细胞核、更为浓缩的染色质以及众多颗粒；晚幼粒细胞（Mt），具有稍长且凹陷的细胞核以及众多胞质颗粒；杆状核粒细胞（B），细胞具有更长的细胞核，有时呈马蹄形，以及胞质颗粒；中性粒细胞（N），细胞具有多叶/分节的细胞核以及浓缩的染色质（Wright–Giemsa 染色穿刺涂片，1000 倍放大）。C. 在部分病灶部位，可见更多的杆状核粒细胞和中性粒细胞（Wright–Giemsa 染色穿刺涂片，1000 倍放大）。D. 在粗针活检样本里，髓细胞会伴随其与小梁骨间距的增大而逐步成熟。最不成熟的髓系细胞位于骨小梁毗邻部位，并且中性粒细胞与骨骼的间距最大（H&E 染色，400 倍放大）。

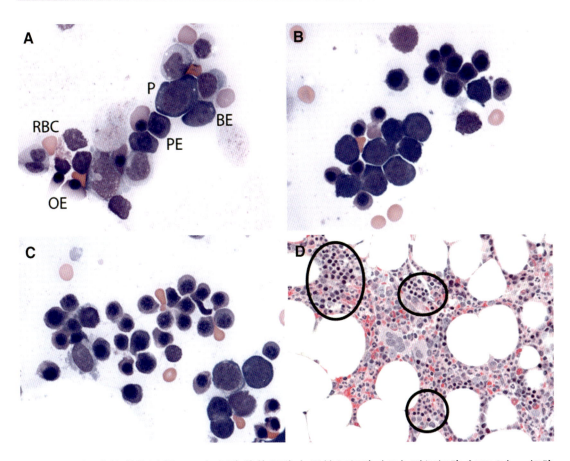

图 6.7 红细胞的成熟过程。A. 红细胞前体细胞自原始红细胞（P）到红细胞（RBC），细胞核逐步缩减，染色质持续凝聚，与此同时，细胞质由强嗜碱性逐渐转化为更偏粉色，此现象是由于血红蛋白生成量的递增（嗜碱性幼红细胞 [BE] 和多染性幼红细胞 [PE]）。在正染性幼红细胞（OE）和网织红细胞（R）的过渡阶段，细胞核被排出（Wright–Giemsa 染色穿刺涂片，1000 倍放大）B. 在某些骨髓样本中，可见红细胞前体细胞集簇；图中左下角为嗜碱性的红细胞前体细胞，右上角为数量更多的多色性红细胞前体细胞（Wright–Giemsa 染色穿刺涂片，1000 倍放大）。C. 其他区域可见众多的多染性幼红细胞以及一定数量的正染性幼红细胞。也有部分嗜碱性幼红细胞（Wright–Giemsa 染色穿刺涂片，1000 倍放大）。D. 在粗针活检标本中，红系细胞通常表现为具有深黑色圆形细胞核，且常以岛状或簇状的形式存在，如黑色圆圈所示（H&E 染色，400 倍放大）。

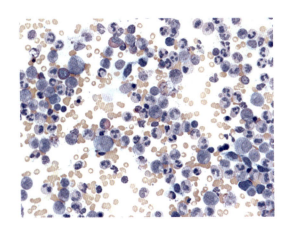

图 6.8 Wright–Giemsa 染色的穿刺涂片显示髓系细胞与红系细胞的比例增高（400 倍放大）。

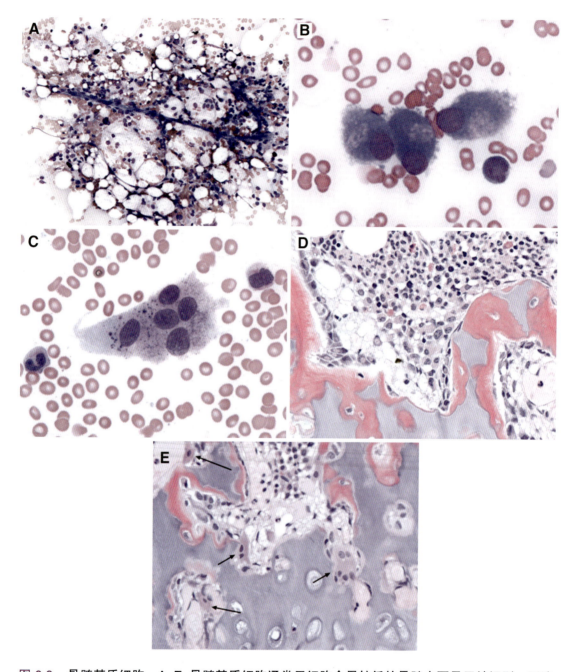

图 6.9　骨髓基质细胞。A–E. 骨髓基质细胞通常于细胞含量较低的骨髓中更易于被识别。于该细胞较少的组织中，能够清楚地识别出血管、脂肪细胞、成纤维细胞，及散布的淋巴细胞、组织细胞和肥大细胞（A，Wright–Giemsa 染色穿刺涂片，100 倍放大）。于骨髓穿刺液内，也可见成骨细胞与破骨细胞，尤其是在儿童病例中。成骨细胞的特点为大细胞，有单个呈圆形且极度偏心的细胞核，胞质呈现蓝色。在细胞质中有一个与细胞核不相邻的灰 / 浅蓝色胞质小体( B，Wright–Giemsa 染色穿刺涂片，1000 倍放大 )。破骨细胞有多个圆形细胞核，其细胞质内存在粗大的"骨砂"（C，Wright–Giemsa 染色穿刺涂片，1000 倍放大）。儿童骨髓常规活检样本中，成骨细胞有时表现为环绕在骨小梁周边。此类成骨细胞有明显的细胞质核仁（D，H&E 染色，400 倍放大），不应与浆细胞混淆。在儿童骨骼中，不但有如箭头所示的环绕成骨细胞( E，H&E 染色，400 倍放大 )，并且还可能伴有散在分布的破骨细胞。

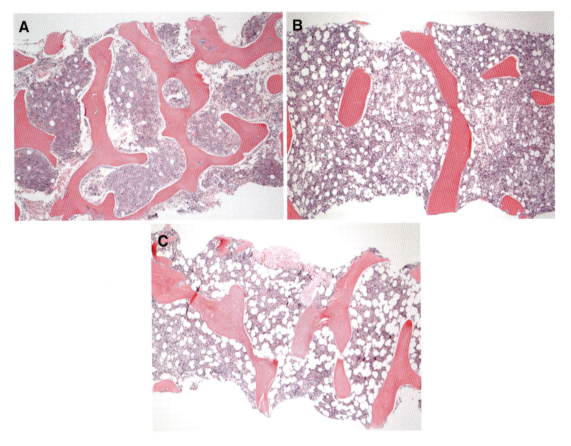

图 6.10 骨髓细胞密度。A–C. 伴随年龄的增长，骨髓细胞的密度逐渐降低。A.6 月龄男童的骨髓常规活检标本细胞构成正常，没有血液学病理指征。细胞密度 90% ~ 95%。部分骨小梁呈现不完全骨化，此情形在儿童骨髓中并不少见（H&E 染色，40 倍放大）。B.2 岁女童的骨髓常规活检标本细胞构成正常，该女童未表现血液学病理指征。细胞密度约为 80%（H&E 染色，40 倍放大）。C.12 岁男童骨髓常规活检标本的细胞构成正常，该男童未表现出血液学病理指征。细胞密度约为 60%（C，H&E 染色，40 倍放大）。

有 1 ~ 3 层细胞的厚度。红细胞构成小簇或红细胞岛，巨核细胞在整个骨髓内弥散分布。造血干细胞散在分布，不形成聚集。年龄未满 10 岁的儿童骨组织，其皮质下区的细胞密度高于核心区，并且随着年龄的渐增逐步演变，细胞密集度降低（图 6.13）[3]。由此可见，正确的粗针骨髓活检极具重要性，尤其是当细胞学检查对诊断至关重要时，例如再生障碍性贫血诊断。

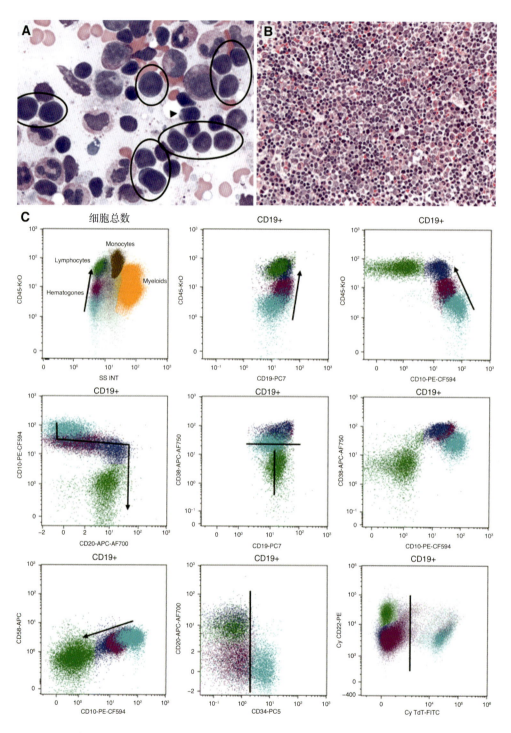

图 6.11　造血干细胞前体细胞。A. 幼儿的造血干细胞前体细胞的数量可能增多。与成熟淋巴细胞（如箭头所指）相比，造血前体细胞的体积更大，其细胞核为圆形至轻度不规则，染色质呈均匀致密状，核仁不甚明显，胞质少且呈嗜碱性无颗粒状。于该 3 个月大的男婴中（(Wright–Giemsa 涂片，1000 倍放大），散在造血干细胞前体细胞均增加。B. 在粗针活检组织样本中，造血干细胞前体细胞呈所有阶段的分布。在该 9 个月大的女童中，造血干细胞前体细胞显著增多。未成熟淋巴细胞与成熟淋巴细胞混合存在，表明其属于生理性造血干细胞前体细胞，而非淋巴瘤（H&E 染色，400 倍放大）。C. 通过流式细胞术，可识别造血干细胞前体细胞的三个阶段，

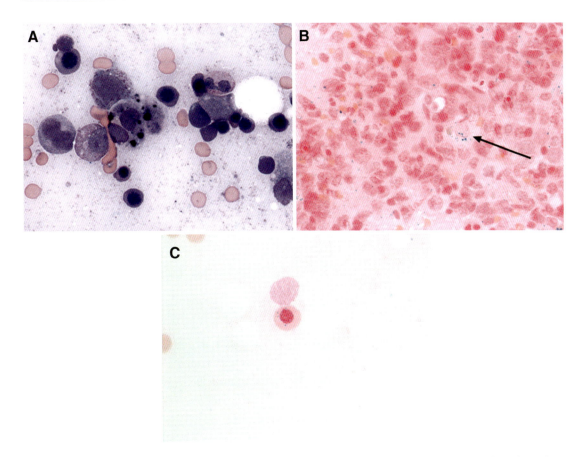

图 6.12 骨髓铁质。A. 骨髓内的铁质常以巨噬细胞内的含铁血黄素的形式存在。在穿刺涂片的 Wright–Giemsa 染色中，含铁血黄素表现为深绿 / 蓝色（Wright–Giemsa 染色，1000 倍放大）。B. 骨髓穿刺涂片经普鲁士蓝染色后，可将三价铁染色为明亮的蓝色。巨噬细胞中的铁质（箭头所示为一个含有含铁血黄素的巨噬细胞，放大 400 倍）。C. 铁质也可见于红细胞前体细胞（成高铁红细胞内的铁）中（普鲁士蓝染色，1000 倍放大）。

（续）图 6.11 从最不成熟的［阶段 I（蓝绿色）、阶段 II（紫色）、阶段 III（蓝色）］，至成熟的 B 淋巴细胞（绿色）。在 CD45 侧向散射（SS）的图中，伴随造血干细胞前体细胞不断成熟，其侧向散射数值逐渐降低，而 CD45 强度则逐渐增加。当仅针对 CD19+ 细胞进行设定时，于 CD45 与 CD19 以及 CD45 与 CD10 的点图中，造血干细胞前体细胞从阶段 I 至阶段 III，CD45 的表达逐渐增加而 CD10 的表达逐渐减少。在 CD10 与 CD20 的散点图中，阶段 I 的造血干细胞前体细胞的 CD10 为强阳性，然而 CD20 为阴性；阶段 II 的造血干细胞前体细胞 CD10 表达略弱，并且随着其转化为阶段 III 的造血干细胞前体细胞，CD20 的表达逐步增加，最终失去 CD10 的表达并发育为成熟淋巴细胞。在 CD38 与 CD19 的散点图中，造血干细胞前体细胞（囊括全部三个阶段）的 CD38 通常稳定表达（表现为一条笔直的水平线），而成熟的淋巴细胞的 CD38 表达则具变异性且相对较微弱，构成了一个"T"形。在 CD58 与 CD10 的散点图内，能够察知造血前体细胞的 CD58 表达水平逐渐下降，据此可将其与常为 CD58 过表达的淋巴母细胞区分开的有效方式。仅阶段 I 的造血干细胞前体细胞的 CD34 和 TDT 为阳性，而阶段 II 及 III 的造血干细胞前体细胞中这两种标志物均为阴性。

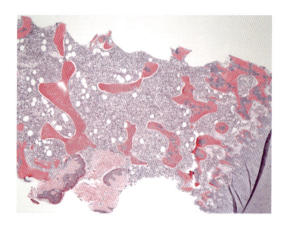

图 6.13　20 个月大男童的骨髓常规活检样本，表现为皮质下细胞增多。皮质下骨髓在 10 岁以前细胞密度较高，之后细胞密度降低。注意区分表皮的碎片，其来自采样操作过程（H&E 染色，40 倍放大）。

# 参考文献

1. Greer JP, Arber DA, Glader B, List AF, Means RT, Paraskevas F, et al. Wintrobe's clinical hematology. 13th ed. Philadelphia, PA: Lippincott Williams & Wilkins; 2014.

2. Bain BJ, Clark DM, Lampert IA, Wilkins BS. Bone marrow pathology. 3rd ed. Oxford: Blackwell Science; 2001.

3. Foucar K, Reichard K, Czuchlewski D. Bone marrow pathology. 4th ed. Hong Kong: American Society for Clinical Pathology Press; 2020.

4. Foucar K, Viswanatha DS, Wilson CS. Non-neoplastic disorders of bone marrow. Atlas of nontumor pathology. Washington, DC: American Registry of Pathology; 2008.

5. Friebert SE, Shepardson LB, Shurin SB, Rosenthal GE, Rosenthal NS. Pediatric bone marrow cellularity: Are we expecting too much? J Pediatr Hematol Oncol. 1998; 20(5): 439–43.

6. Hartsock RJ, Smith EB, Petty CS. Normal variations with aging of the amount of hematopoietic tissue in bone marrow from the Anterior Iliac Crest: A study made from 177 cases of sudden death examined by necropsy. Am J Clin Pathol. 1965; 43: 326–31.

7. McKenna RW, Washington LT, Aquino DB, Picker LJ, Kroft SH. Immunophenotypic analysis of hematogones (B-lymphocyte precursors) in 662 consecutive bone marrow specimens by 4-color flow cytometry. Blood. 2001; 98(8): 2498–507.

8. Rimsza LM, Larson RS, Winter SS, Foucar K, Chong YY, Garner KW, et al. Benign hematogone-rich lymphoid proliferations can be distinguished from B-lineage acute lymphoblastic leukemia by integration of morphology, immunophenotype, adhesion molecule expression, and architectural features. Am J Clin Pathol. 2000; 114(1): 66–75.

9. McKenna RW, Asplund SL, Kroft SH. Immunophenotypic analysis of hematogones (B-lymphocyte precursors) and neoplastic lymphoblasts by 4-color flow cytometry. Leuk Lymphoma. 2004; 45(2): 277–85.

10. Penchansky L. Pediatric bone marrow. Berlin: Springer; 2004.

11. Stuart-Smith SE, Hughes DA, Bain BJ. Are routine iron stains on bone marrow trephine biopsy specimens necessary? J Clin Pathol. 2005; 58(3): 269–72.

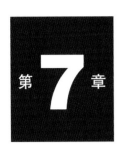

# 第7章 传染性疾病

Shunyou Gong, Dehua Wang, Kristian T. Schafernak

## 一、概论

淋巴结病（LAD）指淋巴结肿大和 / 或存在病变，可为局灶性，亦可为弥漫性。是感染、自身免疫性疾病或者恶性肿瘤等不同致炎物质导致的免疫反应的结果[1]。与成人相比 LAD 患儿病因多为良性，且最常表现为颈部肿块[2]。尽管儿童中的多数良性 LAD 均无确切病因，且为非特异性反应性淋巴结病，然而部分病因是感染性的，包含细菌、酵母菌、寄生虫或者病毒等，通常被称为淋巴结炎[3]。

偶尔，感染并非表现为 LAD，而是更为隐匿，或表现为不明原因发热（FUO）。此时，鉴别诊断应包括感染、炎性疾病以及血液系统恶性肿瘤。骨髓活检可协助确诊。全身性感染可通过骨髓检查诊断。形态学表现可为非特异性，包括坏死或肉芽肿，或者发现感染的病原体。

猫抓病（CSD）由汉氏巴尔通体（Bartonella henselae）引起，其为革兰氏阴性、兼性胞内杆菌，通过与猫或猫蚤的接触而感染。感染后，患者通常在接触部位出现红斑，继而出现丘疹及水疱样伴有渗液的皮损，而后通过区域性引流导致淋巴结肿胀，并且该淋巴结常与周边的软组织及皮肤发生粘连。部分患者可伴有低热、周身不适以及骨骼或关节疼痛[4]。若猫接触史不明或无接触史，可通过淋巴结活检以排除淋巴瘤。CSD 淋巴结炎在免疫机能正常

的儿童中通常为自限性疾病，但在艾滋病（HIV/AIDS）等潜在免疫缺陷患者中，可发展为危及生命的全身性、多器官性疾病[4]。在疾病早期以及恢复期，淋巴结活检表现为非典型特征时，可通过汉氏巴尔通体的免疫球蛋白 G（IgG）和免疫球蛋白 M（IgM）抗体的血清学检测以确诊（见图 7.1）。

梅毒是一种因苍白螺旋体（一类螺旋状细菌）感染而引发的性传播疾病。梅毒的自然病史的特征有三个临床阶段，在其第二阶段极有可能表现为弥漫性 LAD，其中颈部 LAD 最为明显[5]。一期梅毒通常于生殖器部位表现为无痛性溃疡性损伤，称作硬下疳，然而由于这一病史常常未被发现，进而需要淋巴结活检进行诊断。血清学检测方法，包括快速血浆反应素（RPR）和性病研究实验室（VDRL）检测，可鉴别梅毒患者体内的嗜异性抗体，且通常用于筛查；阳性反应可通过特异性梅毒螺旋体抗体检测确诊（图 7.2）[5]。

结核性淋巴结炎可能由结核分枝杆菌（TB）感染引起，此病原体抗生素出现之前曾被认为是最严重的人类疾病之一，多种非典型（非结核性）分枝杆菌常侵袭免疫功能受损的宿主。在美国，结核病的发病率有所降低，儿童罹患结核性淋巴结炎并不常见。西方国家的儿童结核性淋巴结炎病例中，多数是由非结核分枝杆菌所引起，尤其是鸟胞内分枝杆菌（MAI）复合体[6]。分枝杆菌为革兰氏阳性杆菌，其细胞壁厚

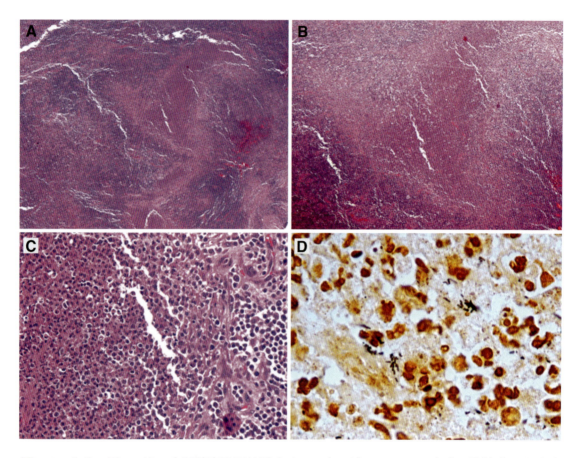

图 7.1　患儿，男，7 岁，右侧腋窝淋巴结肿大（LAD），达 2.5cm，无移动，伴触痛，皮肤肿胀发红。其家中豢养一只猫，但不记得被猫咬伤或抓伤过。活检可见典型表现。A. 星状坏死性肉芽肿（H&E 染色，初始放大倍数 ×20）。B. 坏死中心充盈着大量导致微脓肿形成的中性粒细胞（H&E 染色，初始放大倍数 ×40）。C. 高倍镜检可见脓肿周围有一圈上皮样组织细胞（H&E 染色，初始放大倍数 ×200）。D. 猫抓病通过 Warthin–Starry 银染法确诊，该染色结果显示众多组织细胞内含有成簇的杆状微生物（初始放大倍数 ×1000）；血清学检测抗汉氏巴尔通体的 IgM 抗体呈阳性。

且富含脂质成分，这使其能够阻止酸性有机溶剂的脱色作用，因而被命名为"抗酸杆菌"。结核分枝杆菌（M. tuberculosis）具有较强的致病性，且能借飞沫或气溶胶传播。MAI 存在于日常环境（土壤与水）中，对普通人群的致病性相对较低，然而，近些年来，文献报道免疫功能正常的儿童罹患 MAI 淋巴结炎的病例数量不断增长[7]。免疫功能低下的儿童，尤其是感染了 HIV/AIDS 的儿童，是最易受非结核分枝杆菌感染的易感群体[8]。结核性或 MAI 淋巴结炎

的组织病理学特征极为相近，乃至难以判别；由此，需要通过细菌培养及聚合酶链反应（PCR）等分子检查方法来确诊（见图7.3）。

　　组织胞浆菌病的感染类型可为肺部感染或肺外感染（播散性），孤立性颈部LAD 的报道极为稀少[9]。荚膜组织胞浆菌（H. capsulatum）系一种双态性真菌，在人体温度下以细胞内酵母的形式生长。是美国中西部以及中南部的河谷区的地方性流行病，在免疫功能受损的患者中可诱发被称作"组

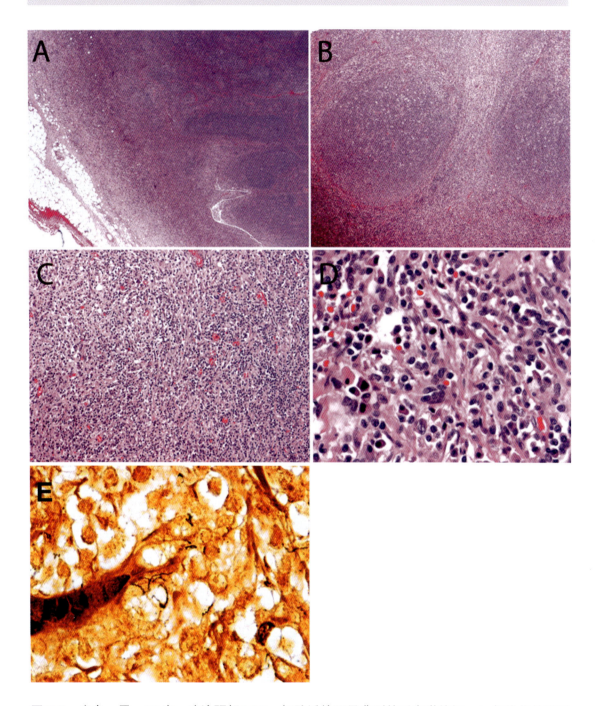

图 7.2　患者，男，17 岁，确诊颈部 LAD。切除活检可见典型的形态学特征。A. 纤维化的增厚囊壁以及增生性滤泡（H&E 染色，原始放大倍数 ×40）。B. 滤泡存在极化的生发中心和缩减的套区，且副皮质区存在轻微纤维化（H&E 染色，原始放大倍数 ×100）。C. 可见明显的血管周围淋巴浆细胞浸润。D. 高倍镜下可见众多成熟的浆细胞与小淋巴细胞、组织细胞以及常见的成纤维细胞（H&E 染色，原始放大倍数 ×200）。E. 通过 Warthin–Starry 染色确诊梅毒性淋巴结炎，染色可见众多呈螺旋状的螺旋体（原始放大倍数 ×1000）；血清学检测显示，抗梅毒螺旋体的 IgM 抗体呈阳性。

织胞浆菌病"的机会性感染。患者通过吸入荚膜组织胞浆菌（H. capsulatum）的孢子而感染，这些孢子可经鸡、鸟和蝙蝠的排泄物污染土壤（图 7.4）。

人类弓形虫病在免疫功能低下的个体中可表现为播散性疾病，然而在免疫功能正常的宿主中通常会导致局限性 LAD[10, 11]。弓形虫（T. gondii）为猫肠道内的一类原生动物寄生虫，其他动物为中间宿主。人类可通过摄取被猫粪便污染的食物或水中的弓形虫卵、进食受感染牲畜的未熟透

的肉类，或通过胎盘发生的母婴传播而感染[10]。应注意即便在已感染的淋巴结中，巨噬细胞内的弓形虫滋养体仍难以被观察到，不过针对弓形虫（T. gondii）的免疫组织化学染色对确诊很有帮助（见图 7.5）。

传染性单核细胞增多症（IM）是青少年或成年人初次感染 EB 病毒（EBV）引起的。EBV 属于人类疱疹病毒家族，在美国约 95% 的人群受其感染。对于免疫功能正常的个体来说，IM 通常表现为自限性疾病[12]。患者通常表现为颈部 LAD，极少接受

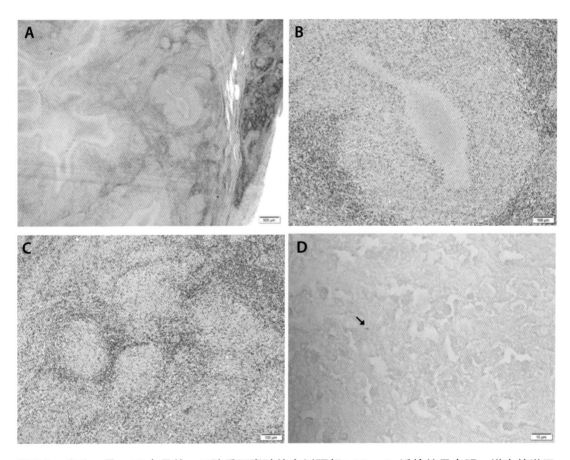

图 7.3 患儿，男，10 个月龄，口腔舌下囊肿伴右侧颈部 LAD。A. 活检结果表明，增大的淋巴结内含有众多坏死性及非坏死性肉芽肿（H&E 染色，原始放大倍数 ×20）。B. 坏死性肉芽肿，其中心区域为干酪样坏死，周边为同心层状分布的上皮样组织细胞，最外层是淋巴细胞（H&E 染色，原始放大倍数 ×100）。C. 数个非坏死性肉芽肿由非栅栏状排列的上皮样组织细胞构成，且有一个肉芽肿内存在朗格汉斯细胞型的多核巨细胞（H&E 染色，原始放大倍数 ×100）。D. Fite 抗酸染色发现为一种杆菌（初始放大倍数 ×1000），后经培养结果为鸟 – 胞内分枝杆菌复合体（MAI complex）。

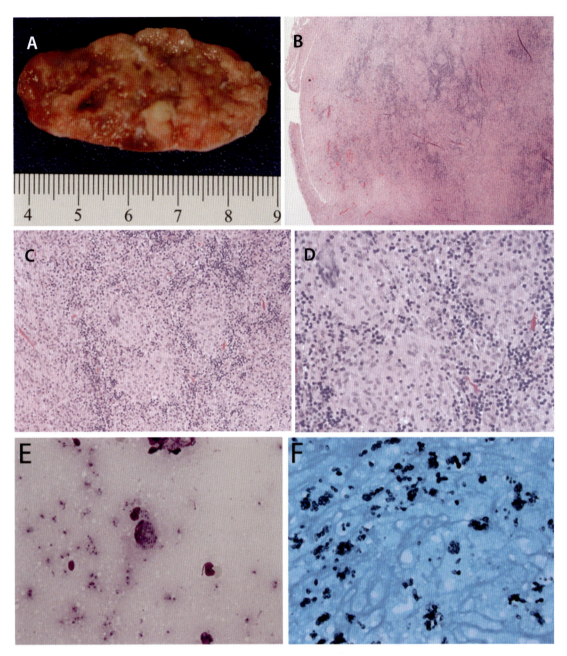

图7.4　患儿，女，9岁，有肾移植史，表现为发热、咳嗽以及颈部LAD。A.切除活检结果显示，存在一个最大径达5cm的肿大淋巴结，其切面以灰色、质软的干酪样为主，并夹杂少量正常的淋巴结构。B.低倍镜显示主要为成簇分布的组织细胞，正常的淋巴结构几乎消失（H&E染色，原始放大倍数×20）。C.存在较多非坏死性肉芽肿（H&E染色，原始放大倍数×40）。D.可见较多多核细胞（H&E染色，原始放大倍数×200）。E.淋巴结印片显示组织细胞内存有大量细胞内微生物（巴氏染色，原始放大倍数×1000）。F. Grocott-Gomori六胺银（GMS）染色组织切片中的酵母菌，偶见窄基底芽生（原始放大倍数×1000）。荚膜组织胞浆菌的尿抗原检测呈阳性，确诊荚膜组织胞浆菌性淋巴结炎。

活检。若临床不能确诊 IM，且颈部 LAD 表现持续存在，则可通过活检以排除恶性肿瘤[13]。受累淋巴结往往部分结构未受累，其副皮质因众多免疫母细胞的存在而显著肿大，偶尔可见片状坏死，与弥漫性大 B 细胞淋巴瘤高度相似。被感染的细胞表现为 EB 病毒编码的 RNA（EBER）检测呈阳性，然而针对 LMP-1 的检测却呈阴性或者仅有一小部分为阳性。急性 EB 病毒（EBV）淋巴结炎的诊断能够通过 EB 病毒血清学检测确诊，其典型表现为高滴度的 IgM 抗体以

及 IgG 抗体呈阴性或滴度水平低（图 7.6）。

初次感染巨细胞病毒（CMV）或病毒再激活可导致 LAD，且可通过淋巴结活检以排除恶性病变[14]。CMV 亦属于人类疱疹病毒家族，其传播可通过输血、唾液及呼吸道分泌物的人际接触，以及经胎盘的母婴传递。在免疫功能正常的个体内，CMV 可导致类流感样表现，不过，与 EBV 相似，其演变为永久性潜伏感染也相当普遍[15]。CMV 系免疫功能受损宿主的首要病原体，此类宿主有激活潜伏 CMV 并发展为危及生

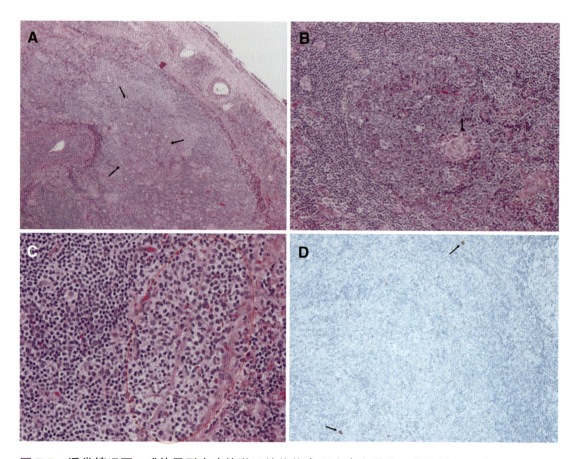

图 7.5　通常情况下，感染弓形虫病的淋巴结往往表现为滤泡增生、单核样 B 细胞以及侵入生发中心的上皮样组织细胞簇三联征。患儿，男，9 岁，表现为低热伴颈部 LAD。其家里养了一只猫。A. 切除活检显示囊膜增厚，淋巴结结构得以保留，且存在许多小的上皮样肉芽肿，使其外观呈斑驳状。放大 100 倍的 H&E 染色显示，存在一个套区变薄以及生发中心增生（箭头所示）的大滤泡。B. 小的上皮样肉芽肿侵入（H&E 染色，初始放大倍数 ×100）。C. 局部区域可见单核样细胞片层（H&E 染色，初始放大倍数 ×200）。D. 针对弓形虫的免疫组织化学染色确诊猫弓形虫淋巴结炎，两个大型组织细胞染色阳性（原始放大倍数 ×100）。

命的播散性感染的可能（见图 7.7）。

在美国，青少年及年轻成人较少患有人类免疫缺陷病毒（HIV）淋巴结炎，在已报道的新感染病例中，12 ~ 24 岁的患者约占 21%[16]。HIV-1 是一种具有包膜的双链 RNA 病毒，属于逆转录病毒中的慢病毒亚科。HIV-1 经由病毒包膜蛋白 gp120 与 T 细胞及单核细胞上的 CD4 受体之间的相互作用感染 CD4+T 细胞[17]。急性 HIV 感染可导致非特异性的类流感综合征，表现为低热、体重下降、疲劳、皮肤苍白以及淋巴结病（LAD）[18]。肿大的淋巴结需活检以排除恶性病变的可能。在实际诊疗过程中，HIV 淋巴结炎的诊断常会延迟，这是由于早期的组织形态学表现缺乏特异性，有可能与其他种类的病毒性淋巴结炎表现类似，并且社会风险因素可能未知。晚期 HIV 淋巴结炎表现为生发中心的退行性变以及血

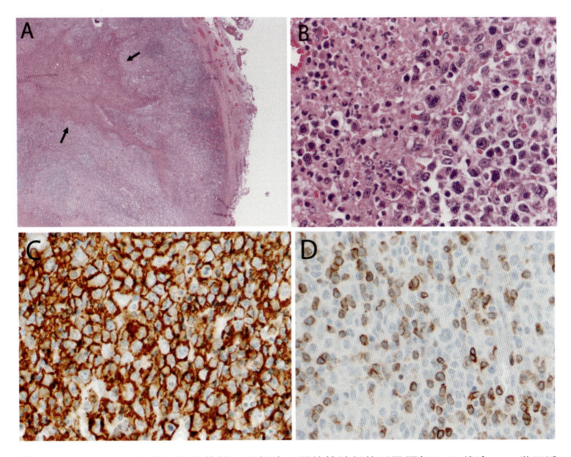

图 7.6　患者，女，17 岁，既往体健，因长达 3 周的持续低热以及颈部 LAD 就诊。A. 淋巴活检结果显示部分淋巴结结构保留，并伴有局灶性坏死（箭头所示）（H&E 染色，初始放大倍数 ×40）。B. 副皮质区因众多具有明显中央核仁的大型淋巴细胞而扩张，并且存在很多凋亡小体（H&E 染色，原始放大倍数 ×400）。免疫组化染色（ICH）结果显示，此类大型细胞 CD20 染色阳性（C，原始放大倍数 ×400）。CD3（D，原始放大倍数 ×400）染色显示散在分布的小型 T 细胞。此类大型细胞的 CD30（E，原始放大倍数 ×400）染色呈阳性，CD15（F，原始放大倍数 ×400）染色呈阴性，符合免疫母细胞的特征。CD15 染色可见少数中性粒细胞。G. 被感染的细胞的 EBER 检测呈阳性（原始放大倍数 ×100）。H. 免疫组化（IHC）染色结果显示，LMP-1 大体为阴性（原始放大倍数 ×100）。该患者其后接受了针对 EB 病毒（EBV）核衣壳蛋白的血清学抗体检测。结果为：IgM 呈阳性，IgG 呈阴性，符合 EB 病毒（EBV）淋巴结炎的特点。

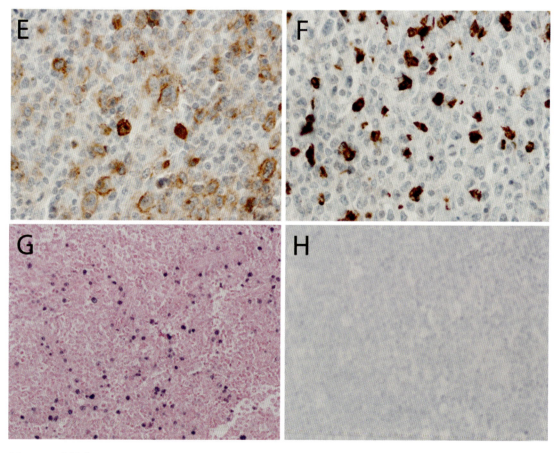

图 7.6 （续）

管增殖（亚急性），可逐渐进展至卡斯特曼样构型，包括完全"衰竭"的纤维化滤泡以及穿透性透明样变的血管（慢性）。HIV 淋巴结炎的诊断可通过血清学和 / 或 HIV – RNA 检测来确诊（图 7.8）。

数种传染病主要损伤结外组织，而 LAD 可能并非其初始表征。然而，它们有时会与其他非感染性的良性或恶性病变相混淆，因而在此予以扼要介绍。

曲霉菌病系一种真菌感染性疾病，通常见于免疫功能显著低下的患者。若感染扩散至骨髓，患者可表现出明显的血细胞减少以及全身性症状，如发热、脓毒性休克，甚至死亡。诊断依据为与真菌感染相关的坏死，并通过 GMS 染色（图 7.9）发现特征性的菌丝。球孢子菌病由吸入伊氏球孢子菌（Coccidioides immitis）或波萨达斯球孢子菌（C. posadasii）的关节孢子所致，此类真菌见于沙漠土壤中，患者通常表现为呼吸系统疾病称作"山谷热"。在普通人群中，肺外播散仅见于约 0.5% 的感染患者，而免疫功能缺损患者罹患播散性疾病的风险大幅攀升（图 7.10）。

微小病毒 B19 是一种单链 DNA 病毒，在多数人中导致无症状感染。然而，在可能存在红细胞存活缺陷或者免疫抑制的患者中，由于短暂性再生障碍危象可导致严重贫血（图 7.11）。

利什曼病为利什曼原虫感染导致的寄生虫性疾病。在美国，播散型利什曼病较为罕见，但在近期有该病流行地区旅行史的患者中，有可能出现此类病例。骨髓穿

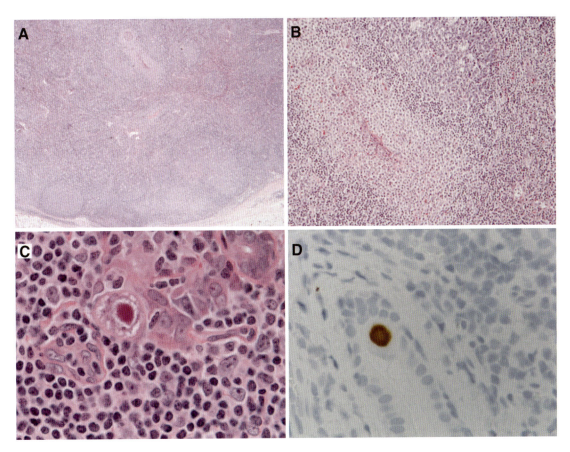

图 7.7　患儿，男，13 岁，伴哮喘病史，因两周的低热及颈部 LAD 就诊。A. 淋巴活检结果显示组织结构得以留存，伴有滤泡增生（H&E 染色，原始放大倍数 × 40）。B. 在扩张的副皮质区域内，可见单核样细胞与大的免疫母细胞的聚集体（H&E 染色，原始放大倍数 ×100）。C. 在众多免疫母细胞中，可见一个因巨细胞病毒（CMV）感染而增大的细胞，该细胞具有明显的嗜酸性核内包涵体，其周围环绕着清晰的晕环——即所谓的"猫头鹰眼"征（H&E 染色，原始放大倍数 × 400，图片源自另一病例，由 Michele Paessler 医生提供）。D. 通过巨细胞病毒免疫组化（IHC）染色确诊巨细胞病毒（CMV）淋巴结炎，染色显示受感染细胞的细胞核呈密集染色（原始放大倍数 ×400，图片源自另一病例，由 Michele Paessler 医生提供）。

刺液及活检样本中发现该寄生虫，对及时诊断与适当治疗极为关键（图 7.12）。

综上所述，传染性疾病可能呈现出与淋巴样或髓样恶性肿瘤相仿的临床特征。病理学家必须谨慎地检查组织的形态学特征，必要时进行辅助检查，获得正确的诊断。

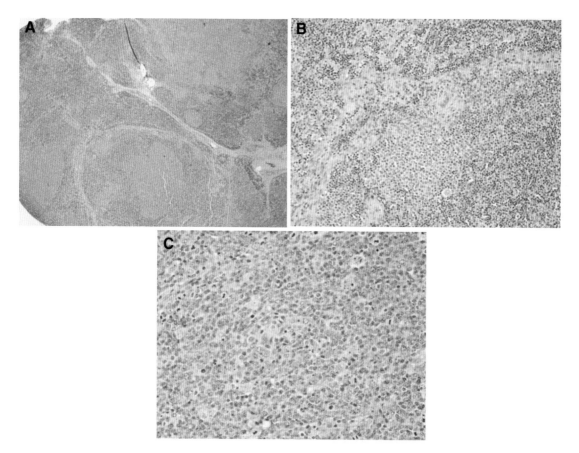

图 7.8　患者，男，16 岁，青春期。表现为纵隔占位性病变及颈部 LAD。高度怀疑罹患淋巴瘤，切除了一个颈部的淋巴结。A. 在低倍视野下，此淋巴结可见明显的滤泡增生，同时伴有形状不规则的反应性生发中心，其套区（裸露生发中心）缩小（H&E 染色，原始放大倍数 ×20）。B. 在血管或窦的周边可见具有大量丰富淡染细胞质的单核样细胞聚集体（H&E 染色，原始放大倍数 ×100）。C. 生发中心可见众多凋亡小体及有丝分裂象，这一现象提示存在强烈的免疫应答（H&E 染色，原始放大倍数 ×400）。通过外周血聚合酶链式反应（PCR）确诊 HIV 淋巴结炎，该检测结果显示每毫升血中 HIV RNA 的含量逾 140,000 拷贝。

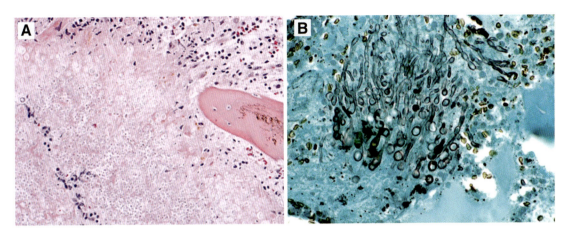

图 7.9　患儿，女，9 岁，罹患持续性 B 淋巴母细胞性白血病，在化疗后的移植前阶段不幸死亡，而后开展了尸检。A. 低倍放大镜下可见组织类似于坏死，但存在大量真菌（H&E 染色，原始放大倍数 ×200）。B. GMS 染色技术，显示具有二分枝的分隔菌丝（原始放大倍数 ×400）。

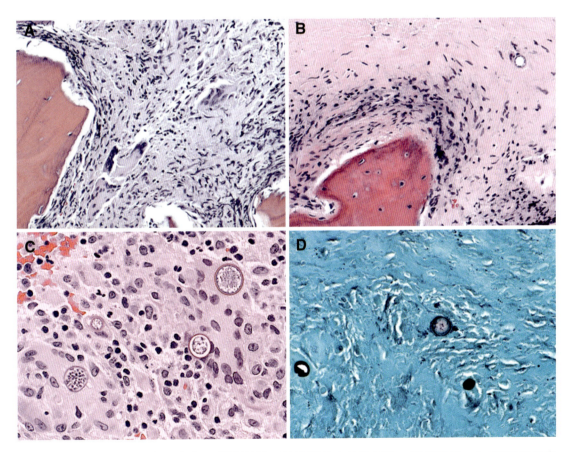

图 7.10　患儿，男，9 岁，来自亚利桑那州，因前额头皮脓肿就诊，进行活检。A. 明显的骨炎症伴坏死性肉芽肿（H&E 染色，原始放大倍数 ×200）。可见大小不等的包含内生孢子的球状颗粒（H&E 染色）。B. 初始放大倍数 x200。C. 原始放大倍数 x400。D. GMS 染色显示球状颗粒（原始放大倍数 ×400）。

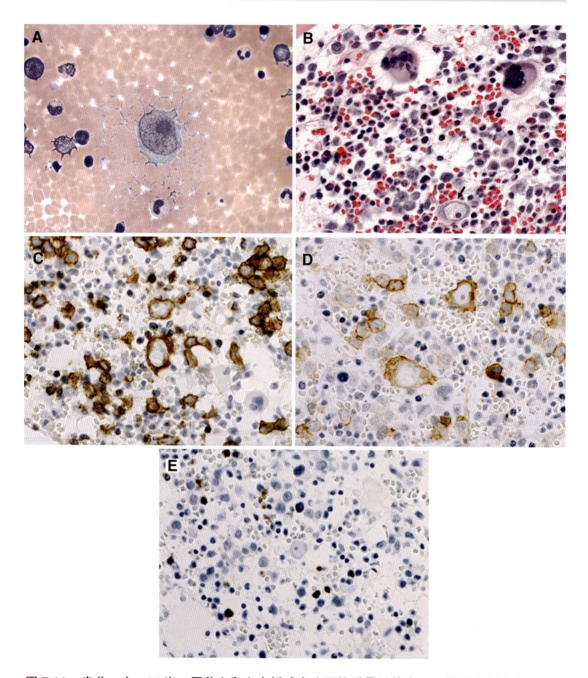

图 7.11　患儿，女，11 岁，因贫血和血小板减少症而接受骨髓检查。于骨髓穿刺液中可见罕见的散在分布的巨大原始红细胞，其染色质呈颗粒状，核仁明显（A. Wright–Giemsa 染色，原始放大倍数 ×400）；在骨髓活检组织切片中亦存在巨大的原始红细胞（B. H&E 染色，原始放大倍数 ×400；巨大的原始红细胞处于图像底部中心位置，由箭头指示，图像顶部显示两个巨核细胞以作对照）。巨大原始红细胞的 CD71（C，原始放大倍数 ×400）和 CD117（D，原始放大倍数 ×400）染色呈阳性。需注意，细小病毒免疫染色法无法对巨大的原始红细胞进行染色（E，原始放大倍数 ×400），但可对较小的红系前体细胞进行染色。

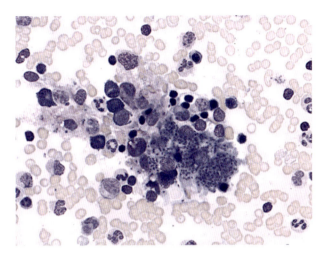

图 7.12　患儿，2 岁来自阿尔巴尼亚，表现为发热和贫血。患儿的骨髓穿刺涂片（采用 Wright-Giemsa 染色，原始放大倍数 ×400）显示，在受损的巨噬细胞胞质内存在众多利什曼原虫无鞭毛体。其大小与血小板相仿；故确定无鞭毛体同时具有一个细胞核和一个较小的动基体非常重要。

# 参考文献

1. Oguz A, Karadeniz C, Temel EA, Citak EC, Okur FV. Evaluation of peripheral lymphadenopathy in children. Pediatr Hematol Oncol. 2006; 23(7): 549–61.

2. Rajasekaran K, Krakovitz P. Enlarged neck lymph nodes in children. Pediatr Clin North Am. 2013; 60(4): 923–36.

3. Deosthali A, Donches K, DelVecchio M, Aronoff S. Etiologies of pediatric cervical lymphadenopathy: A systematic review of 2687 subjects. Glob Pediatr Health. 2019; 6: 2333794X19865440.

4. Chen Y, Fu YB, Xu XF, Pan Y, Lu CY, Zhu XL, et al. Lymphadenitis associated with cat-scratch disease simulating a neoplasm: Imaging findings with histopathological associations. Oncol Lett. 2018; 15(1): 195–204.

5. Yuan Y, Zhang X, Xu N, Wang L, Li F, Zhang P, et al. Clinical and pathologic diagnosis and different diagnosis of syphilis cervical lymphadenitis. Int J Clin Exp Pathol. 2015; 8(10): 13635–8.

6. Cruz AT, Ong LT, Starke JR. Mycobacterial infections in Texas children: A 5-year case series. Pediatr Infect Dis J. 2010; 29(8): 772–4.

7. Reuss AM, Wiese-Posselt M, Weissmann B, Siedler A, Zuschneid I, An der Heiden M, et al. Incidence rate of nontuberculous mycobacterial disease in immunocompetent children: A prospective nationwide surveillance study in Germany. Pediatr Infect Dis J. 2009; 28(7): 642–4.

8. Lewis LL, Butler KM, Husson RN, Mueller BU, Fowler CL, Steinberg SM, et al. Defining the population of human immunodeficiency virus-infected children at risk for Mycobacterium avium-intracellulare infection. J Pediatr. 1992; 121 (5 Pt 1): 677–83.

9. Mishra DP, Ramamurthy S, Behera SK. Histoplasmosis presenting as isolated cervical lymphadenopathy: A rare presentation. J Cytol. 2015; 32(3): 188–90.

10. Li B, Zou J, Wang WY, Liu SX. Toxoplasmosis presented as a submental mass: A common disease, uncommon presentation. Int J Clin Exp Pathol. 2015; 8(3): 3308–11.

11. Saxena S, Kumar S, Kharbanda J. Toxoplasmosis submandibular lymphadenitis: Report of an unusual case with a brief review. J Oral Maxillofac Pathol. 2018; 22(1): 116–

20.

12. Pittaluga S. Viral-associated lymphoid proliferations. Semin Diagn Pathol. 2013; 30(2): 130–6.

13. Childs CC, Parham DM, Berard CW. Infectious mononucleosis: The spectrum of morphologic changes simulating lymphoma in lymph nodes and tonsils. Am J Surg Pathol. 1987; 11(2): 122–32.

14. Lum EL, Schaenman JM, DeNicola M, Reddy UG, Shen JI, Pullarkat ST. A case report of CMV lymphadenitis in an adult kidney transplant recipient. Transplant Proc. 2015; 47(1): 141–5.

15. Staras SA, Dollard SC, Radford KW, Flanders WD, Pass RF, Cannon MJ. Seroprevalence of cytomegalovirus infection in the United States, 1988–1994. Clin Infect Dis. 2006; 43(9): 1143–51.

16. Yusuf H, Fields E, Arrington-Sanders R, Griffith D, Agwu AL. HIV preexposure prophylaxis among adolescents in the US: A review. JAMA Pediatr. 2020; 174(11): 1102–8.

17. Posner MR, Cavacini LA, Emes CL, Power J, Byrn R. Neutralization of HIV-1 by F105, a human monoclonal antibody to the CD4 binding site of gp120. J Acquir Immune Defic Syndr (1988). 1993; 6(1): 7–14.

18. Henn A, Flateau C, Gallien S. Primary HIV infection: Clinical presentation, testing, and treatment. Curr Infect Dis Rep. 2017; 19(10): 37.

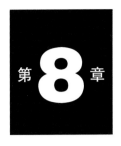

# 成熟 B 细胞型非霍奇金淋巴瘤

Xiayuan Liang, Billie Carstens

非霍奇金淋巴瘤（NHL）约占儿童肿瘤病例总数的 10%[1]。包括由 B 细胞和 T 细胞来源的成熟及未成熟淋巴细胞所衍生的多种恶性肿瘤[1]。成人 NHL 与儿童 NHL 在多个方面存在显著差异，包括分型、肿瘤部位及生物学特性，这些差异见表 8.1[1]。对适当的组织样本进行形态学评估、免疫表型分析以及细胞遗传学和分子分析是诊断 NHL 不可或缺的重要手段。本章旨在深入探讨儿童的成熟 B 细胞非霍奇金淋巴瘤。成熟 T 细胞非霍奇金淋巴瘤与未成熟淋巴样肿瘤的相关内容将在第 9 章和第 13 章中进行详细论述。

表 8.1　儿童与成人非霍奇金淋巴瘤（NHL）的主要差异。

|  | 儿童非霍奇金淋巴瘤 | 成人非霍奇金淋巴瘤 |
| --- | --- | --- |
| 亚型 | 有限 | 较多 |
| 级别 | 中等到高等级 | >2/3 为低级 |
| 临床表现 | 大多数病例表现为侵袭性 | 在低级别肿瘤中表现出惰性及非侵袭性 |
| 成熟型与未成熟型细胞 | 淋巴瘤前体细胞更多 | 成熟型淋巴瘤细胞较多 |
| 谱系 | B 细胞与 T 细胞肿瘤的均匀分布 | 绝大多数为 B 细胞肿瘤 |
| 肿瘤的定位 | 更多为结外病变 | 更多为淋巴结病变 |
| 疾病分期 | 更多为高分期 | 较少为高分期 |

## 一、Burkitt 淋巴瘤

根据世界卫生组织（WHO）的分类标准，Burkitt 淋巴瘤（BL）为高度侵袭性淋巴样肿瘤，常见于淋巴结外，或表现为急性白血病（参见图 8.1）。此肿瘤在儿童 NHL 中占 40% ~ 50%[1]。其三种临床变异类型见表 8.2[1, 2]。

约 80% 的病例存在 t(8;14)(q24;q32)/MYC-IGH 重排。其余病例中，约 15% 存在 t(2;8)(p12;q24)/MYC-IgK，约 5% 存在 t(8;22)(q24;q11)/MYC-Ig λ[1, 2]。强化化疗预后良好。

## 二、伴 11q 染色体畸变的 Burkitt 样淋巴瘤

在 2016 年世界卫生组织（WHO）的分类中，伴 11q 染色体畸变的 Burkitt 样淋巴瘤（BLL，11q）被分类为成熟 B 细胞淋巴瘤[3]。构成高级别 B 细胞淋巴瘤的一个亚类，其形态学特征（见图 8.2）、表型特征以及微小 RNA 和基因表达谱分析的遗传特征与 BL 相似，但无 MYC 重排[3]。相反，该肿瘤伴有 11q 染色体变异，表现为近端扩增和端粒缺失：具体来讲，于 11q23.2 ~ 23.3 区可见间质扩增，而在 11q24.1 至端粒区则存在缺失[4]。在 Burkitt 样淋巴瘤（BLL）中与典型 Burkitt 淋巴瘤（BL）11q 常表现

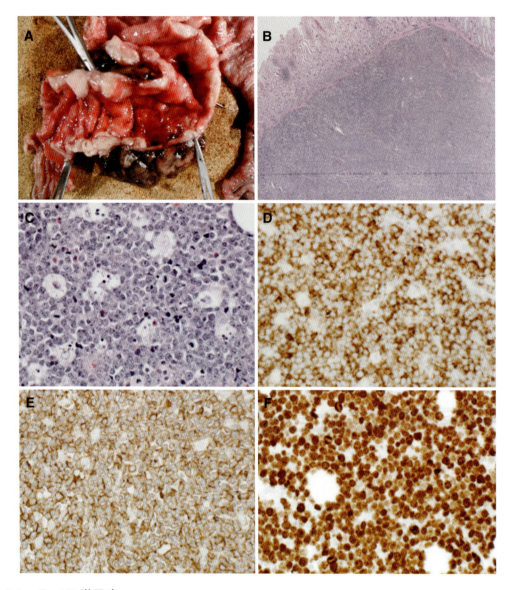

图 8.1　Burkitt 淋巴瘤。

A. 小肠活检标本：右侧为正常肠壁构造；左侧为异常的增厚肠壁。

B. 肠壁受到弥漫性肿瘤细胞增殖的浸润（H&E 染色，20 倍放大）。

C. 星空样染色涂片。肿瘤细胞染色均一，大小中等，由于细胞质回缩细胞呈方形、细胞核呈圆形、染色质呈细颗粒状且分散，核内可见多个中等大小，偏位的嗜碱性核仁，（H & E 染色，400 倍放大）。

D. 肿瘤细胞的 CD10 表达阳性（CD10 免疫组织化学染色，400 倍放大）。

E. 肿瘤细胞的 CD20 表达阳性（CD20 免疫组织化学染色，400 倍放大）。

F. Mib-1 染色显示出超过 99% 的细胞呈增殖活性（Mib-1 免疫组织化学染色，400 倍放大）。

G. 腹腔积液中的肿瘤细胞有深嗜碱性细胞质（左侧：Wright-Gimesa 染色，1000 倍放大），其内含由脂滴形成的空泡（右侧：油红 O 染色，1000 倍放大）。

H. 细胞遗传学检测。a ~ c 为间期荧光原位杂交（FISH）结果。MYC 标记为红色，IGH 标记为绿色。8 号染色体着丝粒标记为浅蓝色。a. 图中可见一个正常细胞，有两个红色信号和两个绿色信号。b. 图中可见两个处于间期的肿瘤细胞存在 MYC-IGH 重排，表现为红绿融合信号。d. 为示意图。e. 为染色体分析结果，为 46,XY,t(8;14)(q24;q32)。

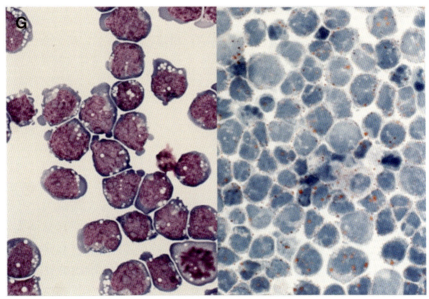

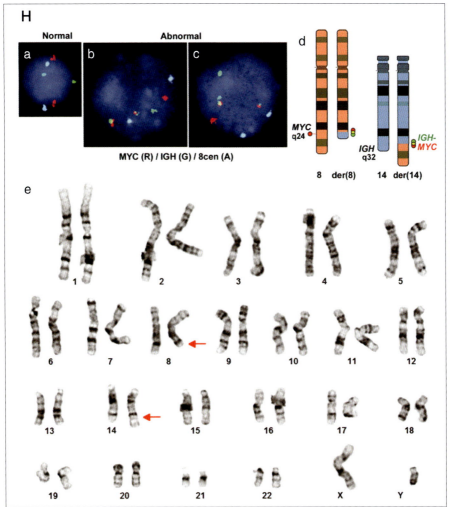

图 8.1 （续）

表 8.2　Burkitt 淋巴瘤（BL）临床变异型的特点

| | 年龄 | 地理位置 | 位点 | EB 病毒感染 |
|---|---|---|---|---|
| 地方性 BL | 幼儿 | 非洲赤道的疟疾频发地带 | 结外（常见于颌骨、面骨及眼眶） | + |
| 散发性 BL | 儿童、青年 | 全球 | 胃肠道（以回盲部常见） | <30%+ |
| 免疫缺陷相关 BL | | 感染人类免疫缺陷病毒（HIV）或其他免疫功能低下的个体 | | + |

出更为繁杂的染色体核型及更为丰富的细胞形态学异质性。患者常表现为淋巴结肿大，主要发生于头颈部，其生物学行为与 Burkitt 淋巴瘤相似。然而，11q 染色体的扩增与缺失，并非 Burkitt 样淋巴瘤特异性染色体的异常表现。尽管染色体分析可用于 11qBurkitt 淋巴瘤的检测，但单核苷酸多态性（SNP）、新一代测序（NGS）拷贝数分析以及荧光原位杂交（FISH）检测在检测的精准度方面更具有优势。

## 三、弥漫性大 B 细胞淋巴瘤

根据 WHO 的定义，弥漫性大 B 细胞淋巴瘤（DLBCL）属于一种由大 B 淋巴细胞

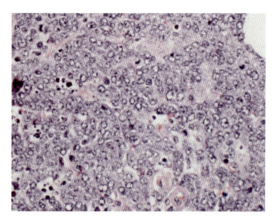

图 8.2　伴有 11q 染色体畸变的 Burkitt 样淋巴瘤。与经典的 Burkitt 淋巴瘤相比肿瘤细胞的多态性更明显，其大小介于中等至较大，染色质较为疏松，及较高的有丝分裂相（H&E 染色，400 倍放大）。

增生形成的肿瘤，其核大小等同于或超过正常的巨噬细胞核，其整体大小是正常淋巴细胞的两倍以上，并表现为弥漫性生长[5]。弥漫性大 B 细胞淋巴瘤在儿童非霍奇金淋巴瘤（NHL）中约占 15%。患儿年龄常超过 10 岁。临床表现常见为单个或多个淋巴结和 / 或外周部位（如皮肤、骨骼、胃肠道、生殖道和中枢神经系统）出现迅速增大的肿瘤病灶[1]。弥漫性大 B 细胞淋巴瘤可表现出多种形态学特征（见图 8.3）。不同弥漫性大 B 细胞淋巴瘤的形态学变异型具备相同的临床侵袭特性[1, 5]。

弥漫性大 B 细胞淋巴瘤存在多种亚型。然而，在儿科患者中，临床上仅可见少数几种亚型（见图 8.4）。与成人患者相似，弥漫性大 B 细胞淋巴瘤，非特指型（DLBCL，NOS）根据细胞起源、遗传特征及预后可进一步划分为生发中心 B 细胞型（GCB 型）和活化 B 细胞型（ABC 型）[5]。生发中心 B 细胞型弥漫性大 B 细胞淋巴瘤（GCB DLBCL）特征性地表达 BCL-6、CD10 和细胞周期蛋白 H。GCET1 作为生发中心的标志物，与 GCB 型具有高度相关性。活化 B 细胞型弥漫性大 B 细胞淋巴瘤（ABC DLBCL）起源于在浆细胞分化过程中停滞的后生发中心 B 细胞，并表达 MUM1、CD138、PAK1、CD44 和 BCL-2[5]。

在儿童和青少年中，弥漫性大 B 细胞淋巴瘤表现为非特异性且高复发性的典型细胞遗传学异常表征[6]。在 20% ~ 40% 的病例

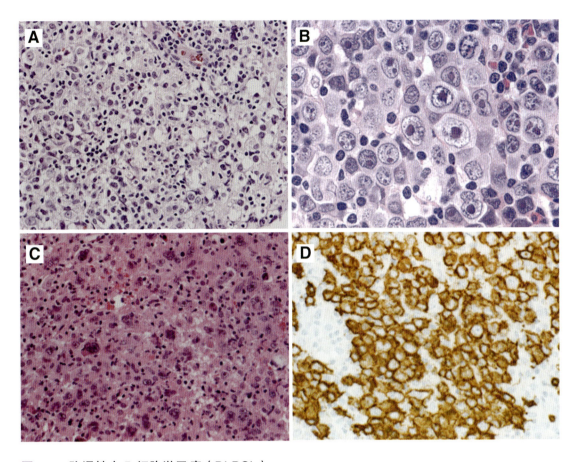

图 8.3 弥漫性大 B 细胞淋巴瘤（DLBCL）。

A. 中心母细胞表现为大型肿瘤性淋巴细胞，含有中等量的细胞质、核呈椭圆形至凹陷状、染色质呈泡状，有 2 ~ 4 个位于核膜旁的核仁。可见有丝分裂和凋亡细胞（H&E 染色，400 倍放大）。

B. 免疫母细胞形态表现为大型肿瘤性淋巴细胞，胞质中等丰富且呈嗜酸性，嗜酸性核仁明显且位于中央（H&E 染色，1000 倍放大）。

C. 间变性变异型表现出巨大的肿瘤细胞，具有异常的多形性核，类似于 Reed-Sternberg 细胞 / 霍奇金细胞或间变性大细胞淋巴瘤的肿瘤细胞（H&E 染色，400 倍放大）。

D. 淋巴瘤细胞的 CD20 染色阳性（CD20 免疫染色，400 倍放大）。

E. 生发中心 B 细胞型的 BCL-6 染色阳性（BCL-6 免疫组织化学染色，400 倍放大）。

F. 生发中心 B 细胞型的 CD10 染色阳性（CD10 免疫组织化学染色，400 倍放大）。

G. 活化 B 细胞型的 MUM1 染色阳性（MUM1 免疫组织化学染色，400 倍放大）。

H. 流式细胞术检测显示单克隆 B 细胞群具有 κ 轻链限制性。

中存在 cMYC 基因易位，例如 t(8;14)[1, 6]。在大多数儿童弥漫性大 B 细胞淋巴瘤病例中，普遍存在复杂的核型[1, 6]。所有病例均可检测到免疫球蛋白（IG）重链和轻链基因的克隆性重排[5]。

# 四、具有 MYC 以及 BCL-2 和 / 或 BCL-6 重排的高级别 B 细胞淋巴瘤

在儿童患者中，伴有 MYC 及 BCL-2 和 / 或 BCL-6 重排的高级别 B 细胞淋巴瘤

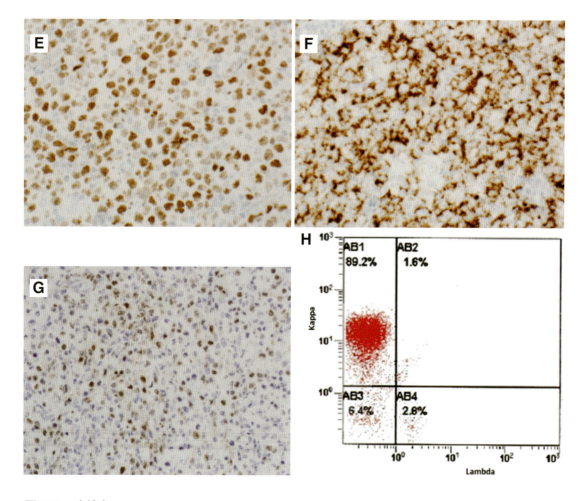

图 8.3 （续）

极为罕见；而在 ABC 亚型中，共表达 MYC 和 BCL2 蛋白（双重表达者）的弥漫性大 B 细胞淋巴瘤则更为常见[5]。

## 五、原发性纵隔大 B 细胞淋巴瘤

　　原发性纵隔（胸腺）大 B 细胞淋巴瘤（PMLBCL）系一种成熟且具侵袭性的大 B 细胞淋巴瘤，起源于前纵隔，推测其来源于胸腺 B 细胞。在非霍奇金淋巴瘤（NHLs）中占 2% ~ 3%。该病主要发生在较年长的青少年中。患者频繁出现与前纵隔巨大肿瘤相关的症状，包括呼吸困难、咳嗽、胸部不适及上腔静脉综合征。影像学检查常

显示前纵隔存在一巨大肿块，可能累及淋巴结、肾脏、肾上腺、肝脏或中枢神经系统。骨髓受累的情况相对较为少见[7]。

　　肿瘤细胞常表现为明显的同质性，细胞大小为中等至较大，含中等至较多的粉红色 / 透明细胞质，细胞核为圆形、椭圆形、不规则状或多叶状，染色质疏松，有核仁一至数个。纤维化较为常见，表现形式多样，范围从环绕单个细胞或淋巴瘤细胞群（对肺泡纤维化进行分区）的微细胶原纤维，到宽阔的致密胶原间隔（见图 8.5）。

　　就免疫表型而言，肿瘤细胞可表达 B 细 胞 标 志 物（CD19、CD20、CD22、CD79a、PAX – 5、BOB.1、OCT–2 以 及 PU1），但无表面免疫球蛋白[7, 8]。80% 的

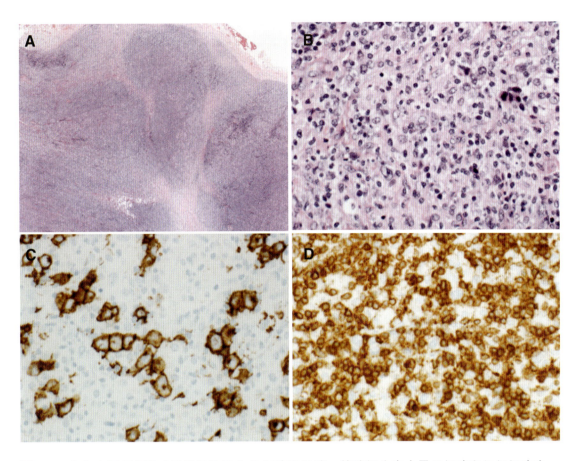

图 8.4　含有大量 T 细胞 / 组织细胞的大 B 细胞淋巴瘤，其特征为在大量 T 细胞和组织细胞中，散在分布着数量有限的大 B 细胞。
A. 活检结果显示正常淋巴结结构受到破坏（H&E 染色，20 倍放大）。
B. 在小淋巴细胞间可见散在分布的大型非典型淋巴细胞（H&E 染色，400 倍放大）。
C. 大的肿瘤细胞中的 CD20 表达阳性（CD20 免疫组织化学染色，400 倍放大）。
D. 小淋巴细胞 CD3 表达阳性（CD3 免疫组织化学染色，400 倍放大）。

病例有 CD30 表达，然而其强度弱于典型的霍奇金淋巴瘤（cHL）。无 EB 病毒。BCL-2 和 BCL6 的表达具有异质性[7]。

在原发性纵隔（胸腺）大 B 细胞淋巴瘤（PMLBCL）现象未被观测到中，未见 BCL2、BCL6 以及 cMYC 易位[7]。PMLBCL 的基因表达谱研究表明，其与其他弥漫性大 B 细胞淋巴瘤（DLBCL）存在差异，但与 cHL 存在明显的相似性[8,9]。PMLBCL 常表现为染色体 2p16.1 区的增加，该区域的候选基因 REL 以及 BCL11A 的扩增，导致其蛋白频繁在细胞核内蓄积，此特征将

PMLBCL 与其他 DLBCL 亚型区分开来[9]。与传统的 DLBCL 相比，PMLBCL 的预后更好[7]。

# 六、儿童型滤泡性淋巴瘤

滤泡性淋巴瘤（FL）为一种由滤泡中心（生发中心）B 细胞（包括中心细胞和中心母细胞）形成的赘生物，通常至少具有部分滤泡结构[10]。儿童型滤泡性淋巴瘤（PTFL）是一种主要发生于儿童及年轻人的结节性疾病，其男女比例 ≥ 10 : 1[1, 11]。PTFL 与成

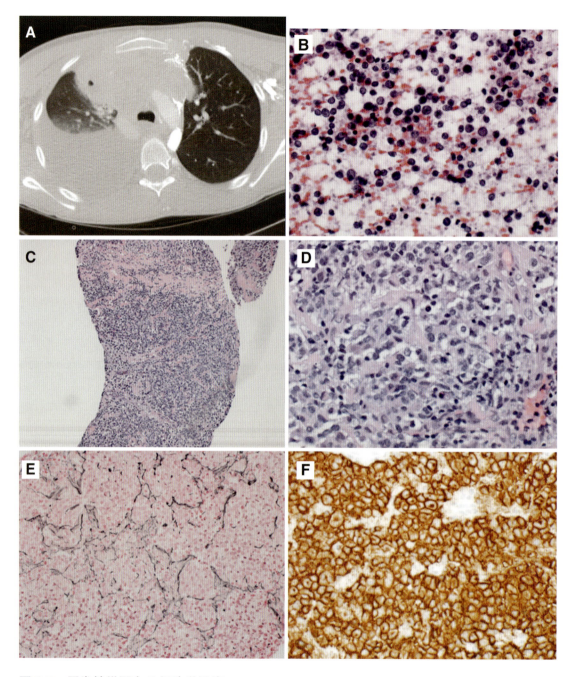

图 8.5　原发性纵隔大 B 细胞淋巴瘤。
A. CT 影像检查显示前纵隔区有一个体量较大的肿块。
B. 印片显示很多中到大的肿瘤性淋巴细胞，有泡状染色质及小核仁（H&E 染色，400 倍放大）。
C. 空心针穿刺活检显示由肿瘤性淋巴细胞所导致的弥漫性浸润（H&E 染色，100 倍放大）。
D. 中到大的肿瘤性淋巴细胞胞质透明、细胞核呈圆形至不规则形、染色质疏松，核仁不突显（ H&E 染色，400 倍放大）。
E. 网状纤维染色显示存在间隔纤维化（网状纤维染色，200 倍放大）。
F. 肿瘤细胞的 CD20 表达强阳性（CD20 免疫组化染色，400 倍放大）。

人型 FL 之间的差异见表 8.3[1, 10, 11]。

**表 8.3 儿童型滤泡性淋巴瘤（FL）与成人型滤泡性淋巴瘤（FL）的比较**

| | 儿童型 FL | 成人型 FL |
|---|---|---|
| 发病率 | 儿童淋巴瘤中占 <5% | 所有淋巴瘤中占 20% |
| 部位 | 头颈部的淋巴结、扁桃体 | 淋巴结、脾、骨髓、胃肠道、皮肤 |
| 临床表现 | 更多为局灶性 | 局灶性程度相对偏低 |
| 组织形态学 | 常为 3 级 | 1～3 级 |
| BCL-2 蛋白 | - | + |
| BCL-2 转位 | - | + |

FL 的形态学特征为淋巴结的结构被由密集的异常滤泡所形成的结节性增生取代，这些滤泡中含有中心细胞和中心母细胞[10]。肿瘤性滤泡欠缺完整的套区结构，同时生发中心的极化丧失，形成背靠背的结节状排列（见图 8.6）。世界卫生组织（WHO）的分类方案推荐三级分类（1 级：于 40 倍视野中可见 0～5 个中心母细胞；2 级：于 40 倍视野中可见 6～15 个中心母细胞；3 级：于 40 倍视野中可见 > 15 个中心母细胞）[10, 11]。第 3 级可进一步分为 3A 级和 3B 级（3A 级：在每高倍视野中有超过 15 个中心母细胞，但在肿瘤性滤泡中也包含中心细胞；3B 级：于肿瘤性滤泡内部存在成片中心母细胞）[10]。免疫表型分析结果为 CD19+、CD20+、CD79a+、PAX-5+、BCL6+、CD10+、CD5−、CD23−、CD25−、CD11c− 以及 CD43−。BCL-2 于成人型 FL 中通常为阳性，而在原发性皮肤滤泡中心淋巴瘤（PTFL）中通常为阴性[1, 10, 12]。

可检测到免疫球蛋白的重链或轻链重排。成人型 FL 的显著特征为携带 t(14;18)(q32;q21) 易位及 BCL-2 基因重排，进而造成 BCL-2 蛋白的过度表达。

PTFL 病例出现 BCL-2 重排或 BCL-2 蛋白过表达的可能性极小，提示在儿童、青少年及年轻人中存在不同的淋巴瘤发生机制[1, 10, 11]。

PTFL 的主要鉴别诊断为反应性滤泡增生（见表 8.4）。PTFL 通常表现为惰性。其治疗手段包含切除、化疗以及放疗。患者通常能够获得持久的缓解[1, 10-12]。

# 七、儿童边缘区淋巴瘤

结节性边缘区淋巴瘤（NMZL）与结外边缘区淋巴瘤（EMZL）于儿童中的发生率显著低于成人[1, 13]。罹患 NMZL 的儿童多为男性，且通常表现出无症状的局部病灶，主要发生于头颈部淋巴结（见图 8.7）[13]。在已报道的儿童 EMZL 病例中，约半数为免疫缺陷患者，其中最常见的是继发于艾滋病病毒（HIV）感染。EMZL 的典型发病部位包括胃、眼眶及眼附属器（见图 8.8）、扁桃体、腺样体、下颌下腺、鼻窦、皮肤和嘴唇[1, 14, 15]。很多的黏膜相关淋巴组织（MALT）淋巴瘤都存在慢性炎症性的既往病史，进而导致了结外淋巴组织的蓄积。慢性炎症可为感染、自身免疫性失调或特发性刺激的结果。儿科患者的年龄为 1～18 岁，男性与女性的数量近乎相等[1]。

从组织学和免疫表型来看，儿童的 NMZL 和 EMZL 同成人相似，但常存在大滤泡，套区 B 细胞延伸至生发中心，与 NMZL 中所出现的生发中心的进行性转化类似。在反应性滤泡周边的肿瘤细胞出现增殖与扩张。细胞学研究显示，恶性淋巴细胞的显著特征为细胞大小为中等至中等偏小，细胞质含量中等，核形态不规则，与小淋巴细胞、中央母细胞样细胞、大中央母细胞、单核样 B 细胞以及单克隆浆细胞类似。部分病例存在更多的大转化细胞（有时占比 > 20%）。浆细胞的分化程度存在显著差异。可伴有毛

77

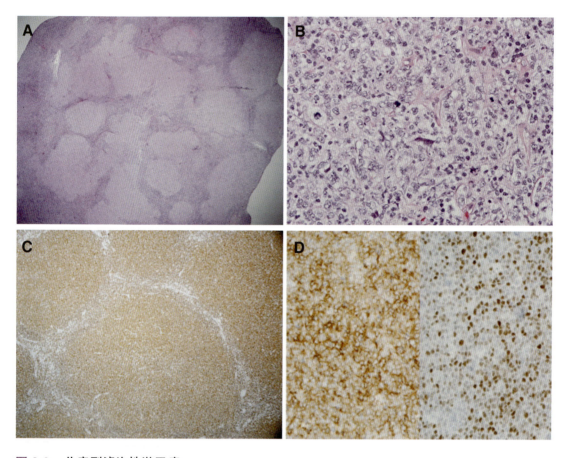

图 8.6　儿童型滤泡性淋巴瘤。
A. 淋巴结为结节性生长，伴有紧密相连的淋巴滤泡（H&E 染色，20 倍放大）。
B. 肿瘤性滤泡主要包括大的中央母细胞，其细胞核呈圆形或椭圆形，染色质呈泡状，有 1 ~ 3 个处于周边位置的核仁，胞质量为少至中等，有丝分裂相罕见（H&E 染色，400 倍放大）。
C. 肿瘤细胞的 CD20 染色阳性（CD20 免疫组化染色，20 倍放大）。
D. 肿瘤细胞针的 CD10（左图：CD10 免疫组化染色，400 倍放大）和 BCL-6（右图：BCL-6 免疫组化染色，400 倍放大）染色阳性。

囊定植（即肿瘤细胞对周围反应性滤泡的浸润）及显著的嗜酸性粒细胞增多。EMZL 的肿瘤性淋巴细胞具备浸润黏膜上皮进而损害淋巴上皮的能力。NMZL 与 EMZL 通常泛 B 细胞标志物（CD19、CD20、CD22、CD79a 以及 PAX-5）表达阳性，且常常伴有 CD43 的共表达[13]。通常见 CD5、CD10、CD23 或者细胞周期蛋白 D1 的表达。可通过流式细胞术、免疫组织化学染色或者原位杂交检测轻链受限。

　　聚合酶链式反应可在几乎所有病例中探测到重链和轻链免疫球蛋白的重排。与黏膜相关淋巴组织（MALT）淋巴瘤相关的染色体易位包括 t(11;18)(q21;q21)、t(1;14)(p22;q32)、t(14;18)(q32;q21) 以及 t(3;14)(p14.1;q32)，其结果是生成了一种嵌合蛋白（BIRC3-MALT1），并且分别导致 BCL10、MALT1 以及 FOXP1 的转录失调。20% 的病例出现 18 号染色体三体，而 3 号染色体三体较为少见。NMZL 与 EMZL 的治疗手段多样，包括保守疗法至更具侵袭性的一系列方法。由于此肿瘤自然病程的惰性特

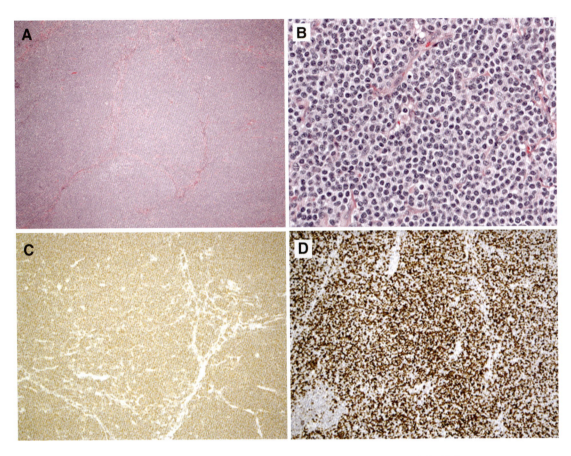

图 8.7　儿童淋巴结边缘区淋巴瘤（图片由 Karen Marie Chisholm 医生提供）。
A. 淋巴结活检（H&E 染色，40 倍放大）显示模糊的结节形成，由染色较浅的细胞所组成。
B. 高倍镜下可见肿瘤细胞轻度扩张、有椭圆形至稍呈不规则的细胞核、中等丰富的淡染细胞质以及小的核仁。少量反应性小淋巴细胞与肿瘤性淋巴细胞混合存在( H&E 染色，400 倍放大 )。
C. 肿瘤细胞的 CD20 染色阳性（CD20 免疫组织化学染色，100 倍放大 )。
D. 免疫组织化学染色（100 倍放大 ）显示肿瘤细胞的髓细胞核分化抗原（MNDA）阳性。

质 [1, 13]，其预后较好。

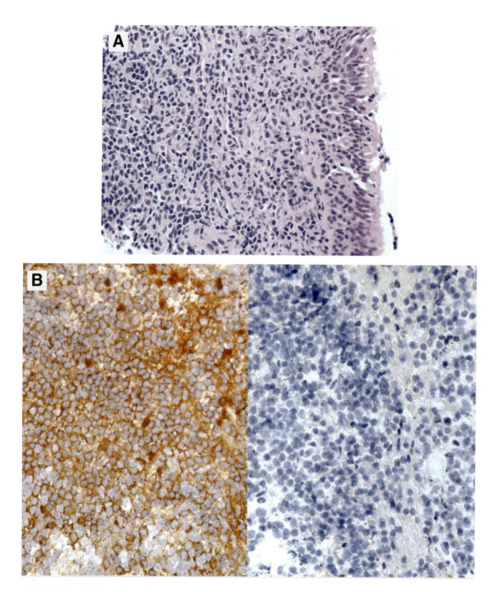

图 8.8　儿童结外边缘区淋巴瘤。
A. 在右侧后泪囊区的病变中，可见黏膜下非典型淋巴细胞增殖（小淋巴细胞和浆细胞），同时伴有肿瘤性淋巴细胞浸润黏膜上皮（H & E 染色，400 倍放大）。
B. 肿瘤细胞 κ 轻链阳性（左图：κ 免疫染色，400 倍放大），λ 轻链阴性（右图：λ 免疫染色，400 倍放大）。

表8.4 滤泡性淋巴瘤与反应性滤泡增生的病理特征比较

| | | 滤泡性淋巴瘤 | 滤泡增生 |
|---|---|---|---|
| 结构特征 | 结构模式 | 被破坏<br>背靠背式滤泡结构 | 保留<br>滤泡间的淋巴组织 |
| | 淋巴滤泡 | 在大小和形状上有轻微到中度的变化 | 在大小和形状方面有明显的变化 |
| | 囊膜浸润 | 有 | 无 |
| | 毛囊密度 | 高 | 低 |
| | 滤泡极化 | 套区和极化消失 | 明显的套区和极化 |
| 细胞形态学特征 | 生发中心细胞 | 单一形态 | 多形 |
| | 有丝分裂活性 | 相对较低 | 中到高等 |
| | 可染小体巨噬细胞 | 缺失 | 明显 |
| | 滤泡间区 | 存在肿瘤细胞 | 反应性淋巴样细胞 |
| Mib-1 | | 在整个滤泡中均匀分布 | 强调滤泡的极化 |
| B细胞克隆 | | 单克隆 | 多克隆 |
| 遗传学特征 | 聚合酶链式反应 | 单克隆 | 多克隆 |
| | 细胞遗传学特性 | 在成人型中存在 t(14;18)(q32;q21) 易位，而在儿童型中不存在 | 正常 |

# 参考文献

1. Perkins SL. Pediatric mature B-cell non-Hodgkin lymphomas. In Proytcheva, MA, ed. Diagnostic pediatric hematopathology. Cambridge: Cambridge University Press; 2011:395–428.

2. Leoncini L, Campo E, Stein H, Harris NL, Jeffe ES, Kluin PM. Burkitt lymphoma. In Swerdlow SH, Campo E, Harris NL, et al., eds. WHO classification of tumours of haematopoietic and lymphoid tissue. Revised 4th ed. Lyon: IARC Press; 2017:330–4.

3. Leoncini L, Campo E, Stein H, Harris NL, Jeffe ES, Kluin PM. Burkitt-like lymphoma with 11q aberration. In Swerdlow SH, Campo E, Harris NL, et al., eds. WHO classification of tumours of haematopoietic and lymphoid tissue. Revised 4th ed. Lyon: IARC Press; 2017:334.

4. Salaverria I, Martin-Guerrero I, Wagener R, Kreuz M, Kohler CW, Richter J, et al. A recurrent 11q aberration pattern characterizes a subset of MYC-negative high-grade B-cell lymphomas resembling Burkitt lymphoma. Blood. 2014 Feb 20; 123(8): 1187–98.

5. Gascoyne RD, Campo E, Jaffe ES, Chan WC, Chan JKC, Rosenwald A, et al. Diffuse large B-cell Lymphoma, NOS. In Swerdlow SH, Campo E, Harris NL, et al., eds. WHO classification of tumours of haematopoietic and lymphoid tissue. Revised 4th ed. Lyon: IARC Press; 2017:291–7.

6. Poirel HA, Cairo MS, Heerema NA, Swansbury J, Auperin A, Launay E, et al. Specific cytogenetic abnormalities are associated with a significantly inferior outcome in children and adolescents with mature B-cell non-Hodgkin's lymphoma: Results of the FAB/LMB 96 international study. Leukemia. 2009 Feb; 23(2): 323–31.

7. Gaulard P, Harris NL, Pileri SA, Stein H,

Kovrigina AM, Jeffe ES, et al. Primary mediastinal (thymic) large B-cell lymphoma. In Swerdlow SH, Campo E, Harris NL, et al. WHO classification of tumours of haematopoietic and lymphoid tissues. Revised 4th ed. Lyon: IARC Press; 2017:314–16.

8. Savage KJ, Monti S, Kutok JL, Cattoretti G, Neuberg D, De Leval L, et al. The molecular signature of mediastinal large B-cell lymphoma differs from that of other diffuse large B-cell lymphomas and shares features with classical Hodgkin lymphoma. Blood. 2003 Dec 1; 102(12): 3871–9.

9. Weniger MA, Gesk S, Ehrlich S, Martin-Subero JI, Dyer MJ, Siebert R, et al. Gains of REL in primary mediastinal B-cell lymphoma coincide with nuclear accumulation of REL protein. Genes Chromosomes Cancer. 2007 Apr; 46 (4): 406–15.

10. Jaffe ES, Harris NL, Swerdlow SH, Ott G, Nathwani BN, De Jong D, et al. Follicular lymphoma. In Swerdlow SH, Campo E, Harris NL, et al., eds. WHO classification of tumours of haematopoietic and lymphoid tissue. Revised 4th ed. Lyon: IARC Press; 2017:266–73.

11. Jaffe ES, Harris NL, Siebert R. Pediatric-type follicular lymphoma. In Swerdlow SH, Campo E, Harris NL, et al., eds. WHO classification of tumours of haematopoietic and lymphoid tissue. Revised 4th ed. Lyon: IARC Press; 2017: 278–9.

12. Liu Q, Salaverria I, Pittaluga S, Jegalian AG, Xi L, Siebert R, et al. Follicular lymphomas in children and young adults: A comparison of the pediatric variant with usual follicular lymphoma. Am J Surg Pathol. 2013 Mar; 37(3): 333–43.

13. Campo E, Pileri SA, Jaffe ES, Nathwani BN, Stein H, Muller-Hermelink, HK. Nodal marginal zone lymphoma. In Swerdlow SH, Campo E, Harris NL, et al., eds. WHO classification of tumours of haematopoietic and lymphoid tissue. Revised 4th ed. Lyon: IARC Press; 2017:263–5.

14. Swerdlow SH. Pediatric follicular lymphomas, marginal zone lymphomas, and marginal zone hyperplasia. Pathol Patterns Rev. 2004 Dec 1; 122(suppl 1): S98–S109.

15. Quintanilla-Martinez L, Sander B, Chan JK, Xerri L, Ott G, Campo E, Swerdlow SH. Indolent lymphomas in the pediatric population: Follicular lymphoma, IRF4/MUM1+ lymphoma, nodal marginal zone lymphoma and chronic lymphocytic leukemia. Virchows Archiv. 2016 Feb 1; 468(2): 141–57.

# 第9章 成熟 T 细胞和自然杀伤（NK）细胞非霍奇金淋巴瘤

Xiayuan Liang, Billie Carstens

儿童非霍奇金淋巴瘤病例中，成熟 T 细胞非霍奇金淋巴瘤（NHL）约占 10% ~ 15%。在该年龄组中，自然杀伤（NK）细胞肿瘤更为罕见。这两类淋巴瘤的临床表现多样，包括淋巴结、结外及白血病性疾病，并且常伴噬血细胞综合征、发热或皮疹等副肿瘤现象[1]。

## 一、间变性大细胞淋巴瘤，ALK 阳性

根据世界卫生组织（WHO）的分类，ALK 阳性（ALCL，ALK+）的间变性大细胞淋巴瘤为一种全身性 T 细胞淋巴瘤，由细胞质丰富的大型多形性细胞构成，细胞核通常呈马蹄状，伴有 ALK 基因的易位以及 ALK 蛋白的表达，同时表达 CD30[2]。ALK 阳性的间变性大细胞淋巴瘤（ALCL，ALK+）是儿童中最为常见的成熟 T 细胞淋巴瘤，以男性为主（男：女为 1.5∶1）[1, 2]。

多数患者就诊时已处于晚期（Ⅲ 期或 Ⅳ 期）。ALK 阳性的间变性大细胞淋巴瘤（ALCL，ALK+）具有多种临床表现，包括淋巴结病变及淋巴结外病变。存在显著的趋向性，该病有明显的侵袭结外组织（皮肤、骨骼、软组织、肺脏及肝脏）的倾向，结外组织可作为唯一的病变部位，但更常见的是与淋巴结病变共同存在。骨髓受累的占比约为 10%[2]。极少数病例可发展为白血病性血液病，这种情况常与极差的预后相关。继发性皮肤受累需与原发性皮肤 ALCL 鉴别。患者常伴 B 症状，特别是高热[1, 2]。

间变性大细胞淋巴瘤（ALCL）伴 ALK 阳性的形态学多样性（见图 9.1A ~ E）。所有的形态学亚型都包含一定比例的标志性细胞。形态变异体的病理特征见表 9.1[2]。

表 9.1　ALK 阳性的 ALCL 变异型的病理特征

| | 发生率 | 形态学特征 | 其他特征 |
| --- | --- | --- | --- |
| 间变性 /<br>常见型 | 60% | 间变性大细胞与标志性（Hallmark）细胞表现出从窦状到弥漫性浸润 | |
| 淋巴组织<br>细胞型 | 10% | 肿瘤细胞与大量反应性组织细胞混合 | 在儿童患者中更为少见 |
| 小细胞型 | 5% ~ 10% | -以中小型肿瘤细胞为主、核不规则，仅见散在的标志性细胞<br>-淋巴结结构呈现弥漫性消失<br>-标志性细胞通常沿血管聚集 | -常被误诊为非特指型外周 T 细胞淋巴瘤<br>-更常见于高分期疾病<br>-更具侵袭性 |
| 霍奇金样 | 3% | 难以与结节硬化型典型的霍奇金淋巴瘤区分 | |
| 复合型 | 15% | 单个淋巴结中，可能存在多种形式 | |
| 单形变异型 | 罕见 | 肿瘤细胞的核为圆形 | |
| 肉瘤样 | 罕见 | 纺锤状肿瘤细胞 | |

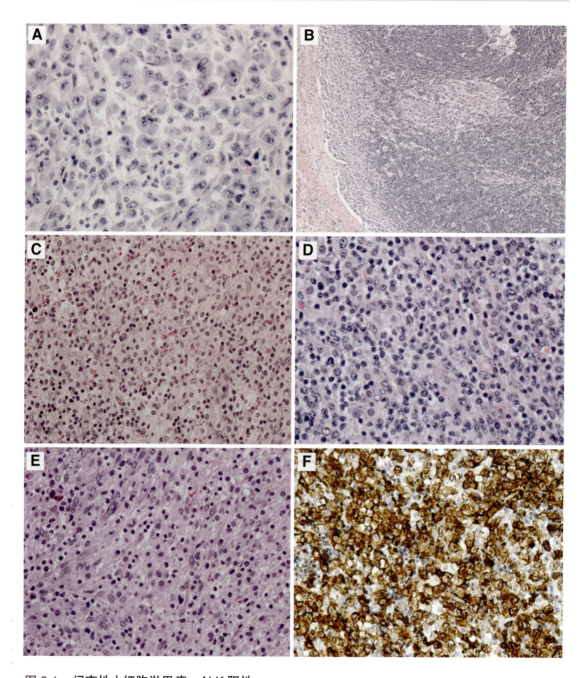

图 9.1　间变性大细胞淋巴瘤，ALK 阳性。

A 和 B. 间变性 / 常见变体。

A. 标志性（Hallmark）细胞具有较大且丰富的嗜碱性胞质，核周存在明显的嗜酸性区，细胞核呈马蹄形或肾形，具有明显的核仁（H&E 染色，400 倍放大）。

B. 间变性大细胞呈窦状浸润，是全身性 ALCL 的常见模式（H & E 染色，100 倍放大）。

C. 淋巴组织细胞型。大量组织细胞与大的肿瘤细胞混合存在（H&E 染色，400 倍放大）。

D. 小细胞型。肿瘤细胞以小细胞为主，但为非典型性，细胞核形态不规则。此病例中的标志性细胞不明显（H&E 染色，400 倍放大）。

E. 复合型。此型的单个淋巴结活检显示存在多种组织学模式。在此淋巴结活检切片（H&E 染色，400 倍放大）中，可见多种纺锤形肿瘤细胞，其胞质呈现粉红色且细胞核为多形性；此外，还可见具有肾形核的标志性细胞及核圆形的单一形态肿瘤细胞。

F. 肿瘤细胞对 CD30 呈阳性（CD30 免疫组织化学染色，400 倍放大）。

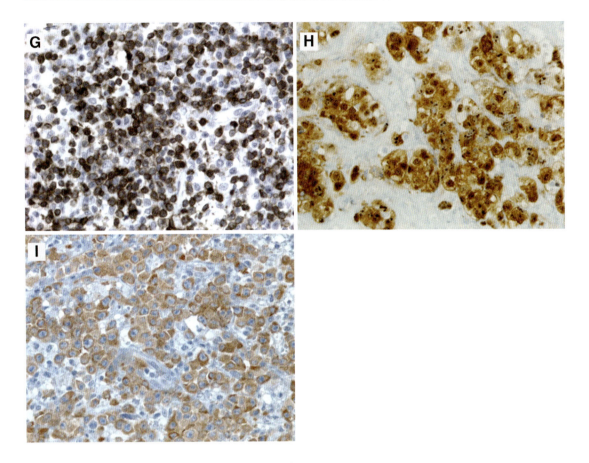

图 9.1 （续）

G. 肿瘤细胞对 CD3 呈阳性（CD3 免疫组织化学染色，400 倍放大）。

H. 肿瘤细胞对 ALK–1 呈阳性，其核和胞质均染色提示存在 t(2;5) 易位（ALK–1 免疫组织化学染色，400 倍放大）。

I. 肿瘤细胞对 ALK–1 呈阳性，胞质染色提示为非 t(2;5) 的 ALK 变异易位（ALK–1 免疫组织化学染色，400 倍放大）。

J. 细胞遗传学分析。上图为显示 ALK 的间期荧光原位杂交（FISH）分离检测。3'ALK 被标记为红色，5'ALK 被标记为绿色。a. 显示正常细胞模式，其融合信号（红 – 绿）未发生重排。b ~ c. 显示两个间期细胞，存在 ALK 重排（红色和绿色信号分离）。d. 为示意图。e. 为染色体分析结果，提示 t(2;5)(p23;q35) 易位。

　　所有亚型的肿瘤细胞的细胞膜及高尔基体的 CD30 均为阳性（图 9.1F）。CD45 的表达存在异质性。ALCL 伴或不伴 T 细胞标志物（图 9.1G）。超过 75% 的病例的 CD3 为阴性，并且 CD8 通常也为阴性[2]。大多数肿瘤表达 CD4、CD5 和 / 或 CD2[2]。细胞毒性抗原（TIA–1 或者 granzyme–B）的表达状况通常为阳性。在多数情况下，ALK+ ALCL 的上皮膜抗原（EMA）为阳性。

部分病例可见 CD56 的表达，且似乎与不良预后相关。

　　ALK 抗体可用于检测由易位所生成的融合蛋白。在大多数存在 t(2;5)/NPM（核仁磷蛋白）–ALK 易位的病例里（见图 9.1J），肿瘤细胞的核内 ALK 染色呈阳性，伴或不伴有胞质染色（见图 9.1H）。一小部分 ALCL 伴 ALK 阳性病例的细胞质或细胞膜 ALK 染色阳性（见图 9.1I），这些病例常

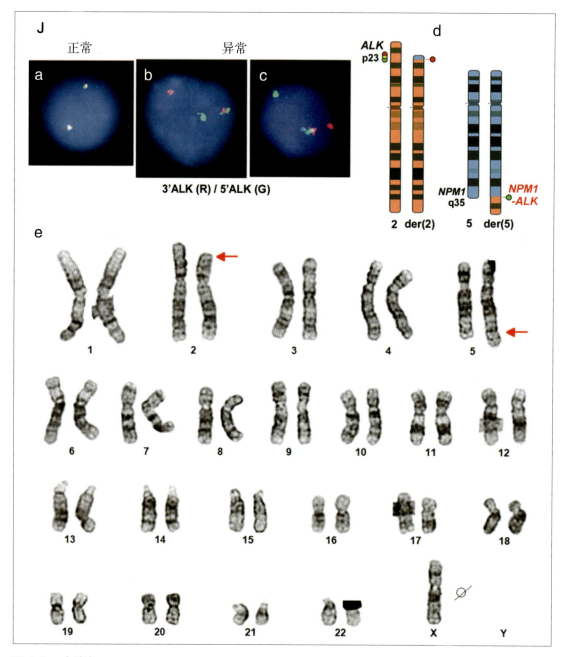

图 9.1 （续）

与涉及非 NPM 基因的 ALK 基因变异易位有良好的相关性[1, 2]。

该疾病的长期生存率很高，接近 80%[2]。导致预后不良的因素包括器官受累、纵隔病变、广泛的皮肤疾病、白血病、全身症状、小细胞变异、CD56 表达以及同时存在 MYC 基因重排[1-3]。对于罹患难治性或复发性 ALCL 的患儿，常采用异基因骨髓移植进行治疗。

# 二、间变性大细胞淋巴瘤，ALK 阴性

根据 2016 年世界卫生组织（WHO）

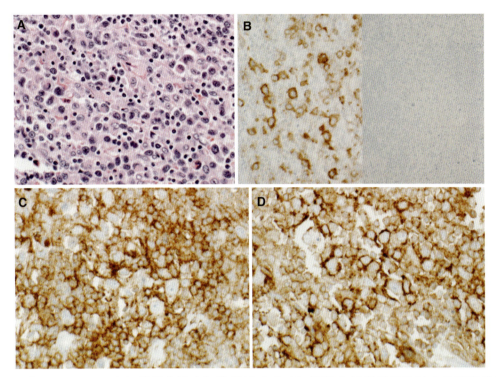

图 9.2　与 ACLC，ALK+ 相似间变性大细胞淋巴瘤（ALK 阴性）的组织结构被实性黏附的肿瘤细胞团块侵蚀。在淋巴结内，窦区淋巴瘤细胞增殖。然而，在大多数 ALCL，ALK⁻ 病例中，肿瘤细胞通常较大且形态多样性更明显，这与 ALCL，ALK+ 病例明显不同。
A. 肿瘤细胞体积较大，细胞质丰富呈粉红色，核呈多形性和间变性，核仁明显（H&E 染色，400 倍放大）。
B. 左图显示肿瘤细胞 CD30 染色阳性。右图显示肿瘤细胞 ALK–1 染色阴性。
C. 肿瘤细胞呈现出 CD43 反应活性（CD43 免疫染色，40 倍放大）。
D. 肿瘤细胞显示 CD4 染色阳性（CD4 免疫组织化学染色，40 倍放大）。

分类，间变性大细胞淋巴瘤（ALK 阴性，ALCL，ALK⁻）被认为是一种独特的病变[4]。它被认为是一种 CD30+T 细胞肿瘤，在形态学上无法与 ALCL、ALK+ 明确区分，但缺乏 ALK 蛋白的表达[4, 5]。

在所有全身性间变性大细胞淋巴瘤（ALCL）中，ALK 阴性的病例占总数的 15% ~ 50%。该病主要影响成人（40 ~ 65 岁），但任何年龄段均有病例[4 - 6]。男性的发病率略高于女性[4, 6]。诊断时，该病通常累及淋巴结，而较少累及淋巴结外组织[4 - 6]。约三分之二的患者在初诊时已处于疾病晚期，并伴有 B 症状[6]。

ALK 阴性的 ALCL（ALCL、ALK- 的细胞学）表现与 ALK 阳性的 ALCL（ALCL，ALK+）相似（见图 9.2a），但无"小细胞变异型体"[4 - 6]。除了表达 CD30（见图 9.2b），超过 50% 的病例表达一种或多种 T 细胞标记物。CD2 和 CD3 的表达率通常高于 CD5。CD43（见图 9.2c）几乎均为阳性[4]。大部分病例表达 CD4（见图 9.2d），而 CD8+ 病例则相对较少[4]。很多病例的细胞毒性标志物（TIA1、颗粒酶 B 和 / 或穿孔素）为阳性表达[4]。

鉴别诊断包括 ALK 阳性 ALCL、肿瘤累及皮肤时需与原发性皮肤 ALCL

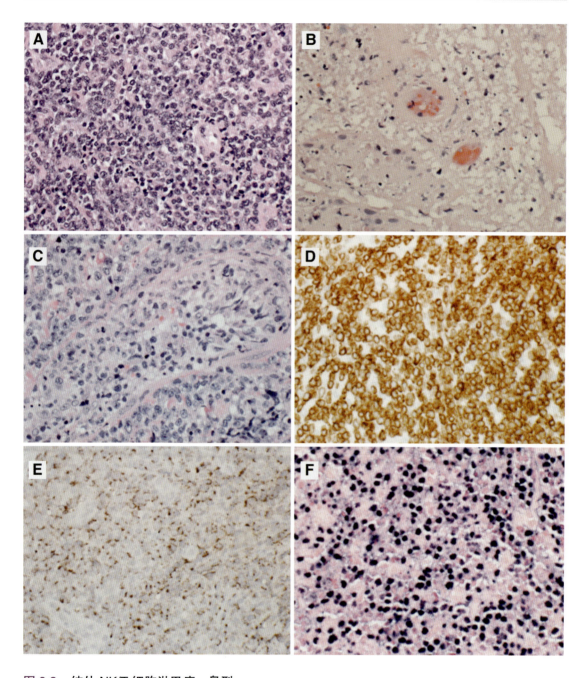

图 9.3　结外 NK/T 细胞淋巴瘤，鼻型。

A. 淋巴瘤表现为弥漫性和渗透性浸润。肿瘤性淋巴样细胞的大小为中等至大细胞，细胞核不规则，染色质呈颗粒状至泡状，核仁不明显。细胞质中等量。而见核分裂象（H&E 染色，400 倍放大）。

B. 血管周围存在凝固性坏死。血管呈纤维蛋白样变（H&E 染色，400 倍放大）。

C. 血管组织切片可见血管中心性及血管侵袭性特征（H&E 染色，400 倍放大）。

D. 肿瘤细胞的 CD3 染色阳性（CD3 免疫染色，400 倍放大）。

E. 肿瘤细胞的细胞毒性分子 Granzyme B 染色阳性（Granzyme B 免疫染色，400 倍放大）。

F. 在肿瘤细胞内可检测到 EBV（EBER+）（EBER 原位杂交，400 倍放大）。

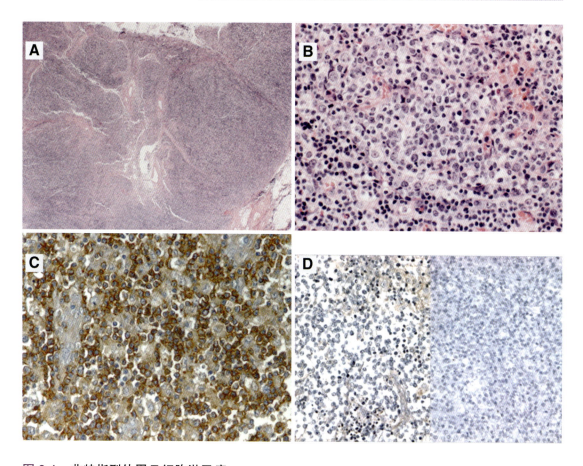

图 9.4 非特指型外周 T 细胞淋巴瘤。
A. 淋巴结活检显示，正常结构被弥漫性（有时为副皮质区）淋巴细胞增殖所替代（H & E 染色，20 倍放大）。
B. 高倍镜下可见中等至较大的肿瘤细胞，且具有中等程度的多形性，胞质中等至丰富，呈透明至嗜碱性，核的形态不规则，染色质呈泡状，核仁明显程度和有丝分裂程度不一。背景可见小淋巴细胞、数量稀少的嗜酸性粒细胞以及浆细胞。偶见良性上皮样组织细胞簇，但本病例中未见（H&E 染色，400 倍放大）。
C. 肿瘤细胞的 CD3 染色阳性（通过 CD3 免疫组化染色，400 倍放大）。
D. 肿瘤细胞的 CD30（左图：CD30 免疫组化染色，400 倍放大）和 ALK-1（右图：ALK-1 免疫组化染色，400 倍放大）染色均为阴性。

（C-ALCL）鉴别，未经特殊分类的外周 T 细胞淋巴瘤（PTCL，NOS）以及典型霍奇金淋巴瘤（cHL）。这些病变的临床病理学比较见表 9.2[1, 4, 6]。

遗传学方面，大多数病例中 T 细胞受体基因存在克隆性重排[5]。6p25.3 区的 DUSP22-IRF4 位点（DUSP22 重排）或 3q28 区的 TP63 位点可发生重复重排，尽管这些重排并非 ALCL 特有，但可见于

约 30% 和 8% 的病例中[4, 5]。在 45% 的病例存在染色体易位 t(6;7)(p25.3;q32.3)[5, 6]。此外，基因表达谱研究显示，在 ALCL、ALK⁻ 和 PTCL，NOS 之间存在涉及三个基因（TNFRSF8、BATF3 和 TMOD1）的显著的分子特征差异[4, 5]。

ALCL，ALK⁻ 的预后较 ALCL，ALK⁺ 差，但优于 PTCL，NOS[4, 5]。具有复杂染色体异常的病例与总体生存期显著缩短相关[5]。

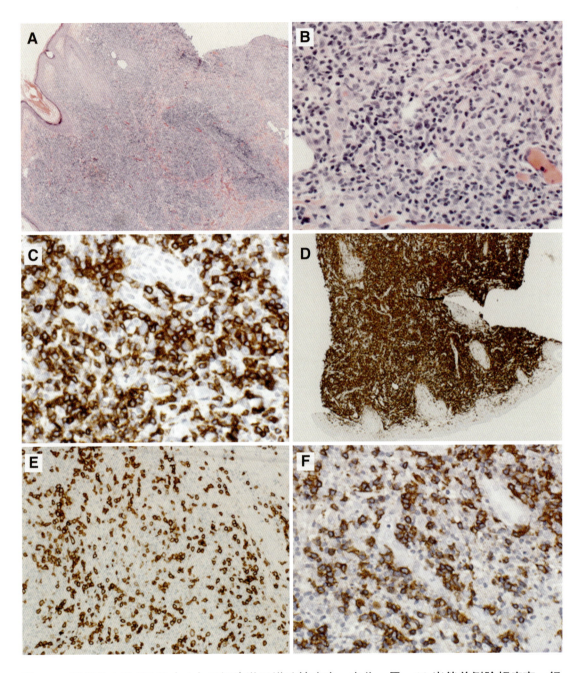

图 9.5　原发性皮肤 CD4⁺ 中 / 小 T 细胞淋巴增殖性疾病。患儿，男，12 岁伴单侧脸颊病变。行皮肤活检。

A. 皮肤活检结果显示，真皮层存有密集且呈弥漫性的淋巴细胞浸润，表皮未受累。（H&E 染色，20 倍放大）浸润区与表皮之间有一无浸润带。

B. 淋巴组织浸润主要为中小型以及散在的较大淋巴细胞（通常占 <30%），混有组织细胞和少量浆细胞（H&E 染色，400 倍放大）。

C. 大部分淋巴细胞中表达 CD3（CD3 免疫组化染色，400 倍放大）。

D. 多数 T 细胞中表达 CD4（CD4 免疫组化染色，40 倍放大）。

E. 一小部分 T 细胞中可见 CD8 表达（CD8 免疫组化染色，200 倍放大）。

F. 一部分淋巴细胞中可见 CD20 表达（CD20 免疫组化染色，200 倍放大）。

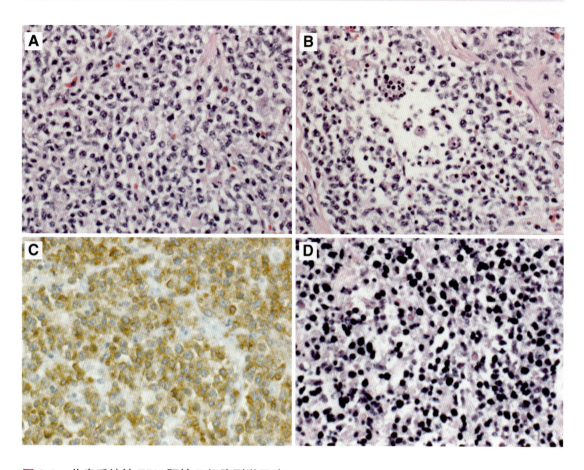

图 9.6 儿童系统性 EBV 阳性 T 细胞型淋巴瘤。
A. 淋巴结活检可见中等大小的异型淋巴细胞增生，核深染且不规则（H&E 染色，400 倍放大）。
B. 肺组织活检可见噬血细胞的情况（H&E 染色，400 倍放大）。
C. 肿瘤细胞的 CD8 染色阳性（CD8 免疫组化染色，400 倍放大）。
D. 肿瘤细胞的 EBV RNA 阳性（EBER 原位杂交，400 倍放大）。

伴有 DUSP22 重排的 ALCL，ALK⁻ 患者的 5 年生存率（90%）与 ALCL，ALK⁺ 患者相似[5]。具有 TP63 重排病例的预后较无 DUSP22 重排和 TP63 重排的病例更差[4, 5]。

# 三、结外自然杀伤（NK）/ T 细胞淋巴瘤，鼻型

结外自然杀伤（NK）/T 细胞淋巴瘤（ENKTCL），鼻型，是一种主要发生于结外的 NK 细胞或 T 细胞谱系的淋巴瘤，其特征包括血管损伤与破坏、明显的组织坏死、细胞毒性表型及与 Epstein–Barr 病毒（EBV）的相关性。该病被归类为 NK/T 细胞淋巴瘤，原因在于尽管大多数病例表现为典型的 NK 细胞肿瘤，但部分病例表现为细胞毒性 T 细胞表型[1, 7]。

ENKTCL 在亚洲人群、墨西哥、中美洲及南美洲的土著居民以及免疫抑制患者中更为常见。该病最常见于成人，在儿童中极为罕见。男性的发病率高于女性[1, 7]。

ENKTCL 主要发生在结外，常位于身

体中线部位，上呼吸道和消化道（包括鼻腔、鼻咽、鼻窦及腭）为最常见的病灶部位，但该肿瘤亦可发生于皮肤、软组织、胃肠道及睾丸。与成人病例的临床表现相比，儿童患者的临床表现似乎主要集中于胃肠道或皮肤[1, 8]。鼻部受累的患者可能表现为鼻塞、鼻出血等，或出现广泛的面中部破坏性病变。皮肤病变常呈结节性，常伴有溃疡发生。肠道病变常表现为穿孔。尽管诊断时该肿瘤常为局灶性，但有可能快速蔓延至骨髓、血液、淋巴结或其他结外组织。部分患者甚至会出现噬血细胞综合征。

肿瘤细胞的免疫表型表现为显著的异质性。绝大多数病灶为 CD2+、CD56+、表面 CD3- 及细胞质 CD3+ 的免疫表型，同时细胞毒性分子（如颗粒酶 B、TIA-1 和穿孔素）为阳性。CD4、CD5、CD8、CD16 以及 CD57 常为阴性。CD7 和 CD30 可能表现为不同水平的表达。EBER 是检测 EBV 最可靠的方法。若 EBV 检测为阴性，则结外 NK-/T 细胞淋巴瘤的诊断尚需进一步检查[1, 7, 8]。

在大多数情况下，T 细胞受体（TCR）和免疫球蛋白（IG）基因通常处于胚系构型。极少数病例中，可见克隆性 T 细胞受体（TCR）重排。对 EB 病毒（EBV）的分子分析表明其呈现克隆性、游离型表型[1, 8]。

若 ENKTCL 发生于胃肠道和皮肤，应分别与肠病相关 T 细胞淋巴瘤及皮下脂膜炎样 T 细胞淋巴瘤进行鉴别。肠病相关 T 细胞淋巴瘤在乳糜泻高发地区的发病率较高，尤其是在欧洲。大多数病例在成年发病，并伴有儿童期乳糜泻的病史。肿瘤细胞的形态学特征可能与 ENKTCL 相似。通常肿瘤细胞表现为 CD3+、CD5-、CD7+、CD8- 和 CD103+。它们同时表达细胞毒性分子，EBER 呈阴性，而 TCR 常表现为克隆性重排。

皮下脂膜炎样 T 细胞淋巴瘤在女性中的发病率较男性略高，且发病年龄范围较大。

多达 20% 的患者可伴有相关的自身免疫性疾病，其中最常见的是系统性红斑狼疮。患者常表现为多个皮下结节。15% ~ 20% 的病例中可见噬血细胞综合征。肿瘤细胞侵犯脂肪小叶，同时保留了间隔结构。上方的真皮和表皮未受累。肿瘤细胞围绕单个脂肪细胞形成的环状结构具有重要诊断意义。肿瘤细胞通常表现为 CD8+，同时表达细胞毒性分子，但 CD56- 和 EBER-。

总体而言，儿童患者的预后更好。鼻腔外肿瘤似乎更具侵袭性。对儿童及年轻患者，骨髓移植可能具有治愈效果[1]。

# 四、外周 T 细胞淋巴瘤，未经特殊分类

外周 T 细胞淋巴瘤，未经特殊分类（PTCL, NOS）是一类异质性的淋巴结和结外成熟 T 细胞淋巴瘤的类型，不符合任何已明确定义的成熟 T 细胞淋巴瘤的类型。PTCL, NOS 在儿童患者中较为罕见。文献报道的多数儿童 PTCL, NOS 主要表现为纵隔肿块或淋巴结病变，而非结外病变[1, 8]。患者常表现为淋巴结肿大，且多数已进展至晚期[8, 10]。

在淋巴结病例中，肿瘤细胞主要为 CD4+CD8- 型。偶尔可见双阳性 CD4+/CD8+ 或双阴性 CD4-/CD8- 的病例。多数情况下，CD5 和 CD7 的表达水平通常下调。细胞毒性分子（TIA-1、颗粒酶 B 或穿孔素）常表达阳性。部分病例的 CD30 可为阳性，但常为弱阳性。EBV 通常在成人病例中不易检出，但在儿童病例中则更为常见。遗传学检测显示，染色体核型常较为复杂[1, 9]。PTCL, NOS 是一种具有高度侵袭性的淋巴瘤。鉴于儿童患者的数量有限，尚缺乏治疗策略及预后的相关数据[1, 9, 10]。

表 9.2 间变性大细胞淋巴瘤、外周 T 细胞淋巴瘤（非特指型）和典型霍奇金淋巴瘤临床病理特征的比较

| | ALCL, ALK+ | ALCL, ALK− | C−ALCL | PTCL, NOS | CHL |
|---|---|---|---|---|---|
| 诊断时年龄 | ＜30 岁 | 40～65 岁 | 60 岁（年龄中位数） | 成人 | 第一个峰值：15～34 岁；第二个峰值：＞60 岁 |
| 性别 | M：F =1.5：1 | M：F =1.5：1 | M：F=2～3：1 | M：F=2：1 | M≈F |
| 发病部位 | LN，皮肤，骨，ST，BM，肺，脾，肝 | LN，骨，ST，GI，皮肤 | 皮肤 | LN，BM，肝脾 | 纵隔，颈部 LN |
| 肿瘤细胞生长模式 | 窦区、滤泡间或弥漫性分布 | 窦区、滤泡间，弥漫性 | 弥漫性 | 弥漫性 | 结节性、滤泡间，弥漫性 |
| 肿瘤细胞 | 形态多样，大的标志性细胞+ | 形态学变化不大，大的标志性细胞+ | 体积较大、多形性，间变性 | 大小中等和／或较大、多形性 | 散在的里德－斯德伯格氏细胞或变异性 |
| 免疫表型 | CD30+，ALK+，CD43±，EMA±，EBER− | CD30+，ALK−，CD43+，EMA±，EBER− | CD30+，CD4+，ALK−，EMA−，EBER− | CD3+，CD4+，CD8−，CD30−，ALK− | CD15±，CD30+，PAX5+，EBER± |
| ALK 重排 | + | − | − | − | − |
| 预后 | 良好 | 欠佳 | 良好 | 不良 | 良好 |

ALCL，间变性大细胞淋巴瘤；BM，骨髓；C，皮肤的；cHL，经典型霍奇金淋巴瘤；F，女性；GI，胃肠的；LN，淋巴结；M，男性；NOS，指"非特指型"；PTCL，外周 T 细胞淋巴瘤；ST，软组织。

# 五、原发性皮肤 CD4+ 小 / 中等大小 T 细胞淋巴组织增殖性疾病

原发性皮肤 CD4+ 小 / 中等大小 T 细胞淋巴组织增殖性疾病（PCS/M−TCLPD）是一种惰性 T 细胞病变，其特征为从小至中等大小的 CD4+ 多形性 T 细胞为主，几乎所有病例均表现为孤立性皮肤损害，缺乏蕈样肉芽肿典型的斑块和斑片[11]。

PCS/M−TCLPD 可发生于各年龄段，但最常见于成人。已有儿童病例的相关报道[12]。发病无性别倾向性。病变通常表现为单个斑块或结节，最常见于面部和颈部，其次为躯干上部和上肢。病变常无明显症状[11, 12]。

增殖性淋巴细胞中，CD3 和 CD4 的表达为阳性，而 CD8、CD30、细胞毒性分子及 EBER 的表达则为阴性。泛 T 细胞抗原（除 CD7 外）的缺失较为罕见。非典型 CD4+T 细胞可表达 PD1、BCL−6（表达程度不一）及 CXCL13，提示其可能源自 T 滤泡辅助细胞。Ki67 增殖指数通常介于 5% ~ 20% 的范围[11]。

大多数病例中可检测到单克隆 T 细胞受体（TCR）基因重排。未发现特定的遗传异常。患者预后良好。治疗方案包括病灶内类固醇注射、手术切除及放射治疗。局部复发的发生率较低[11, 12]。

# 六、儿童系统性EB病毒（EBV）阳性T细胞型淋巴瘤

儿童系统性EB病毒（EBV）阳性T细胞淋巴瘤（既往称为儿童系统性EBV阳性淋巴增殖性疾病）是一种严重威胁儿童和青少年生命的疾病[1, 13]。该病在亚洲的发病率最高，主要分布于日本、中国大陆以及台湾地区。在墨西哥及中南美洲也有相关文献报道[1, 13]。其特征为感染EBV的细胞毒性T细胞呈克隆性增殖。多数病例在初次急性EBV感染后不久发生[1]。这种疾病可与侵袭性NK细胞白血病有一定的相似性[14, 15]。少数病例与慢性活动性EB病毒感染（CAEBV）有关[1]。临床表现包括发热、全血细胞减少、皮疹、肝脾肿大及淋巴结肿大等。该疾病进展迅速，常导致多脏器功能衰竭、败血症及死亡。肝脏和脾脏是最常见的受累部位，其次为淋巴结、骨髓、皮肤及肺[1, 13 - 15]。

浸润性T细胞通常较小，且无明显细胞学异型性。然而，已有研究表明存在多形性中等大小至较大的淋巴细胞，细胞核不规则，且常见有丝分裂象[1, 13]。肝脏表现出明显的门静脉及窦周浸润、胆汁淤积、脂肪变性和坏死。脾脏的白髓减少，伴明显的窦状隙及结节性T淋巴细胞浸润。淋巴结通常结构完整，窦腔开放，副皮质区扩张，伴非典型淋巴样细胞浸润。常伴有噬血细胞综合征。血液内可激活的淋巴细胞增多。肿瘤细胞通常为CD2+、CD3+、TIA-1+及EBER+，但CD56-。多数继发于急性原发性EB病毒（EBV）感染的病例均为CD8阳性[1, 13 - 15]。由慢性活动性EB病毒感染（CAEBV）所诱发的病例均为CD4阳性[1, 13]。分子分析显示存在克隆性T细胞受体基因重排。目前尚未发现重复性细胞遗传学异常[1, 13]。大多数病例进展迅猛，常在确诊后的数天至数周内死亡[1, 13-15]。

# 参考文献

1. Perkins SL. Pediatric mature T-cell and NK-cell non-Hodgkin lymphomas. In Proytcheva MA, ed. Diagnostic pediatric hematopathology. Cambridge: Cambridge University Press; 2011:429–64.

2. Falini B, Lamant-Rochaix L, Campo E, Jeffe ES, Gascoyne RD, Stein H, et al. Anaplastic large cell lymphoma, ALK-positive. In Swerdlow SH, Campo E, Harris NL, et al., eds. WHO classification of tumours of haematopoietic and lymphoid tissue. Revised 4th ed. Lyon: IARC Press; 2017:413–18.

3. Meltesen L, et al. Dual ALK and MYC rearrangements leading to an aggressive variant of anaplastic large cell lymphoma. J Pediatr Hematol/Oncol. 2013 Jul 1; 35(5): e209–e213.

4. Feldman AL, Harris NL, Stein H, Campo E, Kinney MC, Jeffe ES, et al. Anaplastic large cell lymphoma, ALKnegative. In Swerdlow SH, Campo E, Harris NL, et al., eds. WHO classification of tumours of haematopoietic and lymphoid tissue. Revised 4th ed. Lyon: IARC Press; 2017:418–21.

5. Lamant-Rochaix L, Feldman AL, Delsol G, Brousset P. Anaplastic large cell lymphoma, ALK positive and ALK negative. In Jaffe E, Arber DA, Campo E, et al., eds. Hematopathology. 2nd ed. Philadelphia, PA: Elsevier; 2017:673–91.

6. Ferreri AJ, Govi S, Pileri SA, Savage KJ. Anaplastic large cell lymphoma, ALK-negative. Crit Rev Oncol/Hematol. 2013 Feb 1; 85(2): 206–15.

7. Chan JKC, Quintanilla-Martinez L, Ferry JA. Extranodal NK/T-cell lymphoma, nasal type. In Swerdlow SH, Campo E, Harris NL, et al., eds. WHO classification of tumours of haematopoietic and lymphoid tissue. Revised

4th ed. Lyon: IARC Press; 2017:368–71.

8. Wilberger AC, Liang X. Primary nonanaplastic peripheral natural killer/T-cell lymphoma in pediatric patients: An unusual distribution pattern of subtypes. Pediatr Dev Pathol. 2019 Mar; 22(2): 128–36.

9. Pileri SA, Weisenburger DD, Sng I, Nakamura S, Muller Hermelink HK, Chan WC, Jaffe ES. Peripheral T-cell lymphoma, NOS. In Swerdlow SH, Campo E, Harris NL, et al., eds. WHO classification of tumours of haematopoietic and lymphoid tissue. Revised 4th ed. Lyon: IARC Press; 2017:403–7.

10. Mellgren K, Attarbaschi A, Abla O, Alexander S, Bomken S, Bubanska E, et al. Non-anaplastic peripheral T cell lymphoma in children and adolescents: An international review of 143 cases. Ann Hematol. 2016 Aug; 95(8): 1295–305.

11. Gaulard P, Berti E, Willemze R, Petrella T, Jaffe ES. Primary cutaneous CD4+ small/medium T-cell lymphoproliferative disorder. In Swerdlow SH, Campo E, Harris NL, et al., eds. WHO classification of tumours of haematopoietic and lymphoid tissue. Revised 4th ed. Lyon: IARC Press; 2017:401–2.

12. Beltraminelli H, Leinweber B, Kerl H, Cerroni L. Primary cutaneous CD4+ small-/medium-sized pleomorphic T-cell lymphoma: A cutaneous nodular proliferation of pleomorphic T lymphocytes of undetermined significance? A study of 136 cases. Am J Dermatopathol. 2009 Jun 1; 31 (4): 317–22.

13. Quintanilla-Martinez L, Ko Y-H, Kimura H, Jaffe ES. EBVpositive T-cell and NK-cell lymphoproliferative diseases of childhood. In Swerdlow SH, Campo E, Harris NL, et al., eds. WHO classification of tumours of haematopoietic and lymphoid tissue. Revised 4th ed. Lyon: IARC Press; 2017:355–63.

14. Portsmore S, Chakravorty S, Oppong E, Ahmad R, Bain BJ. Systemic EBV-positive lymphoproliferative disease of childhood. Am J Hematol. 2015 Apr; 90(4): 355.

15. Chen G, Chen L, Qin X, Huang Z, Xie X, Li G, Xu B. Systemic EBV-positive lymphoproliferative disease of childhood with hemophagocytic syndrome. Int J Clin Exp Pathol. 2014 Sep 15; 7(10): 7110–33. eCollection 2014.

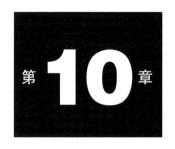

# 第10章 霍奇金淋巴瘤

Xiayuan Liang

霍奇金淋巴瘤（HL）包括两种B系淋巴瘤在形态学、免疫表型以及临床特征方面均存在显著差异亚型——经典型霍奇金淋巴瘤（cHL）和结节性淋巴细胞为主型的霍奇金淋巴瘤（NLPHL）[1-5]。霍奇金淋巴瘤（HL）通常累及淋巴结，由少量较大的异型单核和多核肿瘤细胞[霍奇金细胞、Reed-Sternberg（RS）细胞、淋巴细胞和组织细胞（L&H）细胞]组成，伴良性炎症表现，伴或不伴丰富的带状和/或更弥漫的胶原纤维化[1]。

霍奇金淋巴瘤（HL）有两个发病高峰（15~34岁及60岁之后）[1, 2]。大多数儿童患者为青少年。免疫缺陷和自身免疫性淋巴增殖综合征的患者患霍奇金淋巴瘤（HL），的发病率增加[2, 4]。典型霍奇金淋巴瘤（cHL）与EB病毒的相关性已有大量文献报道[1, 2, 5]。

## 一、经典型霍奇金淋巴瘤

经典型霍奇金淋巴瘤（cHL）有四种组织学亚型，它们的肿瘤细胞具有一些共同的形态学及免疫学特征（CD15+、CD20−、CD30+、CD45−、PAX-5呈弱阳性、PU-1−、BOB.1及OCT-2常为阴性），但在肿瘤细胞的生长模式及炎症细胞的构成上四种亚型又存在差异[1, 2, 6]。

### （一）结节硬化型

在西方国家结节硬化（NS）型是cHL最常见的亚型，约占全部cHL病例的70%[2, 6]。纵隔常受累。其显著特征为结节性生长，伴肿瘤细胞的斑片状分布，及相关的纤维化和/或硬化形成的致密胶原带（图10.1）[2, 6]。通常还伴有明显的包膜纤维化。淋巴瘤中含有数量不等的RS细胞及其变异型（陷窝细胞和干尸细胞），及其他炎症细胞（小淋巴细胞、嗜酸性粒细胞、浆细胞、组织细胞及中性粒细胞）。在一些NS病例中，EBV可为阳性[2, 5, 6]。

### （二）混合细胞型

混合细胞型（MC）约占cHL的20%~25%，且常呈EBV阳性[2, 5, 6]。此亚型的显著特征为弥漫性生长模式，同时也可见滤泡间生长模式（见图10.2）。肿瘤细胞均匀分布。RS细胞的外观典型，陷窝细胞较少。伴有与NS亚型相似的炎症细胞[2, 6]。

### （三）淋巴细胞富集型

淋巴细胞富集（LR）型约占所有cHL的5%，在临床及形态学层面与结节性淋巴细胞为主型的霍奇金淋巴瘤（NLPHL）颇为相似（图10.3）[2, 6, 7]。其有两种生长模式：（1）常见的结节状模式，表现为许多结节中含有残留的小的良性生发中心，且肿瘤细胞位于滤泡的套区内部或边缘；（2）罕见的弥漫性模式。主要的肿瘤细胞为RS细胞。小B淋巴细胞构成炎症背景，嗜酸性粒细胞和粒细胞缺失或罕见[2, 6, 8]。

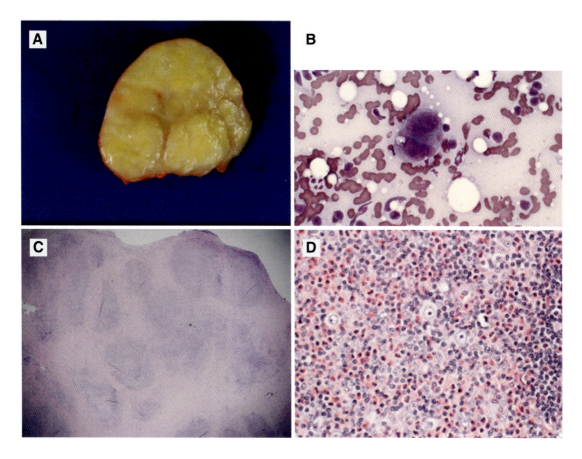

图 10.1 经典型霍奇金淋巴瘤的 NS 亚型。
A. 颈部淋巴结的大体观照片显示瘤体体积较大且结节明显。
B. 淋巴结的触印片显示一个 RS 细胞，此细胞体积大，胞质丰富，呈双核"猫头鹰眼"状，核仁明显（Wright–Giemsa 染色，400 倍放大）。
C. 淋巴结活检结果显示，致密的胶原带将淋巴结分割成结节（H & E 染色，20 倍放大）。
D. 高倍镜下可见包括小淋巴细胞、嗜酸性粒细胞和组织细胞的炎症反应，其中散在具有明显嗜酸性核仁的大单核霍奇金细胞（H&E 染色，400 倍放大）。
E. 霍奇金细胞的 CD15 染色阳性，表现为膜染色模式（CD15 免疫染色，400 倍放大）。
F. 霍奇金细胞的 CD30 染色阳性，表现为高尔基体和膜染色模式（CD30 免疫染色，400 倍放大）。
G. 霍奇金细胞的 CD45 染色阴性（CD45 免疫染色，400 倍放大）。
H. 霍奇金细胞的 PAX–5 染色呈现弱阳性（PAX–5 免疫染色，400 倍放大）。

## （四）淋巴细胞耗竭亚型

淋巴细胞耗竭（LD）型较为罕见，在所有 cHL 中占比 <2%[2, 6, 7]。其在发展中国家更为常见，与 HIV 感染等免疫功能，EBV 常为阳性[4, 5]。此亚型具有弥漫性生长模式富含 RS 细胞和 / 或非肿瘤性淋巴细胞减少（图 10.4）。由于大量多形性 RS 细

胞的存在，可出现肉瘤样的外观。有时表现为弥漫性纤维化，伴有散在的 RS 细胞和少量淋巴细胞[2, 6]。

在 cHL 中未发现复发性染色体异常[1, 2, 6]。细胞遗传学检查常可见复杂的染色体核型，伴有非整倍体和超四倍体。染色体拷贝数的改变似乎在 cHL 较为常见，在病例中占 20% 以上。存在 2p、9p、16p、17q、

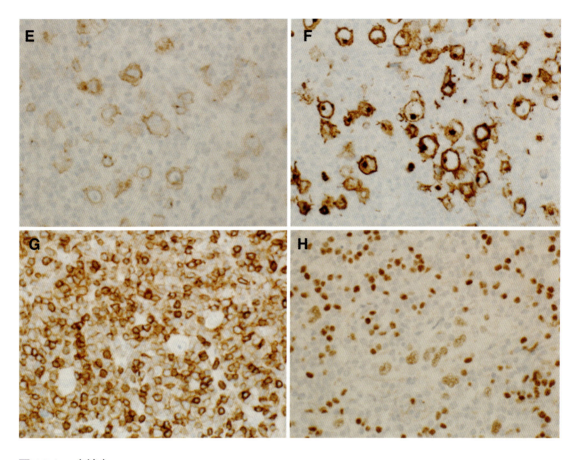

图 10.1 （续）

19q 和 20q 的增加，及 6q、11q 和 13q 的缺失[1, 2, 6]。

目前，通过现代的多药联合化疗及优化放疗，cHL 基本可治愈。其预后取决于肿瘤的分期。近年来，CD30 靶向性抗体 – 药物偶联物维布妥昔单抗已用于治疗复发 / 难治性 cHL[1, 2, 6, 8]。

## 二、结节性淋巴细胞为主型霍奇金淋巴瘤

结节性淋巴细胞为主型的霍奇金淋巴瘤（NLPHL）约占全部霍奇金淋巴瘤（HL）病例的 10%[3, 7]，其显著特征为小淋巴细胞呈结节样或结节样与弥漫样混合增殖，并伴有散在的单个大肿瘤细胞，其呈爆米花样外观称为 L&H 细胞（参见图 10.5）[3]。肿瘤性的 L&H 细胞非常大，其特征为有具备明显的核分叶、泡状染色质，及多个常位于周边的小的嗜双色性核仁。瘤内常见扩展的滤泡树突状细胞（FDC）网状结构。肿瘤性的 L&H 细胞表达 CD20、CD79a、PAX–5、BOB.1、OCT–2、PU.1 及 CD45，有时会表达 EMA，但 CD15 为阴性。通常情况下，L&H 细胞中不表达 CD30，但在极少数情况下可为阳性。此外，L&H 细胞通常被 PD-1[+] 和 CD57[+] 的 T 细胞包绕[2, 3, 8, 9]。

目前已报道了 NLPHL 六种不同的生长模式。模式 A 是经典的富含 B 细胞的结节型模式。模式 B 是蜿蜒结节型模式。模式 C 是伴明显的结节外 LP 细胞的结节型模式。模式 D 是富含 T 细胞的结节型模式。模式

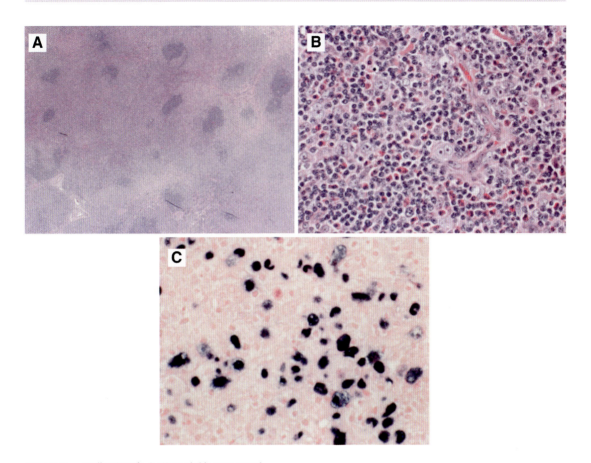

图 10.2 经典型霍奇金淋巴瘤的 MC 亚型。
A. 淋巴结活检显示滤泡间区扩张（H&E 染色，20 倍放大）。
B. 由小淋巴细胞、嗜酸性粒细胞、组织细胞及浆细胞构成混合性炎症的表现（H&E 染色，400
   倍放大），其中散在分布大 RS 细胞，双核且伴有明显的嗜酸性核仁。
C. RS 细胞及变异体中可检测到 EBV（原位杂交 EBER，400 倍放大）。

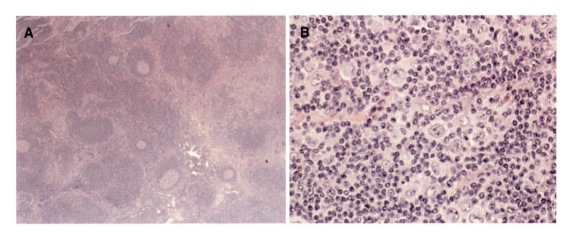

图 10.3 经典型霍奇金淋巴瘤的 LR 亚型。
A. 淋巴结活检显示淋巴结的结构保存良好（H&E 染色，20 倍放大）。
B. 高倍镜下可见少量 RS 细胞被小淋巴细胞包围（H&E 染色，400 倍放大）。

E 与富含 T 细胞 / 组织细胞的大 B 细胞淋巴瘤（THRLBCL）相似。模式 F 是弥散性富含 B 细胞的模式[3, 9]。

NLPHL 主要与 THRLBCL 鉴别诊断，因为这两种淋巴瘤的治疗方法及预后不同[2, 3, 10]。THRLBCL 患者常为高级别，而 NLPHL 往往为局灶性。提示可能为 NLPHL 的弥漫性病变的形态学特征包括任何结节状病变、伴大量小 B 细胞、扩展且紊乱的树突状细胞网，肿瘤细胞可表达免疫球蛋白 D，这可为 NLPHL 的特征表现[2, 3, 10]。

历史上 NLPHL 患者的治疗是基于 cHL 的治疗手段。近期，由于临床表现以及潜在的生物学差异，二者的治疗方式有所不同[2, 3]。

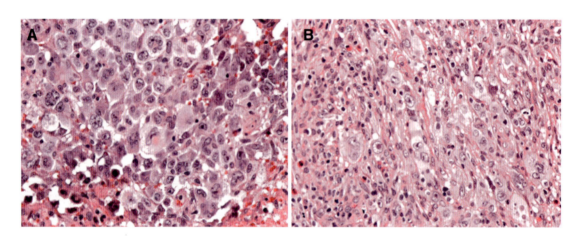

图 10.4　经典型霍奇金淋巴瘤的 LD 亚型。
A. 淋巴结活检结果表明，霍奇金细胞呈片状分布其中，混有少量小淋巴细胞（H&E 染色，400 倍放大）。
B. 在明显的纤维基质中可见霍奇金细胞与干尸细胞，伴有成纤维细胞增生（H&E 染色，400 倍放大）。

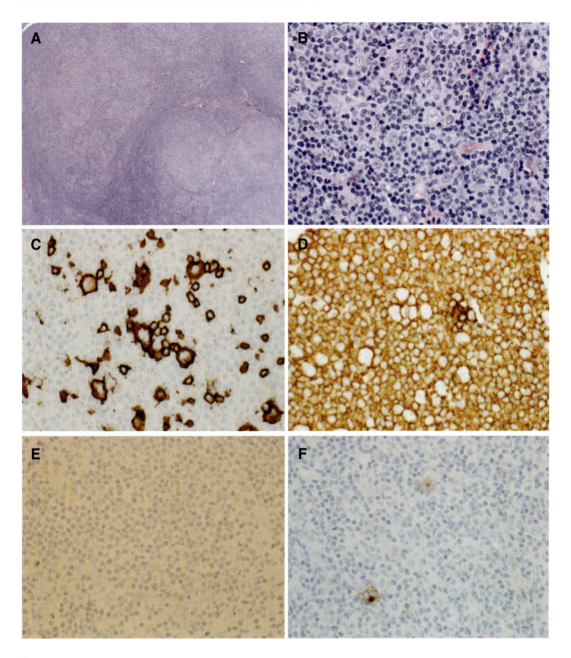

图 10.5 NLPHL。
A. 淋巴结活检显示细腻的结节生长模式（H&E 染色，20 倍放大）。
B. 在小淋巴细胞中可见少量爆米花样细胞，其核呈分叶状伴有小核仁（H&E 染色，400 倍放大）。
C. 爆米花样细胞的 CD20 表达阳性（CD20 免疫染色，400 倍放大）。
D. 爆米花样细胞的 CD45 表达阳性（CD45 免疫染色，400 倍放大）。
E. 爆米花样细胞的 CD30 表达阴性（CD30 免疫染色，400 倍放大）。
F. 爆米花样细胞的 EMA 表达阳性（EMA 免疫染色，400 倍放大）。
G. 爆米花样细胞的 BOB.1 表达阳性（BOB.1 免疫染色，400 倍放大）。
H. 爆米花样细胞的 OCT-2 表达阳性（OCT-2 免疫染色，400 倍放大）。
I. 爆米花样细胞的 PU.1 表达呈弱阳性（PU.1 免疫染色，400 倍放大）。
J. CD57 阳性细胞环绕爆米花样细胞，形成玫瑰花样的结构（CD57 免疫染色，400 倍放大）。
K. PD-1 阳性细胞环绕爆米花样细胞，形成玫瑰花样的结构（PD-1 免疫染色，400 倍放大）。

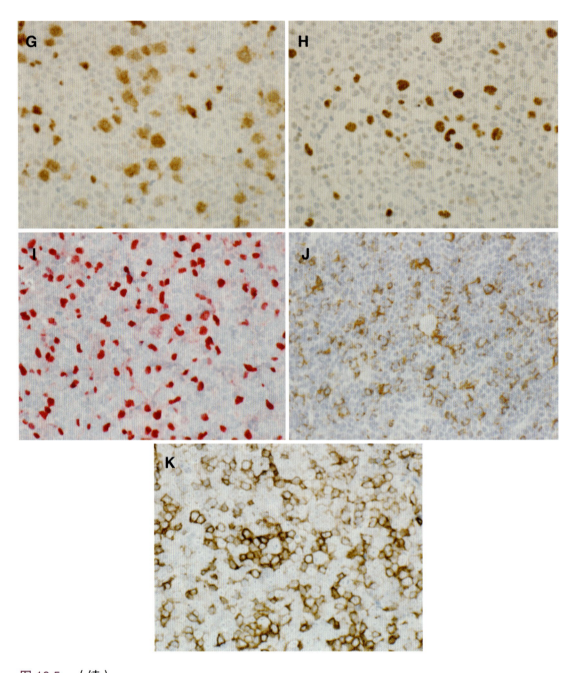

图 10.5 （续）

# 参考文献

1. Stein H, Pileri SA, Weiss LM, Poppema S, Gascoyne RD, Jaffe ES. Hodgkin lymphomas. In Swerdlow SH, Campo E, Harris NL, et al., eds. WHO classification of tumours of haematopoietic and lymphoid tissue. Revised 4th ed. Lyon: IARC Press; 2017:424–30.

2. Mihaela O. Hodgkin lymphomas. In Proytcheva MA, ed. Diagnostic pediatric hematopathology. Cambridge: Cambridge University Press; 2011:465–83.

3. Stein H, Swerdlow SH, Gascoyne RD, Popperma S, Jaffe ES, Pileri SA. Nodular lymphocyte predominant Hodgkin lymphoma. In Swerdlow SH, Campo E, Harris NL, et al., eds. WHO classification of tumours of haematopoietic and lymphoid tissue. Revised 4th ed. Lyon: IARC Press; 2017:431–4.

4. Shiels MS, Koritzinsky EH, Clarke CA, Suneja G, Morton LM, Engels EA. Prevalence of HIV infection among US Hodgkin lymphoma cases. Cancer Epidemiol Prev Biomark. 2014 Feb 1; 23(2): 274–81.

5. Zhou XG, Sandvej K, Li PJ, Ji XL, Yan QH, Zhang XP, et al. Epstein-Barr virus (EBV) in Chinese pediatric Hodgkin disease: Hodgkin disease in young children is an EBVrelated lymphoma. Cancer. 2001 Sep 15; 92(6): 1621–31.

6. Stein H, Piler SA, MacLennan KA, Poppema S, Guenova M, Gascoyne RD, Jaffe E. Classical Hodgkin lymphoma. In Swerdlow SH, Campo E, Harris NL, et al., eds. WHO classification of tumours of haematopoietic and lymphoid tissue. Revised 4th ed. Lyon: IARC Press; 2017:435–42.

7. Morton LM, Wang SS, Devesa SS, Hartge P, Weisenburger DD, Linet MS. Lymphoma incidence patterns by WHO subtype in the United States, 1992–2001. Blood. 2006 Jan 1; 107(1): 265–76.

8. Shimabukuro-Vornhagen A, Haverkamp H, Engert A, Balleisen L, Majunke P, Heil G, et al. Lymphocyte-rich classical Hodgkin's lymphoma: Clinical presentation and treatment outcome in 100 patients treated within German Hodgkin's study group trials. J Clin Oncol. 2005 Aug 20; 23(24): 5739–45.

9. Fan Z, Natkunam Y, Bair E, Tibshirani R, Warnke RA. Characterization of variant patterns of nodular lymphocyte predominant Hodgkin lymphoma with immunohistologic and clinical correlation. Am J Surg Pathol. 2003 Oct 1; 27(10): 1346–56.

10. Franke S, Wlodarska I, Maes B, Vandenberghe P, Achten R, Hagemeijer A, De Wolf-Peeters C. Comparative genomic hybridization pattern distinguishes T-cell/histiocyte-rich B-cell lymphoma from nodular lymphocyte predominance Hodgkin's lymphoma. Am J Pathol. 2002 Nov 1; 161(5): 1861–7.

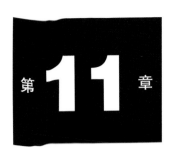

# 第11章 移植后淋巴细胞增殖性疾病

Xiaynan Liang

移植后淋巴细胞增殖性疾病（PTLD）是一类异质性淋巴细胞及浆细胞增殖性疾病，常由实体器官或造血干细胞移植后的免疫抑制引起[1-5]。PTLD的表现多样，包括EB病毒（EBV）驱动的多克隆增殖及EBV阳性或阴性的单克隆增殖，这些增殖与免疫功能正常个体的B细胞淋巴瘤，T/自然杀伤（NK）细胞淋巴瘤较少见或经典型霍奇金淋巴瘤（cHL）（较少见）难以区分[1]。

PTLD在儿童中的发生率高于成人，因儿童在进行移植时，EBV血清阴性更为常见[1, 2]。大多数PTLD与EBV感染相关。EBV阴性的PTLD较为罕见，常发生于移植后较晚阶段，且比EBV阳性病例，更倾向于单形性[1]。

PTLD几乎可以发生于身体的任何部位。其组织病理学表现具有异质性和复杂性。2016年WHO将PTLD分为四类[1]。

非破坏性PTLD在儿童中更为常见，且常无EB病毒（EBV）既往感染史。其常累及咽淋巴（Waldeyer）环或淋巴结。可在免疫抑制程度降低时自行消退，或通过手术切除。然而，IM型PTLD可能致命[1]。

在形态学上，PH型及旺盛性滤泡增生型PTLD（图11.1）均无特异性表现。诊断需要根据是否存在肿块和/或明显的EBV阳性表现来判断。PH型PTLD的特征为淋巴组织结构基本得以保留，滤泡间区存在大量浆细胞、小淋巴细胞，偶有呈带状分布的免疫母细胞。IM样PTLD与典型的IM难以区分，表现为滤泡间区扩张及在T细胞和浆细胞中存在大量免疫母细胞（图11.2），可能存在坏死。旺盛性滤泡增生性PTLD表现为肿块状，其具有明显的滤泡增生，滤泡大小和形状各异，但无IM的证据。遗传学上，非破坏性PTLD常为多克隆性[1, 6]。

## 一、非破坏性移植后淋巴细胞增殖性疾病

非破坏性移植后淋巴细胞增殖性疾病（PTLD）是指同种异体移植受者中发生的淋巴细胞与浆细胞增殖，其特征是受累组织的结构得以留存，且无恶性淋巴瘤的诊断特征。其分为三种亚型——（1）旺盛性滤泡增生型；（2）浆细胞增生（PH）型；（3）传染性单核细胞增多症（IM）型[1, 6]。

## 二、多形性移植后淋巴细胞增殖性疾病

多形性移植后淋巴细胞增殖性疾病（P-PTLD）是儿童中最常见的PTLD类型[1, 2]。该病常继发于原发性EBV感染。P-PTLD表现为淋巴结结构的破坏或形成破坏性的结外肿块（图11.3）。P-PTLD在组织学上呈异质性，由小至中等大小的淋巴细胞、浆细胞及免疫母细胞组成，其与免疫功能

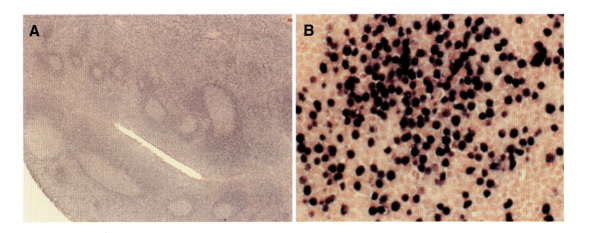

图 11.1 非破坏性 PTLD，旺盛性滤泡增生型。
A. 患者 18 岁，为心脏同种异体移植物受者，其扁桃体活检显示，淋巴滤泡增生，且大小和形状存在差异（H&E 染色，40 倍放大）。
B. 显色原位杂交显示 EB 病毒编码的小 RNA（EBER）阳性（原位杂交 EBER，400 倍放大）。

正常个体发生的任何类型的淋巴瘤均不同。病变中可能存在坏死区或者有丝分裂相。

　　免疫表型上，P-PTLD 中 B 细胞与 T 细胞混合存在，数量通常较多。常可见 CD30 的表达。EBV 感染明显[2, 4]。在 P-PTLD 中，常可检测到 B 细胞轻链的限制性表达，但在某些病例中可能为阴性。免疫抑制水平的降低可使部分病例的病变消退；但其他病例中可能出现进展，需根据淋巴瘤样的类型进行治疗[1]。

# 三、单形性移植后淋巴细胞增殖性疾病

　　单形性移植后淋巴细胞增生性疾病（M-PTLD）符合免疫功能正常个体的 B 细胞或 T/NK 细胞肿瘤（滤泡性淋巴瘤等小 B 细胞淋巴肿瘤除外）的诊断标准[1]。在儿童中，单形性 B 细胞移植后淋巴细胞增生性疾病（PTLD）主要表现为移植后弥漫性大 B 细胞淋巴瘤（图 11.4）或 Burkitt 淋巴瘤（图 11.5）（DLBCL>BL）[1]。与 PTLD 相关的浆细胞肿瘤在儿童患者中极为罕见[7]。需注意

的是，B 细胞型 M-PTLD 可能并非由单一细胞类型组成，由于可能存在一定程度的异质性，包括转化细胞、浆细胞分化以及 Reed-Sternberg 样细胞。病变中可能存在坏死[1]。多数病例中可检测到 EBV 感染。EBV 阴性的 B 细胞型单形性 M-PTLD 较为少见，且常在移植后较晚的时间出现[1, 3]。肿瘤细胞表达 B 细胞相关抗原（CD19、CD20、CD79a 以及 PAX-5）。在儿童病例中，CD10 与 BCL-6 均为阳性。几乎所有病例都可见免疫球蛋白轻链限制性表达以及克隆性 IG 基因重排。BL 型 M-PTLD 存在 MYC-IG 基因重排。M-PTLD 中的 DLBCL 型的遗传异常多样，常表现为复杂核型[1]。

　　单形性 T/NK 细胞型 PTLD 较为少见。多数病例表现为结外病变，有时伴有淋巴结肿大。T/NK-PTLD 与免疫功能正常个体中的 T/NK 细胞淋巴瘤具有相似特征。肿瘤细胞表达泛 T 细胞抗原，有时也表达 NK 细胞相关抗原。根据肿瘤类型的不同，可能表达 CD4 或 CD8、CD30、ALK-1 及 αβ 或 γδ T 细胞受体（TCR）。约三分之一的病例中可检测出 EBV 阳性。来源于 T 细

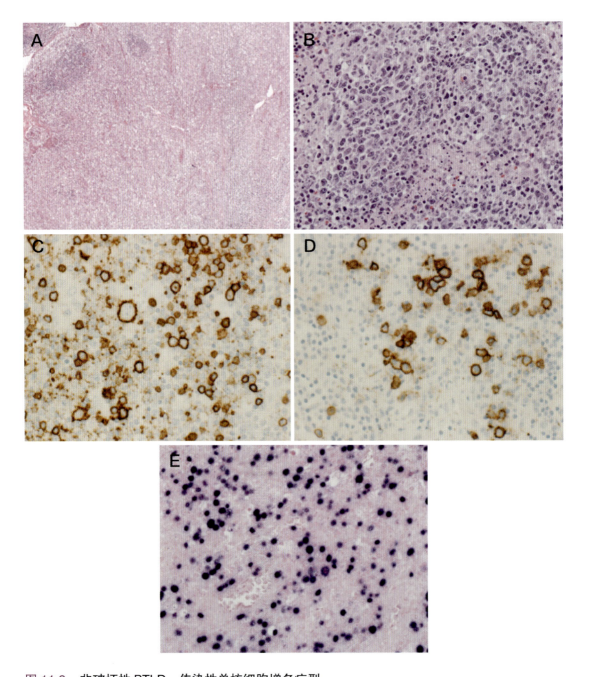

图 11.2　非破坏性 PTLD，传染性单核细胞增多症型。

A. 患儿 14 岁，肝脏同种异体移植物受者，扁桃体活检结果显示明显的滤泡间区扩张（H&E 染色，40 倍放大）。

B. 高倍镜下可见大量转化的大细胞及局灶性坏死（H&E 染色，40 倍放大）。

C. 大型转化细胞呈现 CD20 为阳性（CD20 免疫组化染色，400 倍放大）。

D. 病变中存在大量浆细胞，这些细胞的 CD138 为阳性（CD138 免疫组化染色，400 倍放大）。

E. 显示大量 EBV（EBER）显色原位杂交阳性的细胞（EBER 原位杂交，400 倍放大）。

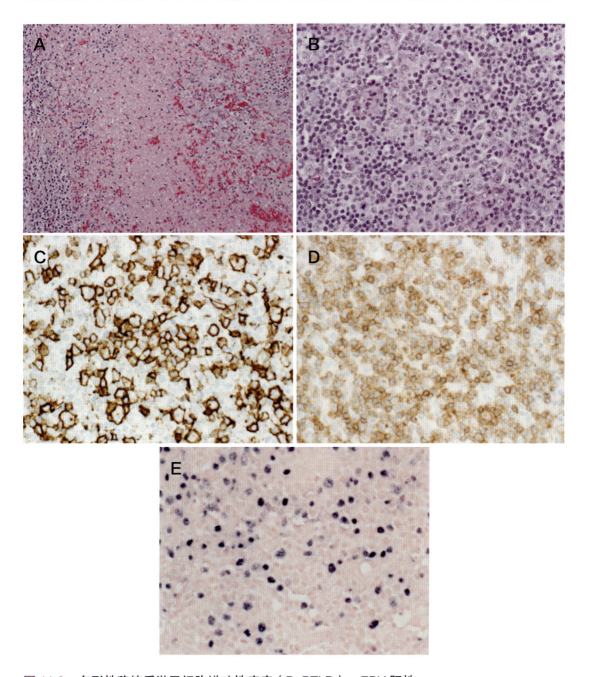

图 11.3 多形性移植后淋巴细胞增殖性疾病（P-PTLD），EBV 阳性。
A. 患者 17 岁，肾脏同种异体移植物受者，淋巴结活检显示局灶性坏死（H&E 染色，200 倍放大）。
B. 涂片可见大小和形状各异的淋巴细胞，伴有大量大的转化细胞，及少量有丝分裂相（H&E 染色，400 倍放大）。
C. CD20 显示大小和形态各异的 B 细胞（CD20 免疫染色，400 倍放大）。
D. CD3 染色显示 T 细胞。其中，多数细胞的体积较小（CD3 免疫染色，400 倍放大）。
E. 涂片可见大量 EBV（EBER）原位杂交阳性细胞（EBER 原位杂交，400 倍放大）。

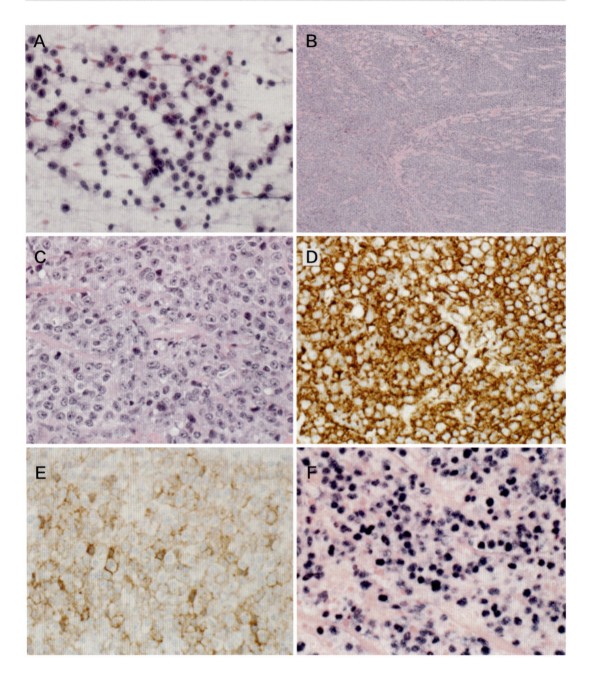

图 11.4 单形性移植后淋巴细胞增殖性疾病（M–PTLD），弥漫性大 B 细胞淋巴瘤（DLBCL），EB 病毒阳性。

A. 患儿，女，6 岁，于 3 岁时接受了心脏移植。目前胸部出现了一个软组织肿块。病变触印涂片显示一群松散分布的非典型大淋巴细胞，细胞核为圆形至椭圆形，染色质疏松，核仁明显，细胞质中等（H & E 染色，400 倍放大）。

B. 低倍镜下显示弥漫性淋巴细胞浸润（H&E 染色，40 倍放大）。

C. 高倍镜下显示单形性大的肿瘤性淋巴细胞，细胞核呈椭圆形至不规则状，染色质呈泡状，核仁明显，细胞质中等至丰富，呈灰色（H & E 染色，400 倍放大）。

D. 大多数的细胞的 CD20 染色为阳性（CD20 免疫染色，400 倍放大）。

E. 部分大肿瘤细胞的 CD30 染色较弱且为异质性（CD30 免疫染色，400 倍放大）。

F. 大的肿瘤性淋巴样细胞呈 EBER 阳性（EBER 原位杂交，400 倍放大）。

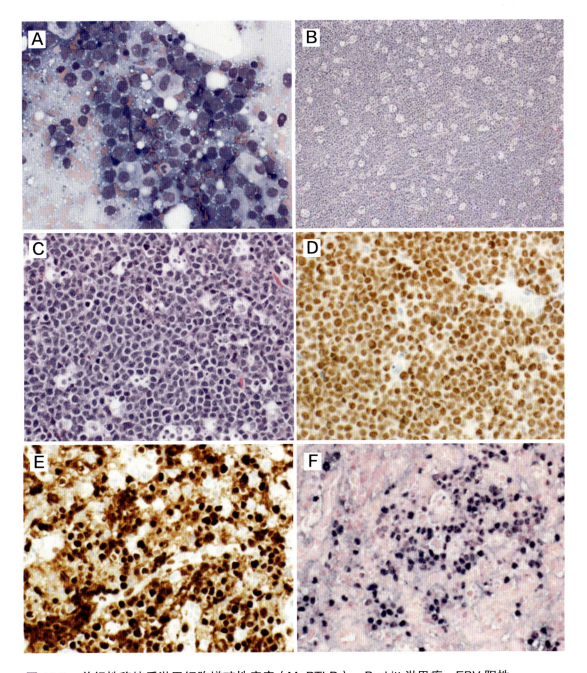

图 11.5　单行性移植后淋巴细胞增殖性疾病（M-PTLD），Burkitt 淋巴瘤，EBV 阳性。
A. 患儿，男，10 岁，于 3 岁时接受了肝移植。目前，其腹腔内淋巴结肿大。淋巴结活检的触印显示，
　存在松散分布的单形性中等大小的异型淋巴细胞，胞浆深蓝色，且具有细胞质空泡（Wright-
　Giemsa 染色，400 倍放大）。
B. 病变显示中等大小的淋巴细胞呈弥漫性浸润，伴有明显的"星空"模式（H&E 染色，40 倍放大）。
C. 高倍镜下可见，巨噬细胞中等大小的肿瘤性淋巴细胞，胞浆中等量，核仁不明显。混杂其中
　均一的吞噬坏死细胞碎片，形成"星空"模式（H&E 染色，400 倍放大）。
D. 肿瘤细胞的 PAX-5 染色阳性（PAX-5 免疫染色，400 倍放大）。
E. MIB-1 染色显示有丝分裂活性达 100%（MIB-1 免疫染色，400 倍放大）。
F. 肿瘤性淋巴细胞呈 EBV 阳性（采用 EBER 原位杂交，400 倍放大）。

胞的病例存在克隆性 TCR 基因重排[1]。

## 四、经典的霍奇金淋巴瘤型移植后淋巴细胞增殖性疾病

经典型霍奇金淋巴瘤移植后淋巴细胞增殖性疾病（cHL PTLD）是 PTLD 中最为罕见的类型，几乎总与 EBV 相关（见图 11.6）[1, 8]。这些病变常为混合细胞型。由于在其他类型的 PTLD 中或许可见 Reed-Sternberg 样细胞，经典型霍奇金淋巴瘤（cHL）的诊断必须基于形态学及免疫表型特征包括 CD15 和 CD30 的表达。与免疫功能正常个体的 cHL 相比，cHL PTLD 更可能表达 B 细胞相关抗原[1, 8]。

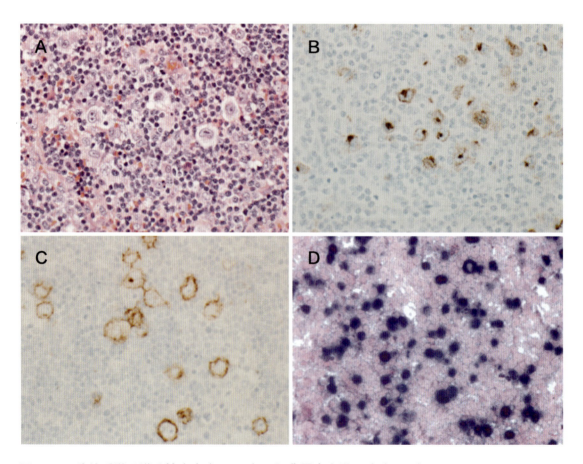

图 11.6　移植后淋巴增殖性疾病（PTLD），经典霍奇金淋巴瘤（cHL）。
A. 患者，男 16 岁，于肝脏移植术后 7 年出现纵隔肿块。活检结果显示，混合的炎症细胞存在 Reed-Sternberg 细胞和霍奇金细胞（H & E 染色，400 倍放大）。
B. 肿瘤细胞的 CD15 染色为阳性（CD15 免疫染色，400 倍放大）。
C. 肿瘤细胞的 CD30 染色为阳性（CD30 免疫染色，400 倍放大）。
D. 肿瘤细胞及反应性淋巴细胞均 EBER 阳性（EBER 原位杂交，400 倍放大）。

# 参考文献

1. Swerdlow SH, Webber SA, Chadburn A, Ferry LA. Posttransplant lymphoproliferative disorders. In Swerdlow SH, Campo E, Harris NL, et al., eds. WHO classification of tumours of haematopoietic and lymphoid tissue. Revised 4th ed. Lyon: IARC Press; 2017:453–62.

2. Abed N, Casper JT, Camitta BM, Margolis D, Trost B, Orentas R, Chang CC. Evaluation of histogenesis of B-lymphocytes in pediatric EBV-related post-transplant lymphoproliferative disorders. Bone Marrow Transplant. 2004 Feb; 33(3): 321–7.

3. Nelson BP, Nalesnik MA, Bahler DW, Locker J, Fung JJ, Swerdlow SH. Epstein-Barr virus-negative post-transplant lymphoproliferative disorders: A distinct entity? Am J Surg Pathol. 2000 Mar 1; 24(3): 375–85.

4. Liu L, Zhang X, Feng S. Epstein-Barr virus-related post-transplantation lymphoproliferative disorders after allogeneic hematopoietic stem cell transplantation. Biol Blood Marrow Transplant. 2018 Jul; 24(7): 1341–9.

5. Romero S, Montoro J, Guinot M, Almenar L, Andreu R, Balaguer A, et al. Post-transplant lymphoproliferative disorders after solid organ and hematopoietic stem cell transplantation. Leukemia Lymphoma. 2019 Jan 2; 60(1): 142–50.

6. Vakiani E, Nandula SV, Subramaniyam S, Keller CE, Alobeid B, Murty VV, Bhagat G. Cytogenetic analysis of B-cell posttransplant lymphoproliferations validates the World Health Organization classification and suggests inclusion of florid follicular hyperplasia as a precursor lesion. Hum Pathol. 2007 Feb 1; 38(2): 315–25.

7. Epperly R, Ozolek J, Soltys K, Cohen D, Goyal R, Friehling E. Treatment of pediatric plasma cell myeloma type post-transplant lymphoproliferative disorder with modern risk-directed therapy. Pediatr Blood Cancer. 2018 Oct; 65(10): e27283.

8. Adams H, Campidelli C, Dirnhofer S, Pileri SA, Tzankov A. Clinical, phenotypic and genetic similarities and disparities between post-transplant and classical Hodgkin lymphomas with respect to therapeutic targets. Expert Opin Ther Targets. 2009 Oct 1; 13(10): 1137–45.

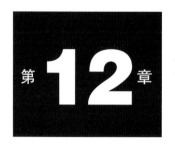

# 第12章 免疫缺陷相关淋巴增殖性疾病

Michele E. Paessler, Brian Lockhart, Soma Jyonouchi

免疫缺陷相关淋巴增殖性疾病（IA-LPD）包括多种病变，这些病变具有多种临床表现及基础疾病。可表现为良性淋巴细胞增殖和侵袭性淋巴瘤等。世界卫生组织（WHO）将免疫缺陷相关淋巴增殖性疾病（IA-LPD）大致分为四组：移植后淋巴增殖性疾病（PTLD）、与人类免疫缺陷病毒（HIV）相关的淋巴瘤、与原发性免疫疾病相关的淋巴增殖以及医源性淋巴增殖性疾病。本章重点讨论儿童常见的原发性免疫缺陷相关的 IA-LPD、与 HIV 相关的淋巴瘤以及医源性淋巴增殖性疾病。

## 一、与原发性免疫疾病相关的淋巴增殖

原发性免疫缺陷是一类遗传性的免疫系统功能紊乱性病症，可导致患者感染率上升，发生自身免疫性疾病及异常炎症反应等免疫失调，罹患恶性肿瘤[1]。1952年，Ogden Bruton 博士报道了首例原发性免疫缺陷案例，患者为一名年轻男性，反复发生侵袭性感染且体内完全缺乏 γ 球蛋白（Bruton 型无丙种球蛋白血症）。如今，原发性免疫缺陷病（PIDDs）包括多种且不断扩展的先天性免疫系统疾病，目前，其中所包括的疾病种类已超过 450 种。这些病症与 HIV 感染等继发性免疫缺陷，或者由化疗或免疫抑制剂等药物引发的免疫抑制有显著差异。

免疫系统的功能在于识别并消灭入侵的病原体，以确保宿主的生存。因此，PIDD 患者通常表现为反复的严重感染，常常需要住院治疗及静脉抗生素治疗。患者可能感染一些通常不会导致免疫功能正常的人群发生感染的罕见病原体，例如卡氏肺孢子菌（Pneumocystis jiroveci）、洋葱伯克霍尔德菌（Burkholderia cepacia）、黏质沙雷菌（Serratia marcenscens）等。

除了抗感染，免疫系统还要耐受宿主，并防止可能导致宿主损伤的过度免疫激活。事实上，许多 PIDDs 均与早发性自身免疫疾病或炎症性疾病的表现相关，例如肉芽肿或噬血细胞性淋巴组织细胞增生症。本章将探讨 PIDDs 的几种临床表现及病理特征。

### （一）免疫缺陷导致的综合征

#### 1. 共济失调毛细血管扩张症

共济失调毛细血管扩张症（AT）是一种常染色体隐性遗传的基因组不稳定性综合征，其特征为神经退行性病变、联合免疫缺陷、皮肤表现（如眼皮肤毛细血管扩张和皮肤肉芽肿），以及易患淋巴系统恶性肿瘤。AT 由位于 11q22.3 ～ 23.1 的共济失调毛细血管扩张突变基因（ATM）发生突变所致，此基因编码一种参与细胞周期稳态以及细胞应对 DNA 双链断裂和氧化应激反应的蛋白激酶。AT 可表现为经典型或高 IgM 型，后者为一类转换重组缺陷。高

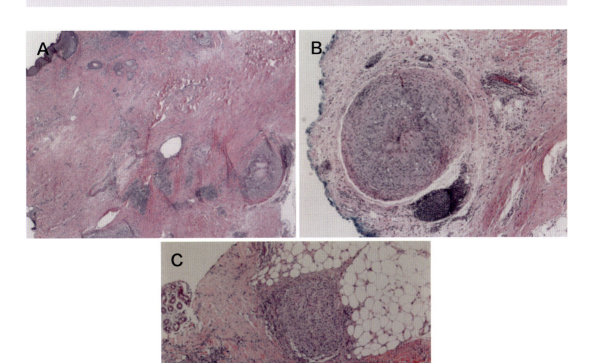

图 12.1　共济失调 – 毛细血管扩张症伴肉芽肿。患儿，男，14 个月，既往健康状况良好，开始出现平衡失调且频繁跌跤。诊断为脑性瘫痪。自 3 岁开始，他因 "反复发作的红眼病" 而接受医治，同时还出现皮肤结节。他的平衡功能障碍持续进展。神经科医师会诊，并且实验室检测结果显示其甲胎蛋白水平显著升高。基因检测结果确诊为共济失调 – 毛细血管扩张症。患儿皮肤的一个结节活检显示。表皮未见明显异常（A，H&E 染色，2.5 倍放大）。真皮及皮下组织显示存在非干酪性肉芽肿（B 和 C，H&E 染色，5 倍放大）。针对微生物所进行的特殊染色结果呈阴性（未显示）。

IgM 型约占 AT 患者的 10%。实验室检查显示，IgG 与 IgA 水平降低，IgM 水平升高，这与高 IgM 综合征相仿。高 IgM 型 AT 的一个显著特性是肝脏疾病，表现为非酒精性肝脂肪变性、纤维化和肉芽肿性疾病[2]。部分 AT 患者可能出现严重的非感染性皮肤肉芽肿，并可进展为溃疡性斑块[3]（图 12.1 ~ 12.4）。

### 2. Nijmegen 断裂综合征

Nijmegen 断裂综合征（NBS）是一种罕见的染色体不稳定性病症。作为一种因 NBN 基因突变引起的常染色体隐性综合征，可导致基因产物（nibrin）被截断，该基因产物参与了双链 DNA 断裂的修复。NBS 的特征包括小头畸形、面部畸形、身材矮小、对辐射敏感、反复感染及易患淋巴系统恶性肿瘤（见图 12.5 和 12.6）。

### 3. DiGeorge 综合征（又称 22q11.2 缺失综合征）

DiGeorge 综合征，又名 22q11.2 缺失综合征，系由 22 号染色体 22q11.2 区的杂合性缺失引起的。患者的临床表现多样，包

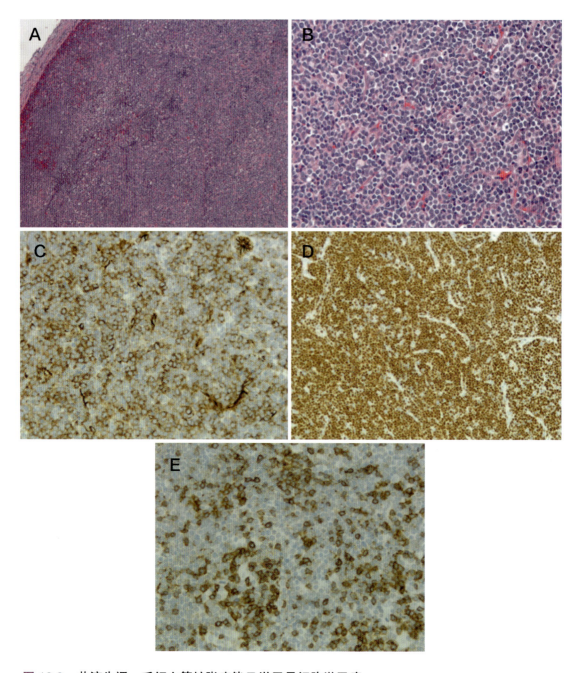

图 12.2　共济失调 – 毛细血管扩张症伴 T 淋巴母细胞淋巴瘤。

　　患儿，男，8 岁，诊断为 AT。颈部出现淋巴结肿大。活检结果显示正常的淋巴结结构被弥漫性单核细胞浸润所破坏（A，H & E 染色，5 倍放大）。这些细胞中等大小，胞浆稀少，细胞核呈圆形至轻度不规则形，染色质细腻，符合母细胞特征（B，H & E 染色，20 倍放大）。免疫组织化学检测结果显示，这些细胞 CD34（C，CD34 染色，20 倍放大）、TdT（D，TdT 染色，10 倍放大）以及 CD3（E，CD3 染色，20 倍放大）呈阳性，确诊为 T 淋巴母细胞淋巴瘤。

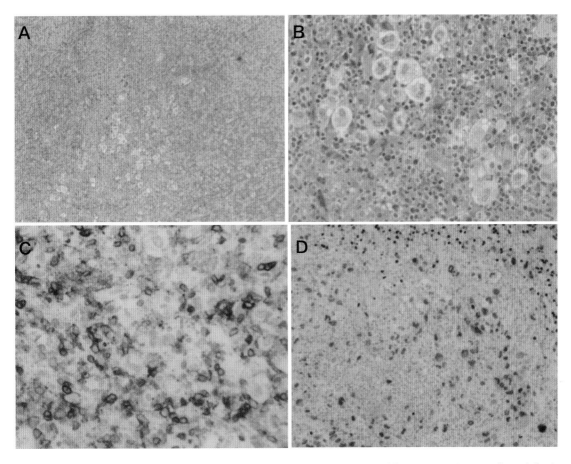

图 12.3 共济失调 – 毛细血管扩张症伴霍奇金淋巴瘤，EBER 阳性。患儿，女，13 岁，诊断为
AT。表现为纵隔肿块及锁骨上淋巴结肿大。淋巴结活检结果显示，正常的淋巴结结构被模糊的
结节所取代（A，H&E 染色，5 倍放大）。这些结节由 Reed–Sternberg（RS）细胞构成，同时
伴有淋巴细胞、组织细胞、中性粒细胞以及嗜酸性粒细胞形成的混合炎症表现（B，H&E 染色，
20 倍放大）。免疫组化（IHC）显示，RS 细胞对 CD45（C，CD45 染色，20 倍放大）呈阴性，
对 PAX5（D，PAX5 染色，5 倍放大）、CD30（E，CD30 染色，5 倍放大）、CD15（F，
CD15 染色，20 倍放大）以及 EBER（G，原位 EBER，20 倍放大）则呈现弱阳性。

括先天性心脏病、腭部畸形、免疫功能缺陷、
自身免疫性疾病及特异性面容。多数患者
出现的免疫缺陷及频繁感染，是由胸腺发
育不良 / 缺失进而导致 T 细胞发育受损所造
成（见图 12.7）。

## （二）联合免疫缺陷症

### 1. 高 IgM 综合征

高 IgM 综合征作为一种罕见的原发性
免疫缺陷，其显著特征表现为血清中 IgG、
IgA 及 IgE 的水平降低或缺失，而血清 IgM
水平正常或升高。其病因是 CD4$^+$T 细胞和
抗原呈递细胞之间的 CD40:–CD40 的交互
作用缺陷。迄今已报道了多种突变，包括
X 连锁遗传和常染色体显性 / 隐性遗传。患
者表现为反复感染及多种临床症状，包括
自身免疫和血液系统异常（尤为是中性粒
细胞减少）、淋巴增殖以及恶性肿瘤[4]（图
12.8）。

### 2. 重症联合免疫缺陷

重症联合免疫缺陷（SCID）是一组危
及生命的罕见遗传性免疫缺陷病症，其特

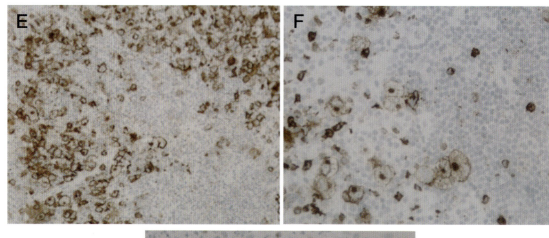

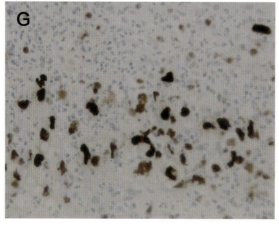

图 12.3 （续）

征是免疫系统存在严重缺陷，致使 T 细胞与 B 细胞缺失或功能障碍，从而影响细胞免疫和体液免疫。SCID 常在出生后的前六个月内发病，若未进行治疗，患儿会在第一年内死亡。患者通常表现为由细菌感染和真菌所导致的机会性感染。根据 T 细胞、B 细胞和 NK 细胞的存在情况，SCID 主要分为四大类。多种基因突变可导致 SCID，造血干细胞移植是 SCID 的唯一疗愈方法[5]（图 12.9）。

### （三）抗体缺陷

#### 1. 常见变异型免疫缺陷病
常见变异型免疫缺陷病（CVID）包括多种原发性抗体缺失与自身免疫性病症，其显著特征为反复感染、抗体水平偏低、疫苗反应差以及类别转换 B 细胞减少。患者常表现为反复的鼻窦和肺部感染、肺炎以及慢性肺部疾病[6]。其潜在机制迄今仍未得以完全明确，仅在约 20% 的病例中可确定遗传性病因。多数患者在二十多岁时发病，但儿童和青少年亦可受累。CVID 与自身免疫性表现相关；高达 20% 的患者会出现自身免疫性血细胞减少、肠病、淋巴结肿大以及恶性肿瘤[7]（图 12.10 和 12.11）。

### （四）吞噬细胞缺陷

#### 1. 慢性肉芽肿病
慢性肉芽肿病（CGD）由负责中性粒细胞呼吸暴发的还原型烟酰胺腺嘌呤二核

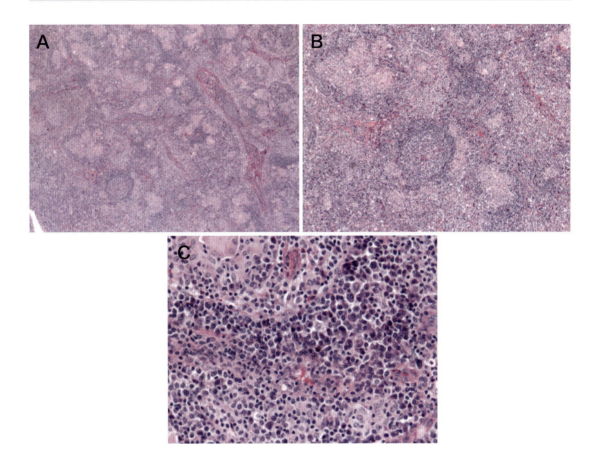

图 12.4　共济失调 – 毛细血管扩张症伴反应性增生、浆细胞增多症和肉芽肿性炎症。
　　患儿，女，12 岁，诊断为 AT。表现为纵隔淋巴结肿大。免疫检测结果显示，IgG 水平处于较低水平（110），IgA 水平处于极低水平（<5），但 IgM 水平升高（300）。活检结果显示为反应性淋巴组织增生与肉芽肿性炎症（A，H & E 染色，2.5 倍放大）、由上皮样细胞构成的生发中心及非坏死性肉芽肿（B，H & E 染色，5 倍放大）及滤泡间浆细胞增多（C，H & E 染色，20 倍放大）。AT 患者中，高 IgM 表型更容易发展为肉芽肿性疾病。

苷酸磷酸（NADPH）氧化酶复合物的五个亚基中的任何一个发生缺陷所致。中性粒细胞缺陷患者可能会出现由过氧化氢酶阳性细菌和真菌所引发的严重皮肤感染，淋巴结、呼吸道感染及 CGD 结肠炎等炎症并发症。炎症并发症是 CGD 发病的重要原因，且可能导致标准治疗无效。造血干细胞移植（HSCT）为唯一的根治性治疗方法[8]（图 12.12 及 12.13）。

### 2. 重症先天性中性粒细胞缺乏症

　　重症先天性中性粒细胞缺乏症（SCN）是一种罕见的血液系统疾病，其显著特征为循环中的中性粒细胞减少乃至缺失。SCN 具有遗传异质性，多数病例为散发性。常染色体显性突变与中性粒细胞弹性蛋白酶（ELA2）基因的杂合性突变相关[9]。临床上，患者表现为口腔溃疡、牙龈炎以及皮肤、呼吸道和胃肠道的感染。骨髓检查显示髓系细胞在早幼粒细胞阶段发育停滞。治疗常采用粒细胞集落刺激因子（G–CSF）疗法，但随着重症先天性中性粒细胞缺乏症演变为骨髓增生异常综合征和急性髓系白血病，患者有可能出现体细胞性粒细胞集落刺激因子受体（G–CSF–R）突变[10]（图

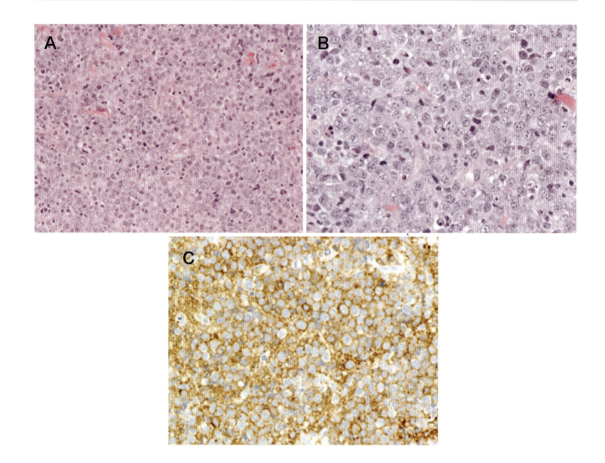

图 12.5　Nijmegen 断裂综合征并发弥漫性大 B 细胞淋巴瘤。

患儿，女，9 岁，既往有 NBS 病史，表现为发育迟缓、身材矮小、面容畸变、免疫功能缺陷、对辐射敏感、生长发育不良以及慢性肺部疾病，现出现左颈部肿胀。磁共振成像（MRI）发现左后颈部、咽后以及鼻咽部组织的多个软组织肿块。左侧颈切开活检结果显示软组织被一种由中等至大细胞组成的造血系统肿瘤弥漫性浸润，这类细胞具有圆形、轻度不规则的细胞核、泡状染色质及一个或多个明显的核仁。这些细胞的胞浆有中等量呈泡沫状且为嗜酸性。易见有丝分裂象和凋亡细胞。伴散在分布的小淋巴细胞（A，H&E 染色，20 倍放大）（B，H&E 染色，40 倍放大）。免疫组化（IHC）结果显示，肿瘤细胞为 CD20 阳性的 B 细胞（C，CD20 染色，40 倍放大）（此病例由 Karen Chisholm 医生提供）。

12.14）。

## （五）免疫失调性疾病

免疫失调相关疾病包含噬血细胞综合征、自身免疫及超敏反应综合征，及淋巴细胞增殖性疾病。

### 1. 噬血细胞性淋巴组织细胞增生症

噬血细胞性淋巴组织细胞增生症（HLH）是一种严重的全身性炎症综合征，可能致命。其常表现为急性暴发性发病，常由感染引起[1]。HLH 是由免疫系统过度激活及不受控制的炎症反应引起的。HLH 也可继发于感染或自身免疫／炎性疾病，称为继发性 HLH，可见于任何年龄的患者。家族性 HLH 是由于自然杀伤细胞和细胞毒性 T 细胞的基因缺陷所致[11]。患者常在出生后数月至数年发病。遗传性 HLH 有五种亚型。每种亚型由不同的基因突变引起，

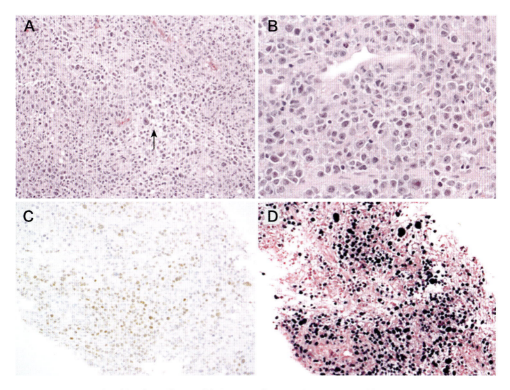

图 12.6　Nijmegen 断裂综合征伴弥漫性大 B 细胞淋巴瘤，EBV 阳性。

　　患者，男，18 岁，有小头畸形、马蹄肾、慢性鼻窦炎、轻度精神发育迟滞及 T 细胞急性淋巴细胞白血病（于 13 岁确诊）病史，在诊断为低丙种球蛋白血症后，经检测诊断为 Nijmegen 断裂综合征。患者有一个椎旁肿物，活检的组织学切片显示浸润被异常造血细胞增殖。大部分增生组织坏死，但在存活区，存有大小不等的非黏附性细胞混合存在。多数细胞为中等至大体积，核仁明显。部分细胞呈多核状，且与霍奇金细胞相似（箭头所示）（A，H&E 染色，20 倍放大）。其他细胞在大小和特征上类似于免疫母细胞，核仁明显（B，H&E 染色，40 倍放大）。此外，这些细胞为 PAX5 染色阳性的 B 细胞（C，PAX5 染色，20 倍放大）且 EBER 染色阳性（D，原位 EBER 染色，20 倍放大）（该病例由 Karen Chisholm 医生提供）。

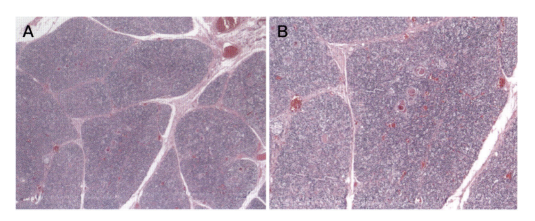

图 12.7　DiGeorge 综合征。

　　患儿，出生后 27 天，因多种心脏畸形接受心脏手术，且切除了发育不良的胸腺。低倍镜下胸腺严重发育不全，其大小和重量明显减少（0.9 克）。低倍镜下可见正常的胸腺结构与小叶（A，H&E 染色，2.5 倍放大）。高倍镜下可见胸腺（Hassle）小体（B，H&E 染色，20 倍放大）。

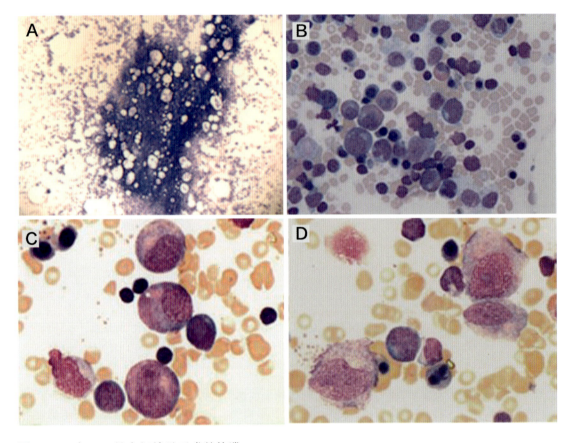

图 12.8　高 IgM 综合征伴髓系成熟停滞。

患儿，男，9 月龄，因发热与中性粒细胞减少症到急诊室就诊。患儿有既往肺孢子菌肺炎、细菌性肺炎反复发作、鼻窦感染以及间歇性中性粒细胞减少症[最低中性粒细胞绝对计数（ANC）为 90]的既往史。骨髓穿刺以排除白血病。骨髓表现为髓系细胞左移，停滞在早幼粒细胞阶段（A，Wright-Giemsa 染色，5 倍放大），且嗜酸性粒细胞增多（B，Wright-Giemsa 染色，20 倍放大）（C&D，Wright-Giemsa 染色，100 倍放大）。免疫检测结果显示，IgG（120）和 IgA（<5）水平降低，IgM 水平升高（296）。破伤风、白喉与肺炎球菌疫苗的抗体滴度均未检测到。流式细胞术检测显示，刺激后的 T 细胞中的 CD40L 蛋白表达缺失。基因检测结果表明，CD40L 基因突变，符合 X 连锁高 IgM 综合征诊断。

包括 PRF1、UNC13D、STX11 以及 STXBP2 基因。对原发性 HLH 患者的治疗包括化疗和造血干细胞移植（详见图 12.15）。

**2. X 连锁淋巴增殖综合征**

X 连锁淋巴增殖综合征（XLP）是一种罕见的原发性免疫缺陷疾病，其特征为免疫系统对 EB 病毒（EBV）感染过度反应。可分为两类：分别由 SH2D1a 或 XIAP 基因突变引起，表现为 X 连锁遗传。SAP 蛋白突变可导致自然杀伤（NK）细胞功能下降，从而增加对 EB 病毒感染和肿瘤的易感性。男性 XLP 患者在感染 EB 病毒后，可能病情严重，可发展为致命的单核细胞增多症，伴噬血细胞性淋巴组织细胞增生症（HLH）、淋巴结肿大、肝脾肿大、肝炎和淋巴瘤（图 12.16）。

**3. 自身免疫性淋巴细胞增生综合征**

自身免疫性淋巴细胞增生综合征（ALPS）是一种罕见病，表现为淋巴器官肿大明显、自身免疫性血细胞减少，且易

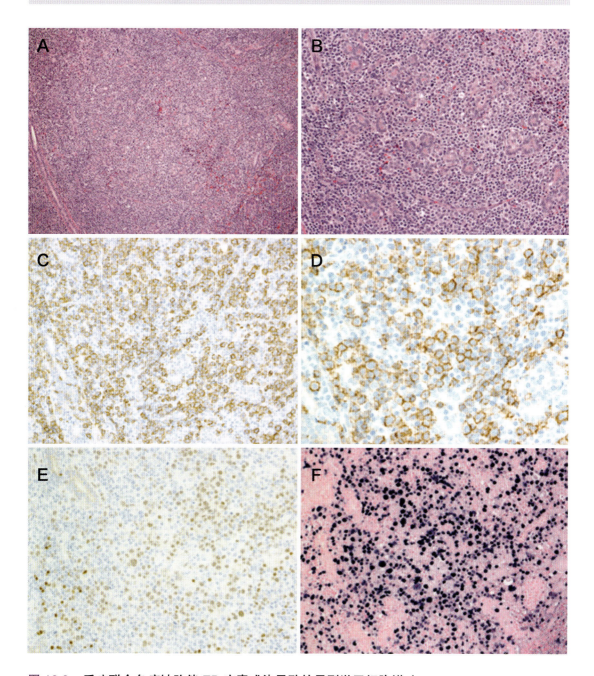

图 12.9　重症联合免疫缺陷伴 EB 病毒感染导致的异型淋巴细胞增殖。

　　患儿，男，4 岁，有既往联合免疫缺陷、反复感染以及 T 细胞功能障碍的病史，全外显子测序发现其 RASGRP1 基因存在复合杂合突变。他因腹痛就诊，检查发现盆腔肿块、多发性肺部肿块、颈部、下颌下和颈静脉旁淋巴结肿大，以及双侧腮腺肿大。组织学切片显示，唾液腺被浸润，其中包含成熟淋巴细胞、浆细胞、组织细胞、免疫母细胞以及大型异型淋巴细胞（A，H&E 染色，10 倍放大）。可见淋巴上皮病变（B，H & E 染色，20 倍放大）。免疫组化（IHC）结果显示，B 细胞数量增加 CD20 阳性（C，CD20 染色，20 倍放大）（D，CD20 染色，40 倍放大），PAX5 呈弱阳性（E，PAX5 染色，20 倍放大），且 EBER 呈阳性（F，原位 EBER 染色，20 倍放大）。（此病例承蒙 Karen Chisholm 医生提供）。

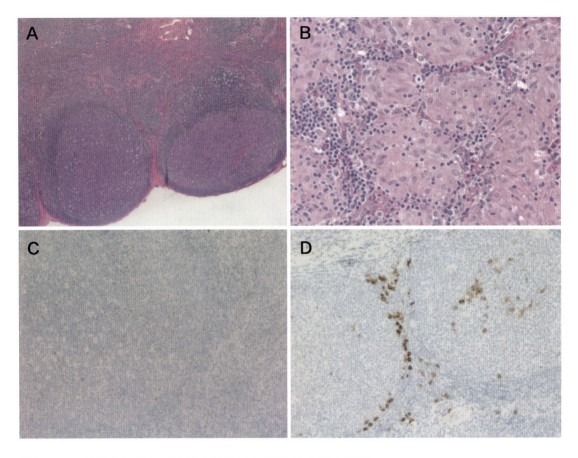

图 12.10 普通变异型免疫缺陷（CVID）伴滤泡增生及肉芽肿。

患儿，女，15 岁，自 11 岁起每个月出现鼻窦感染，现因淋巴结肿大求诊。患儿曾多次患耳部感染及肺炎。两年前，她因自身免疫性溶血性贫血接受治疗。免疫检测结果揭示，IgG、IgA 以及 IgM 的水平降低，并且患儿对疫苗接种反应欠佳，符合 CVID 的诊断。淋巴结活检结果显示，淋巴结的结构得以保存，存在滤泡增生（A，H & E 染色，2.5 倍放大）以及非干酪样肉芽肿（B，H & E 染色，40 倍放大）。CD138 染色结果显示生发中心内无浆细胞（C，CD138 染色，5 倍放大），而正常对照组的 CD138 染色显示生发中心及滤泡间区存在浆细胞（D，CD138，10 倍放大）。

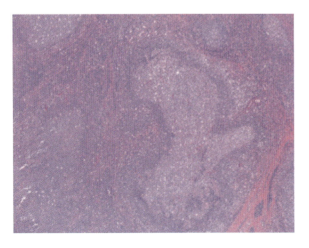

图 12.11 普通变异型免疫缺陷（CVID）伴滤泡增生。

患儿，男，16 岁，罹患 CVID 及自身免疫性血细胞减少症，因淋巴结肿大就诊。切除活检显示存在形状不规则、增大的生发中心（A，H&E 染色，2.5 倍放大）。过度增生且形状不规则的生发中心与 CVID 和自身免疫性血细胞减少症患者相关[17]。

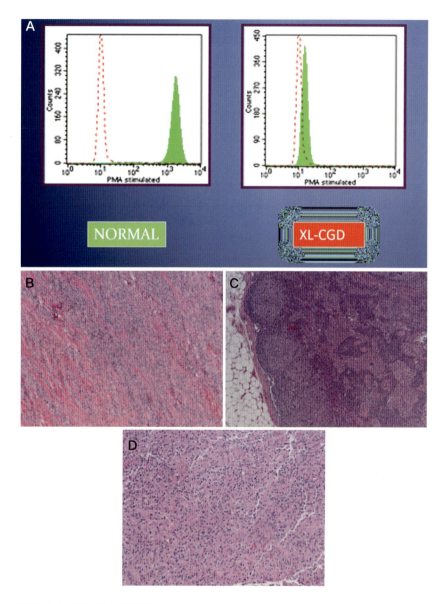

图 12.12　淋巴结中的慢性肉芽肿病。

　　患儿，男，18 个月龄，既往存在肺炎病史，需接受静脉输注抗生素治疗，并且伴有葡萄球菌皮肤感染，因左颈部疼痛、肿胀就诊。淋巴结切开引流可检出沙雷氏菌。中性粒细胞绝对计数正常，但流式细胞术检测（二氢罗丹明检测法，DHR）显示中性粒细胞氧化爆发全然缺失（A，DHR 图谱）。DHR 检测显示一个红色的点状峰，代表静息状态的中性粒细胞，还有一个绿色的峰，代表受到刺激的中性粒细胞。当受刺激时，正常的中性粒细胞会产生氧化性爆发，导致非荧光的 DHR-123 染料氧化为罗丹明 -123 并发出荧光，可借助流式细胞术检测到。峰图显示平均通道荧光增强（右图）。在 X 连锁慢性肉芽肿病（X-linked CGD）中，中性粒细胞的细胞色素氧化酶复合物发生突变，不能产生氧化爆发；所以绿色阴影峰值不会产生荧光，因为 DHR-123 不会被氧化为罗丹明 -123，并且绿色峰位于静息峰旁边（左图）。基因检测证实存在 CYBB 基因（属于 NADPH 氧化酶复合物的一部分）突变，符合 X 连锁 CGD 的诊断。颈部肿块的切除活检结果显示纤维结缔组织和骨骼肌被活跃的混合性炎性浸润侵袭，包括组织细胞、淋巴细胞、中性粒细胞、浆细胞以及局灶性坏死（B，H&E 染色，5 倍放大）。可见散在分布的肉芽肿（C，H&E 染色，5 倍放大）以及肉芽肿性炎症（D，H&E 染色，20 倍放大）。

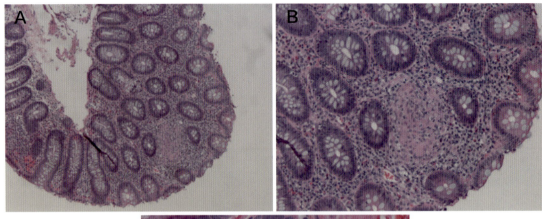

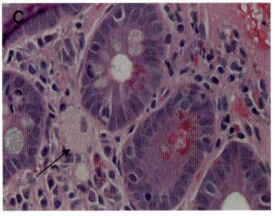

**图 12.13** 大肠的慢性肉芽肿。

患儿，男，5 岁，既往有炎症性肠病病史，于 2 岁时确诊。他有真菌性骨髓炎及反复发作性肺炎的病史。因炎症性肠病行结肠镜检查，结果显示结肠黏膜中存在非干酪性肉芽肿（A，H&E 染色，5 倍放大）（B，H&E 染色，10 倍放大），固有层可见泡沫状组织细胞（见箭头），及非干酪性肉芽肿（C，H&E 染色，40 倍放大）。

患淋巴系统恶性肿瘤。基本的缺陷是淋巴细胞凋亡出现障碍，ALPS 的标志是循环中双阴性 T 细胞（TCR a/b+、CD3+、CD4-、CD8-）增多。多数患者存在 FAS 基因突变，而导致细胞程序性死亡。患者常在儿童期表现为自身免疫性血细胞减少、弥漫性淋巴结肿大及肝脾肿大，且淋巴瘤的发病率增加[12]。某些遗传性疾病可增加罹患 Rosai-Dorfman 病（RDD）的风险，临床表现与 ALPS 部分相似。与 ALPS 相关的 RDD 是由 FAS 基因（TNFRSF6）的种系突变所致。这些患者的临床病程更具侵袭性，以男性患者为主，且发病年龄极低。表现为结节性 RDD，但 RDD 样病变通常为自限性的[13]（见图 12.17 及 12.18）。

# 二、与人类免疫缺陷病毒（HIV）相关的淋巴瘤

人类免疫缺陷病毒（HIV）感染者的淋巴结有一系列的形态学变化，包括最常见的滤泡增生、副皮质增生、滤泡溶解，及滤泡退化和严重的淋巴细胞耗竭。HIV 的组织学特征分为三种模式：模式一表现出滤泡和副皮质增生；模式二表现为生发中心消失以及滤泡间区增加；模式三表现

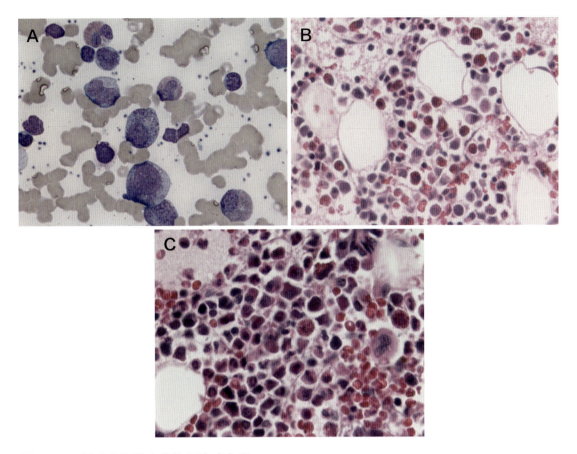

图 12.14　重症先天性中性粒细胞减少症。
　　患儿，女，18 个月、有皮肤脓肿及口腔溃疡病史，因皮肤溃疡及发热就诊。全血细胞计数（CBC）结果显示，绝对中性粒细胞计数（ANC）为 0。骨髓活检和穿刺结果显示，存有三系造血，而且髓系细胞在早幼粒细胞阶段出现成熟停滞。穿刺和活检结果显示，髓系细胞于早幼粒细胞阶段停滞（A，Wright–Giemsa 染色，50 倍放大），嗜酸性粒细胞增多（B，H & E 染色，40 倍放大），髓系细胞出现左移，成熟中性粒细胞减少且嗜酸性粒细胞增多（C，H & E 染色，40 倍放大）。

为淋巴细胞耗竭、生发中心退化及玻璃样变的滤泡、浆细胞和小血管。HIV 感染者存在罹患淋巴瘤的风险，其中尤以 B 细胞淋巴瘤为甚。这可能是疾病的初始表现，也是艾滋病的诊断标准之一[14]。HIV 感染者中出现的淋巴瘤也可出现在免疫功能正常者中，但几种淋巴瘤更常见于 HIV 感染者中。HIV 感染者中最常见的淋巴瘤是侵袭性 B 细胞淋巴瘤；其他常见的淋巴瘤有 Burkitt 淋巴瘤、弥漫性大 B 细胞淋巴瘤、中枢神经系统淋巴瘤、原发性渗出性淋巴瘤以及浆母细胞淋巴瘤（图 12.19 和图 12.20）。

# 三、医源性免疫缺陷相关的淋巴增殖性疾病

　　医源性免疫缺陷相关的淋巴增殖是指接受免疫抑制药物治疗（常见于自身免疫性疾病的治疗而非移植后用药）的患者中出现的淋巴增殖或淋巴瘤[14]。这种淋巴增殖疾病与 PTLD 相似，因其患者均存在免疫

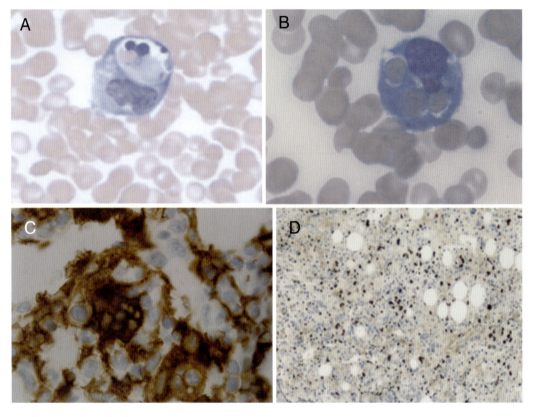

图 12.15 噬血细胞性淋巴组织细胞增生症（HLH）。

患儿，男，16 个月，表现为发热、肝脾肿大、血细胞减少及铁蛋白显著升高。骨髓穿刺显示噬血性巨噬细胞增多（A 和 B，Wright-Giemsa 染色，100 倍放大）。CD163 染色的串联活检结果显示噬血细胞作用增强（C，CD163 染色，50 倍放大），存在 EBER 阳性细胞（D，EBER 原位杂交，20 倍放大）。

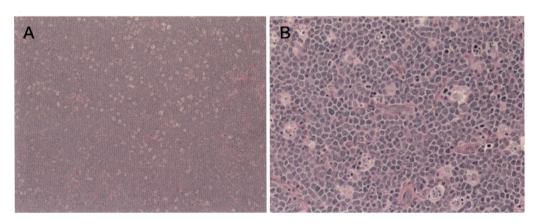

图 12.16 X 连锁淋巴增殖综合征（XLP）伴弥漫性大 B 细胞淋巴瘤、Burkitt 淋巴瘤且 EB 病毒阳性。

患儿，男，6 岁，因颈部肿块就诊。淋巴结活检结果显示中等至大细胞的弥漫性浸润，呈星空模式（A，H & E 染色，5 倍放大）。细胞具有多个小且不明显的核仁、常见有丝分裂及可染小体巨噬细胞（B、H&E 染色，20 倍放大）。流式细胞术结果显示，肿瘤细胞表达 CD20、CD10 及 κ 轻链限制性。SAP 流式细胞术检测为阴性，且 NK 细胞功能降低（未显示流式细胞术检测结果）。诊断为 XLP 及 Burkitt 淋巴瘤（EB 病毒阳性），患儿接受了化疗。由于 XLP 患者对淋巴瘤及 HLH 的高易感性，患儿接受了骨髓移植。

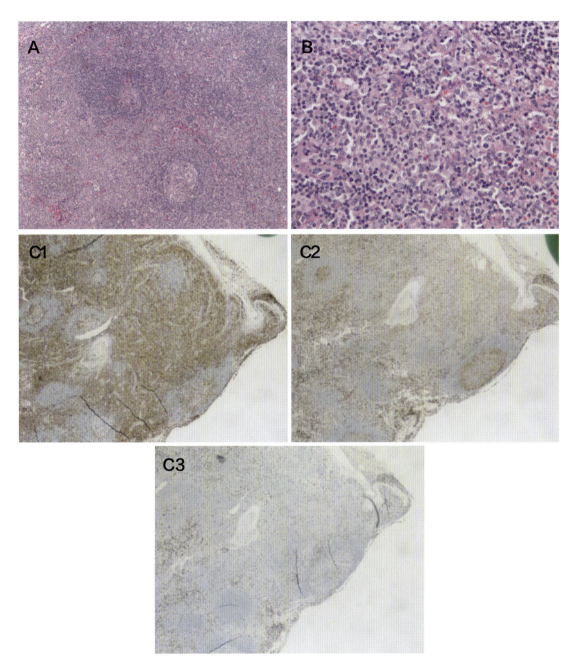

图 12.17　自身免疫性淋巴细胞增生综合征（ALPS）相关淋巴结病。

患儿，6 岁，既往有 Evans 综合征病史表现为弥漫性淋巴结肿大。淋巴结活检结果显示淋巴结的正常结构保留，伴有滤泡及滤泡间增生（A，H&E 染色，5 倍放大）。滤泡间区扩张，充满淋巴细胞、偶见免疫母细胞及组织细胞（B，H&E 染色，5 倍放大）。免疫组化结果显示，滤泡间区主要由 CD3 阳性 T 细胞（C1 ~ C3，CD3 染色，5 倍放大）及部分 CD4$^-$、CD8$^-$ 双阴性 T 细胞（DNTs）组成，因为 CD4 阳性和 CD8 阳性 T 细胞的数量少于 CD3 阳性细胞（D，CD4 染色，5 倍放大）（E，CD8 染色，5 倍放大）。[外周血流式细胞术结果显示，双阴性 T 细胞（DNTs）比例增加（15%）]。分子水平的研究证实存在 FAS 基因突变。

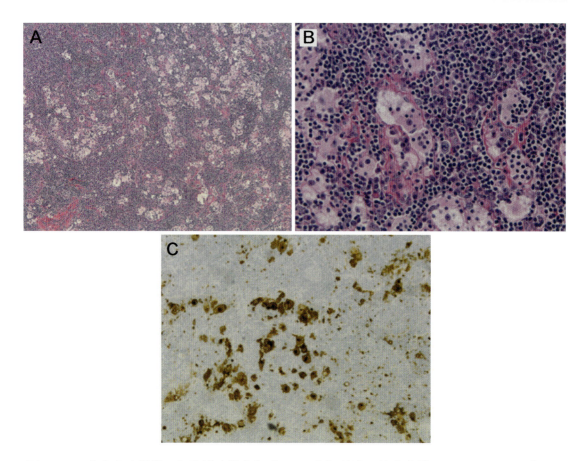

图 12.18　自身免疫性淋巴细胞增生综合征（ALPS）相关淋巴结病合并 Rosai–Dorfman 病。患儿，男，18 个月龄，出现脾肿大、贫血、中性粒细胞减少及弥漫性淋巴结肿大，颈部淋巴结活检显示组织细胞伴有伸入运动（A，H&E 染色，5 倍放大）。这些组织细胞具有中央核，并包含淋巴细胞（B，H&E 染色，40 倍放大），且 S100 染色呈阳性（C，S100 染色，5 倍放大）。存在 TNFSF6 基因突变，诊断为 RDD 相关 ALPS。

缺陷，且表现出从多形性淋巴细胞增殖到明显淋巴瘤的一系列形态学特征。这些淋巴增殖性病症包括弥漫性大 B 细胞淋巴瘤［可能与 EB 病毒（EBV）或人类疱疹病毒 8 型（HHV8）相关］、外周 T/NK 细胞淋巴瘤以及霍奇金淋巴瘤。

　　肝脾 T 细胞淋巴瘤（HSTCL）是一种罕见的结外淋巴瘤，其病程进展极为迅速，病死率甚高。其来源于 γδ 阳性的细胞毒性 T 细胞。表现为肝脏窦状隙、脾脏红髓以及骨髓的浸润。HSTCL 与免疫抑制相关，尤

见于因炎症性肠病接受免疫调节剂治疗的年轻男性患者以及免疫机能低下的患者[15]（图 12.22）。

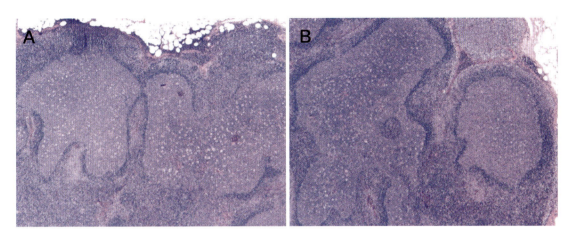

图 12.19　HIV 相关淋巴结病，Ⅰ型模式。患儿，男，16 岁，HIV 阳性，表现为弥漫性淋巴结肿大与发热。淋巴结活检显示滤泡增生，伴有大且形状不规则的滤泡、可染小体巨噬细胞以及完整的套区，符合早期 HIV 相关淋巴结病（Ⅰ型模式）（A、B、H&E 染色，2.5 倍放大）（照片由 Dale Frank 医生提供）。

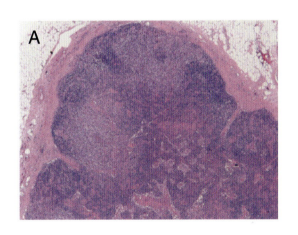

图 12.20　HIV 相关的淋巴结病，Ⅲ型模式。
　　患者，男 18 岁，HIV 检测呈阳性，主要症状表现为腋窝淋巴结肿大。活检结果显示次级滤泡缺失、小而萎缩且玻璃样变的滤泡及血管增多，符合 Ⅲ 型模式（A，2.5 倍放大，H&E 染色）（图片由 Dale Frank 医生提供）。

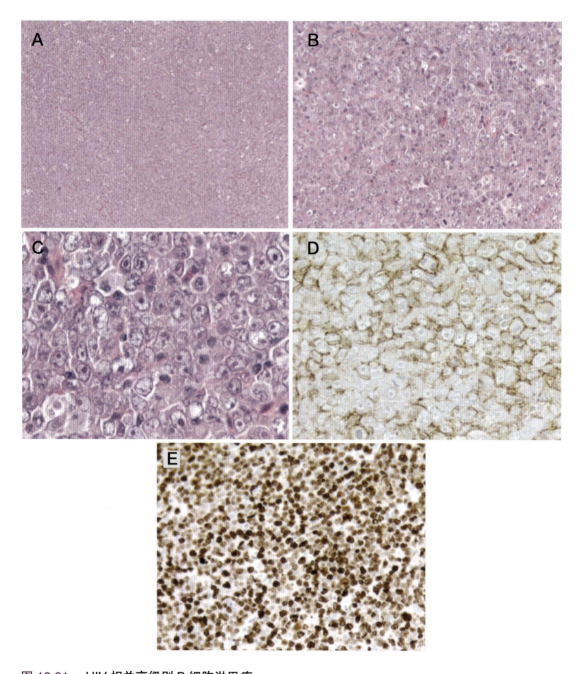

图 12.21　HIV 相关高级别 B 细胞淋巴瘤。

患儿，女，12 岁，出生时便被确诊感染 HIV，其淋巴结迅速增大。活检结果显示为高级别 B 细胞淋巴瘤。淋巴结被成片的大且形态均一的细胞所取代，细胞具有泡状染色质、大核仁及较多的有丝分裂（A，H & E 染色，5 倍放大）（B，H & E 染色，20 倍放大）（C，H & E 染色，40 倍放大）。免疫组织化学染色结果表明，这些细胞呈 CD20 阳性（D，CD20 染色，20 倍放大），Ki67 染色提示高增殖指数（E，Ki67 染色，20 倍放大）。

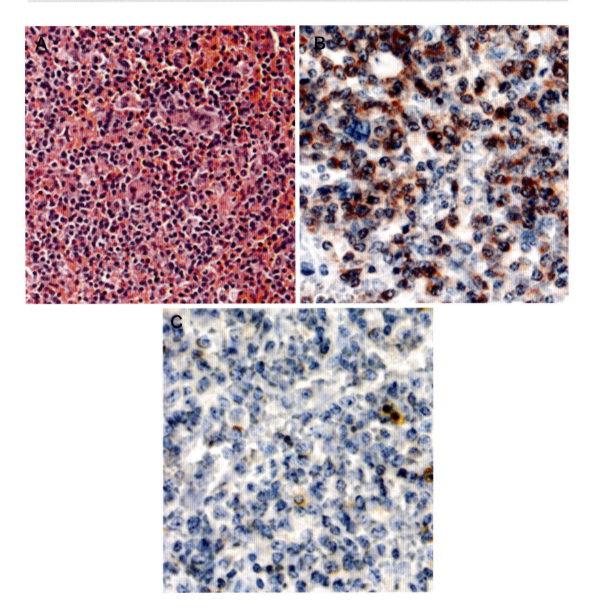

图 12.22 医源性免疫缺陷相关淋巴增殖性疾病，肝脾 T 细胞淋巴瘤。

患者，男，19 岁，长期患有克罗恩病，目前正接受英夫利昔单抗治疗，出现乏力、血细胞减少及肝脏肿大。肝脏活检结果显示窦腔内浸润中等大小的淋巴细胞( A,H & E 染色,40 倍放大 )。免疫组化（IHC）结果显示，淋巴细胞为 CD3 阳性的 T 细胞（B，CD3 染色，20 倍放大），且缺乏 CD5 表达（C，CD5 染色，20 倍放大）。脾脏红髓呈现出受累（D, H & E 染色，10 倍放大）由中等大小淋巴细胞组成，淋巴细胞的细胞质稀少，核仁不明显（E，H & E 染色，40 倍放大）。IHC 结果显示，细胞 CD3 阳性（F，CD3 染色，40 倍放大）（图片由 Megan Lim 医生提供）。

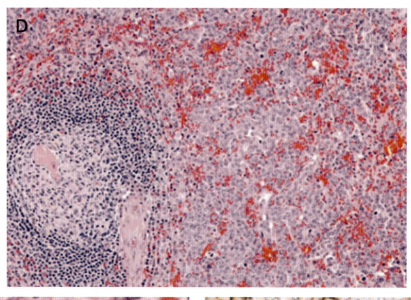

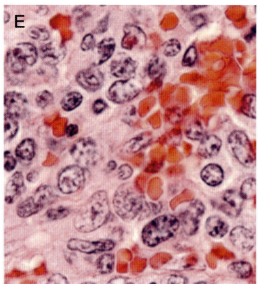
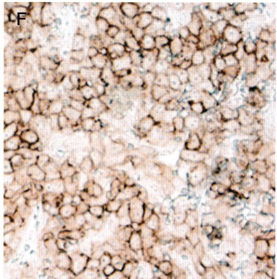

图 12.22 （续）

# 参考文献

1. Bonilla FA, Khan DA, Ballas ZK, Chinen J, Frank MM, Hsu JT, et al. Practice parameter for the diagnosis and management of primary immunodeficiency. J Allergy Clin Immunol. 2015; 136(5): 1186–205.

2. Szczawińska-Poplonyk A, Ossowska L, Jończyk-Potoczna K. Granulomatous liver disease in ataxia-telangiectasia with the hyper-IgM phenotype: A case report. Front Pediatr. 2020; 8: 570330.

3. Rothblum-Oviatt C, Wright J, Lefton-Greif MA, McGrathMorrow SA, Crawford TO, Lederman HM. Ataxia telangiectasia: A review. Orphanet J Rare Dis. 2016; 11(1):

159. https://doi.org/10.1186/s13023-016-0543-7.

4. Yazdani R, Fekrvand S, Shahkarami S, Azizi G, Moazzami B, Abolhassani H, et al. The hyper IgM syndromes: Epidemiology, pathogenesis, clinical manifestations, diagnosis and management. Clin Immunol. 2019; 198: 19–30.

5. Aluri J, Desai M, Gupta M, Dalvi A, Terance A, Rosenzweig SD, et al. Clinical, immunological, and molecular findings in 57 patients with severe combined immunodeficiency (SCID) from India. Front Immunol. 2019; 10: 23.

6. Ghafoor A, Joseph SM. Making a diagnosis of common variable immunodeficiency: A review. Cureus. 2020; 12(1): e6711.

7. Romberg N, Lawrence MG. Birds of a feather: Common variable immune deficiencies. Ann Allergy Asthma Immunol. 2019; 123(5): 461–7.

8. Arnold DE, Heimall JR. A review of chronic granulomatous disease. Adv Ther. 2017; 34(12): 2543–57.

9. Horwitz M, Benson KF, Person RE, Aprikyan AG, Dale DC. Mutations in ELA2, encoding neutrophil elastase, define a 21-day biological clock in cyclic haematopoiesis. Nat Genet. 1999; 23(4): 433–6.

10. Tidow N, Pilz C, Teichmann B, Müller-Brechlin A, Germeshausen M, Kasper B, et al. Clinical relevance of point mutations in the cytoplasmic domain of the granulocyte colony-stimulating factor receptor gene in patients with severe congenital neutropenia. Blood. 1997; 89(7): 2369–75.

11. George MR. Hemophagocytic lymphohistiocytosis: Review of etiologies and management. J Blood Med. 2014; 5: 69–86.

12. Fisher GH, Rosenberg FJ, Straus SE, Dale JK, Middleton LA, Lin AY, et al. Dominant interfering FAS gene mutations impair apoptosis in a human autoimmune lymphoproliferative syndrome. Cell. 1995; 81(6): 935–46.

13. Maric I, Pittaluga S, Dale JK, Niemela JE, Delsol G, Diment J et al. Histologic features of sinus histiocytosis with massive lymphadenopathy in patients with autoimmune lymphoproliferative syndrome. Am J Surg Pathol. 2005; 29(7): 903–11.

14. Swerdlow SH, Campo E, Harris NL, Jaffe ES, Pileri SA, Stein H, et al. Immunodeficiency-associated lymphoproliferative disorders. In Swerdlow SH, Campo E, Harris NL, Jaffe ES, Pileri SA Stein H, et al., eds. WHO classification of tumours and haematopoietic and lymphoid tissues. Revised 4th ed. Lyon: IARC Press; 2017: 449, 462.

15. Thai A, Prindiville T. Hepatosplenic T cell lymphoma and inflammatory bowel disease. J Crohns Colitis. 2010; 4(5): 11–22.

16. Amirifar P, Yazdani R, Shad TM, Ghanadan A, Abolhassani H, Lavin M, et al. Cutaneous granulomatosis and class switching defect as a presenting sign in ataxia-telangiectasia: First case from the national Iranian registry and review of the literature. Immunol Invest. 2020; 49(6): 597–610.

17. Romberg N, Le Coz C, Glauzy S, Schickel JN, Trofa M, Nolan BE, et al. Patients with common variable immunodeficiency with autoimmune cytopenias exhibit hyperplastic yet inefficient germinal center responses. J Allergy Clin Immunol. 2019; 143(1): 258–65.

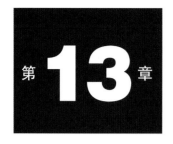

# 第13章　前体淋巴母细胞白血病/淋巴瘤

Virginia Knez, Billie Carstens, Xiayuan Liang

前体淋巴细胞肿瘤包括源自 B 细胞或者 T 细胞的淋巴母细胞白血病（ALL）及淋巴母细胞淋巴瘤（LBL）。总体来讲，淋巴母细胞白血病和淋巴母细胞淋巴瘤在生物学上是等同的。淋巴母细胞白血病与淋巴母细胞淋巴瘤的区分是人为的。骨髓或外周血中的原始细胞比例 ≥ 25% 时，为淋巴母细胞白血病。以髓外受累为主、骨髓或外周血中原始细胞比例 < 25% 的肿瘤为淋巴母细胞淋巴瘤。

## 一、B 淋巴母细胞白血病/淋巴瘤

B 淋巴母细胞白血病/淋巴瘤（B-ALL/B-LBL）是一种 B 细胞系的淋巴母细胞肿瘤[1]。B 淋巴母细胞白血病主要发生于儿童，75% 的病例见于 6 岁以下患者[1]。多数患者表现为骨髓衰竭：血小板减少、贫血和/或中性粒细胞减少。白细胞计数可能减少、正常或显著增高。骨痛与关节痛是突出的症状[1]，有时患者因此需要到骨科就诊。偶尔，可能出现中枢神经系统、淋巴结、脾脏、肝脏及性腺等髓外表现[1-6]。

B 淋巴母细胞淋巴瘤是一种罕见的淋巴瘤，约占淋巴母细胞淋巴瘤病例的 10%[1]。最常见的受累部位是皮肤，其次为骨骼、软组织及淋巴结[1]。纵隔肿块不常见[1]。

### （一）形态学特征

在大多数病例中，淋巴母细胞的大小从小到中等不等，细胞质稀少，在法美英（FAB）分类标准中为 L1 形态（图 13.1）[7]。少量病例中原始细胞偏大，胞质中等量，FAB 分类为 L2 形态（图 13.2）[7]。此外，还有其他的形态学变异（详见图 13.3 ~ 13.7）。B 淋巴母细胞白血病（B-ALL）可能伴有纤维化，导致骨髓穿刺涂片中细胞数量减少（图 13.8），可能需与急性巨核母细胞白血病进行鉴别诊断。偶尔 B 淋巴母细胞白血病（B-ALL）表现为广泛的骨髓坏死（图 13.9）。此时需在骨髓的另一区域重新活检，或对外周血中的原始细胞进行免疫表型分析以明确诊断。少数 B 淋巴母细胞白血病病例可能在发病前出现短暂的骨髓衰竭/再生障碍性贫血，并在 6 至 15 个月内发展为 B 淋巴母细胞白血病[4]。淋巴母细胞淋巴瘤的典型特征为淋巴结或其他组织的弥漫性受累（图 13.10）[1]。在软组织中，单列浸润模式较为常见[1]。多数病例中，有丝分裂象较多，部分病例可能出现局部性"星空"模式[1, 8]。

偶尔可见嗜酸性粒细胞增多，该现象被认为是淋巴母细胞产生的细胞因子导致的反应性过程[7]。应进行分子检测，以排除 t(5;14)(q31.1;q32.1)/IGH-IL3（图 13.11）、PDGRA、PDGFRB、FGFR1 以 及 PCM1-JAK2 基因重排。若检测出上述任何一种基因重排，应重新分类为具有特定基因重排的髓系/淋巴系肿瘤并在诊断中列出[1]。

### （二）免疫表型特征

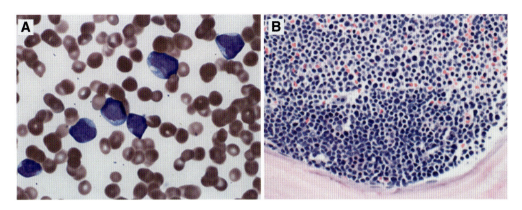

图 13.1　　FAB L1 型淋巴母细胞。
A. 骨髓穿刺涂片显示：母细胞体积偏小、核浆比偏高、胞浆极少、染色质略细、核仁不明显（Wright–Giemsa 染色，1000 倍放大）。
B. 骨髓活检显示 100% 细胞密度，形态与穿刺涂片中观察到的相似（H&E 染色，400 倍放大）。

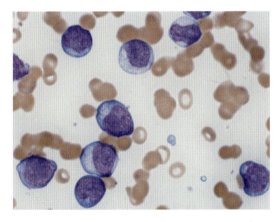

图 13.2　　骨髓中的 FAB L2 型淋巴母细胞比 L1 型淋巴母细胞更大，胞浆量中等、染色质细腻、核仁明显（Wright–Giemsa 染色，1000 倍放大）。

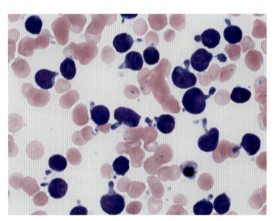

图 13.3　　淋巴母细胞白血病（ALL）中的手镜细胞，显示细胞质伪足（Wright–Giemsa 染色，1000 倍放大）。

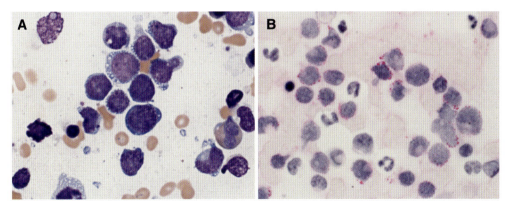

图 13.4　　ALL 具有胞浆空泡的形态学变异类型。
A. 淋巴母细胞显示少量细胞质及多个大小不等的细胞质空泡（Wright–Giemsa 染色，1000 倍放大）。
B. 淋巴母细胞中的空泡呈高碘酸 – 希夫（PAS）染色阳性（PAS 染色，1000 倍放大）。

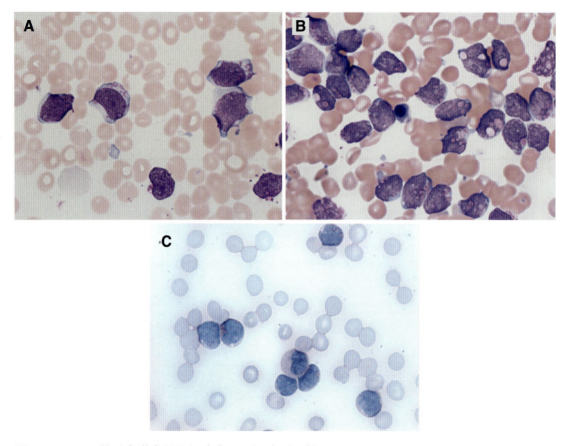

图 13.5　ALL 的形态学变异母细胞中可见细胞质颗粒。
A. 淋巴母细胞胞浆内可见粉红色颗粒（Wright–Giemsa 染色，1000 倍放大）。
B. 母细胞显示大的、粉红色、质地粗糙的 Chédiak–Higashi 样的颗粒，可能与髓母细胞混淆。这些颗粒有类似溶酶体活性，但髓过氧化物酶染色呈阴性。该变异可能与 t(9;22)(q34;q11.2) 相关（Wright–Giemsa 染色，1000 倍放大）。
C. 淋巴母细胞内的 Chédiak–Higashi 样颗粒呈 PAS 阳性（PAS 染色，1000 倍放大）。

　　原始细胞具有未成熟 B 细胞表型，表达末端脱氧核苷酸转移酶（TdT）、人类白细胞抗原 DR（HLA–DR）、CD19、胞质 CD22 以及胞质 CD79a[1]。多数病例的 CD10、CD24 及 PAX5 呈阳性。部分病例中 CD10 缺失，尤其在婴儿 B 淋巴母细胞白血病（B–ALL）病例中，且与 KMT2A 重排相关[1,7]。CD20 及 CD34 的表达存在异质性[1,7]。CD45 可能缺失，若存在，表达强度常弱于成熟 B 细胞[1]。部分 B 淋巴母细胞白血病病例中可见髓系抗原 CD13 和 / 或 CD33 的异常表达，但不应作为诊断混合表型急性白血病（B/ 髓系）的诊断依据[1,7]。

　　此外，偶尔存在髓过氧化物酶呈弱阳性表达。然而，若是典型 B 淋巴母细胞白血病中唯一的髓系标志物，则不应该将其归类为 B/ 髓系白血病[1]。在 B 淋巴母细胞淋巴瘤病例中，主要的鉴别诊断是儿童 Burkitt 淋巴瘤[1]。Burkitt 淋巴瘤通常不表达 CD34 及 TdT，但表达单克隆表面轻链。Burkitt 淋巴瘤中具有诊断意义的 t(8;14) 是重要的鉴别要点。

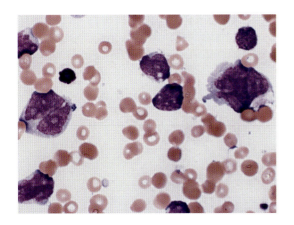

图 13.6 ALL 的间变性变异。淋巴母细胞体积较大，其细胞质呈蓝灰色且量不等，细胞核显著增大且不规则，染色质不均匀，可见多个明显的核仁。该变异常与低二倍体相关，是不良预后的影响因素（Wright-Giemsa 染色，1000 倍放大 ）。

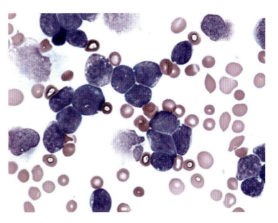

图 13.7 ALL 中母细胞形成簇状结构，与骨髓中的转移性实体肿瘤相似（Wright-Giemsa 染色，1000 倍放大 ）。

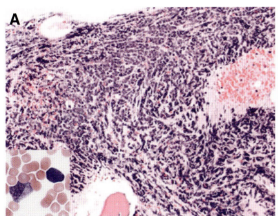

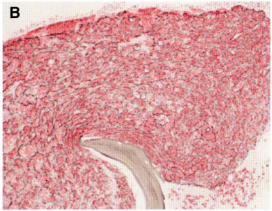

图 13.8 A. 骨髓活检结果显示，骨髓充满细胞，且伴有间质纤维化（H&E 染色，400 倍放大 ）。插图显示穿刺涂片细胞数量较少以及有一个母细胞。B. 明显的网状纤维化（网状纤维染色，400 倍放大 ）。

### （三）基因特征

近乎全部 B 淋巴母细胞白血病 /B 淋巴母细胞淋巴瘤病例（B-ALL/B-LBL）都存有 IGH 基因的克隆性重排；然而，高达 70% 的病例可能同时存在 T 细胞受体基因重排 [1]。免疫球蛋白轻链重排被认为是 B 细胞分化过程中更具特异性的标志物 [8]。不具有复发性遗传异常的前体 B 细胞淋巴肿瘤被归类为 B-ALL/B-LBL，非特指型 [1,

8]。表 13.1 总结了各类基因亚型及预后。由于传统细胞遗传学分析难以获得足量的白血病原始细胞中期分裂相，在诊断过程中通常需要凭借荧光原位杂交来判别各种基因亚型。

### （四）预后（状况）

B-ALL/LBL 在儿童中的预后较成人好。预后取决于患者的年龄、白细胞（WBC）

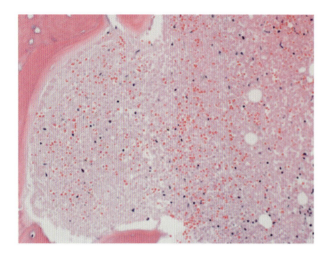

图 13.9　ALL 患者的骨髓活检结果显示骨髓坏死。坏死的母细胞呈粉红色，细胞核消失，且无清晰的细胞边界( H&E 染色，200 倍放大 )。

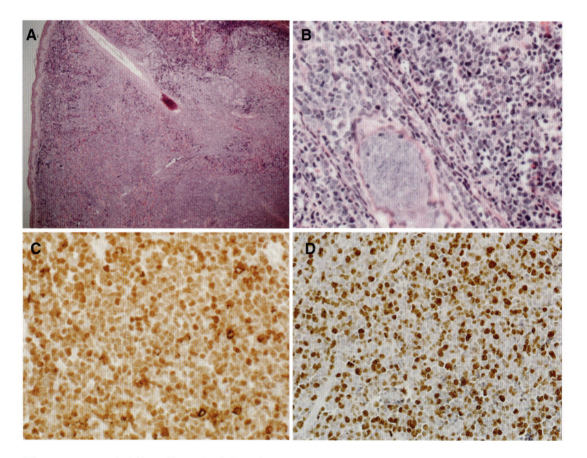

图 13.10　累及头皮的 B 淋巴母细胞淋巴瘤。

A. 头皮活检显示表皮下的无浸润带及真皮层弥漫密集的淋巴母细胞浸润( H&E 染色,20 倍放大 )。

B. 中倍镜下可见淋巴母细胞呈片状排列，形态均一，细胞质稀少，核质比高，染色质细腻，偶尔可见核仁呈间质分布（H&E 染色，200 倍放大 )。

C. 淋巴母细胞中 TdT 阳性，呈核染色模式（ 免疫染色，400 倍放大 )。

D. 淋巴母细胞 PAX5 阳性，呈核染色模式,符合 B 细胞系特征( 免疫组织化学染色,400 倍放大 )。

计数、中枢神经系统（CNS）受累情况、细胞遗传学异常以及是否伴有微小残留病（MRD）（见表13.1）[1, 2, 8-10]。

## （五）婴儿及先天性B淋巴母细胞白血病

婴儿淋巴母细胞白血病通常发生在出生后第一年内。这是一种罕见的、与一般儿童的淋巴母细胞白血病（ALL年龄≥1岁）在生物学特性方面不同的疾病[11, 12]。先天性淋巴母细胞白血病在生后第一个月内发病极为罕见，每100万例新生儿中少于5例[11-13]。婴儿ALL病例通常源于B淋巴细胞（见图13.13）。其显著特征为高频率t(v;11q23.3)，涉及KMT2A基因重排。KMT2A重排在先天性ALL患者中的发生率最高，已可在新生儿血斑中检测到，提示其可能在子宫内发生。最常见的伙伴基因为位于染色体4q21处的AFF1（[1, 12, 14]）。其他常见的伙伴基因包含位于染色体19p13上的MLLT1及位于染色体9p21上的MLLT3（[1, 3, 12]）。

患者通常表现为极高的白细胞计数，

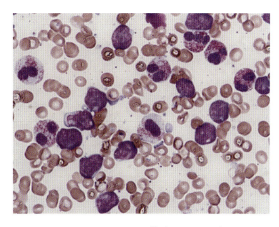

图 13.11　B-ALL/LBL 伴有 t(5;14)（q31.1; q32.1）; IGH-IL3。骨髓穿刺涂片可见大量嗜酸性粒细胞及淋巴母细胞。嗜酸性粒细胞从幼稚型到成熟型或高度分叶型均可见（Wright-Giemsa 染色，1000 倍放大）。

通常计数 > $100 \times 10^9$/L。诊断时，中枢神经系统受累的概率很高[12, 14, 15]。与非先天性婴儿 B-ALL 相比，先天性 B-ALL 中从 B-ALL 至 AML（急性髓细胞白血病）的谱系转换更常见[14,16-18]。随着婴儿年龄的增长，非 KMT2A 细胞遗传学异常在 9 个月时开始显著出现，使得 B-ALL/B-LBL 的临床

表 13.1　儿童 B 淋巴母细胞肿瘤的预后因素

| | 预后较好 | 预后不良 |
|---|---|---|
| 临床相关因素 | 1~9 岁<br>女性<br>高加索裔，亚裔<br>WBC<50,000/mm³<br>中枢神经系统（CNS）未受累<br>睾丸未受累<br>非唐氏综合征 | <1 岁或 ≥ 10 岁<br>男性<br>非洲裔美国人，西班牙裔<br>WBC ≥ 50,000/mm³<br>中枢神经系统（CNS）受累<br>睾丸受累<br>唐氏综合征 |
| 细胞遗传学因素 | 高超二倍体（51-65 条染色体）<br>t(12;21)(p13.2;q22.1); ETV6-RUNX1 | 低二倍体（<44 条染色体）<br>t(9;22)(q34.1;q11.2); BCR-ABL1<br>t(v;11q23.3); KMT2A 重排<br>BCR-ABL1 样<br>iAMP21*<br>（t(1;19)(q23;p13.3)）; TCF3-PBX1* |
| MRD | <0.01% | ≥ 0.01% |

*可通过风险分层或现代化疗来改善

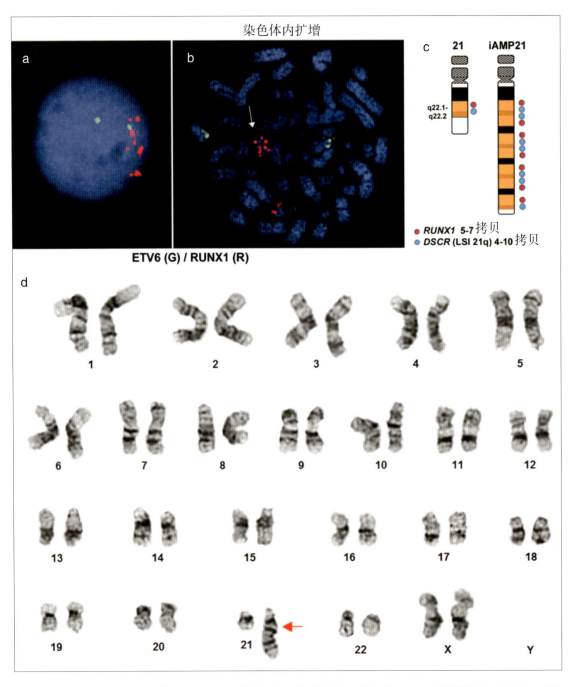

图 13.12  伴有 iAMP21 的 B–ALL/LBL 的细胞遗传学分析。上图为 FISH 分析结果。RUNX1 探针标记为红色，ETV6 探针标记为绿色。a. 为间期 FISH 检测结果，可见 ≥ 5 个 RUNX1 基因信号。b. 为中期 FISH 检测，可见 ≥ 5 个 RUNX1 基因信号。c 为示意图。d 为 iAMP21 染色体核型，其特征为 21 号染色体长臂部分区域的染色体内扩增，扩增涉及 RUNX1 基因。

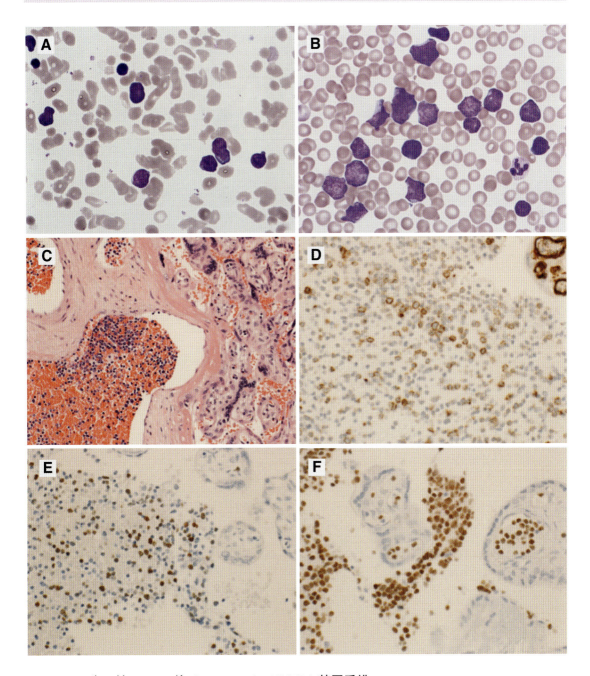

图 13.13　先天性 B-ALL 伴 t(11q23.3;v)；KMT2A 基因重排。
A. 脐带血涂片显示淋巴母细胞，核质比高、染色质略致密、核仁不明显（Wright-Giemsa 染色，1000 倍放大）。
B. 10 日龄新生儿的骨髓显示大量淋巴母细胞（Wright Giemsa 染色，1000 倍放大）。
C. 胎盘切片显示血管内有大量淋巴母细胞（H&E 染色，400 倍放大）。
D. 胎盘中的母细胞为 CD34 阳性（免疫组化染色，400 倍放大）。
E. 胎盘中的母细胞为 TdT 阳性（免疫组化染色，400 倍放大）。
F. 胎盘中的母细胞为 PAX-5 阳性，提示为 B 细胞系（PAX-5 免疫组化染色，400 倍放大）。

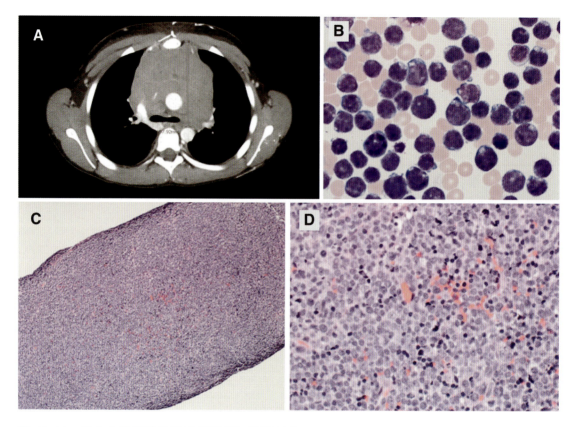

图 13.14　伴有大纵隔肿块的 T 淋巴母细胞淋巴瘤。
A. 胸部计算机断层扫描显示显著增大的纵隔肿块。
B. 胸腔积液涂片显示单一形态的细胞群，该细胞群由核浆比高、胞质稀少呈蓝色且细胞核不明显的母细胞构成（Wright Giemsa 染色，1000 倍放大）。
C. 纵隔肿块活检显示融合成片的未成熟的细胞，符合原始细胞特征（H & E 染色，100 倍放大）。
D. 高倍镜下可见原始细胞为中等至较大体积，偶尔可见核仁（H&E 染色，400 倍放大）。
E. 母细胞 CD3 阳性（免疫染色，400 倍放大）。
F. 母细胞 TdT 阳性呈核染色模式（免疫染色，400 倍放大）。
G. 母细胞 CD1a 阳性，提示其处于常见（皮质）的第 II 期成熟阶段（免疫染色，400 倍放大）。

病理特征与≥ 1 岁患儿的特征趋于一致[14]。

　　存在 KMT2A 重排的婴儿 B-ALL 患者预后不佳。预后不佳的相关因素包括年龄小于 6 个月、白细胞极度增多及中枢神经系统受累[12,14,15]。在各分组中，先天性组的死亡率最高，可能是由于其向 AML 的谱系转换率很高[11,14]。

# 二、T 淋巴母细胞白血病 / 淋巴瘤

　　T 淋巴母细胞白血病 / 淋巴瘤（T-ALL/LBL）是一种源自 T 细胞系的淋巴母细胞肿瘤[19]。该病可累及骨髓、血液（T-ALL），或胸腺（图 13.14）、淋巴结、结外组织（T-LBL）[19]。

　　T-ALL 约占儿童 ALL 病例的 15%[19 -

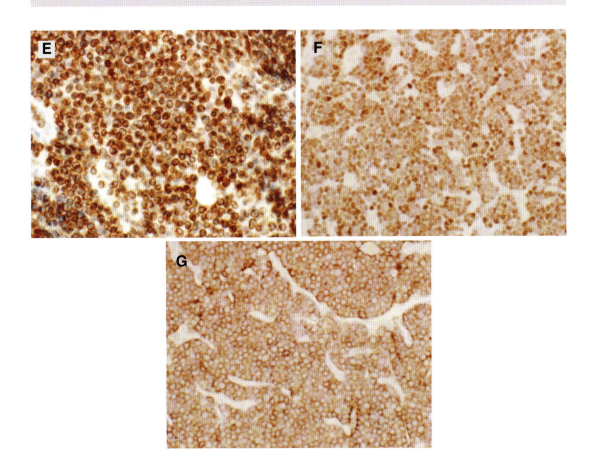

图 13.14 （续）

21]。T-LBL 约 占 LBL 的 85% ~ 90%[19]。这两种疾病在男性青少年最为常见 [19,21]。T-ALL 通常表现为白细胞计数增高、贫血、血小板减少、器官肿大、骨痛及频繁的中枢神经系统（CNS）受累等 [19]。T-LBL 常表现为纵隔肿块或其他组织肿块 [19]。

## （一）免疫表型

原始细胞常为 CD1a、CD2、CD3、CD4、CD5、CD7（强阳性）、CD8 等 T 细胞标志物阳性，TdT 为可变阳性 [19]。CD3 的表面表达可缺失，但所有病例都表达胞质 CD3[7, 8, 19]。CD4 与 CD8 经常共表达，类似胸腺细胞的皮质期 [19]。CD10 也可能为阳性 [19]。CD34 的表达较少见 [19]。髓系相关抗原 CD13 和 / 或 CD33 可在约 20% ~ 30%

的病例中表达，不应将其作为诊断混合表型急性白血病（T/ 髓系）的依据 [19]。CD117 在个别病例中为阳性，并与 FLT3 基因突变相关 [19]。

## （二）遗传特性

患者的基因型几乎均表现为 7 号和 14 号染色体上 T 细胞受体基因（TCR）的克隆性重排，并且约 20% 的病例中出现免疫球蛋白重链位点基因的重排 [19]。最为常见的 TCR 异常涉及 14q11.2 的 α 和 δ 位点、7q35 的 β 位点以及位于 7p14–15 的 γ 位点，并且与多种伙伴基因发生重排 [3, 19]。最常累及的基因包括在儿童病例中占 7% 的转录因子 TLX1（也称 HOX11），其位于 10q24；以及在儿童病例中占 20% 的转

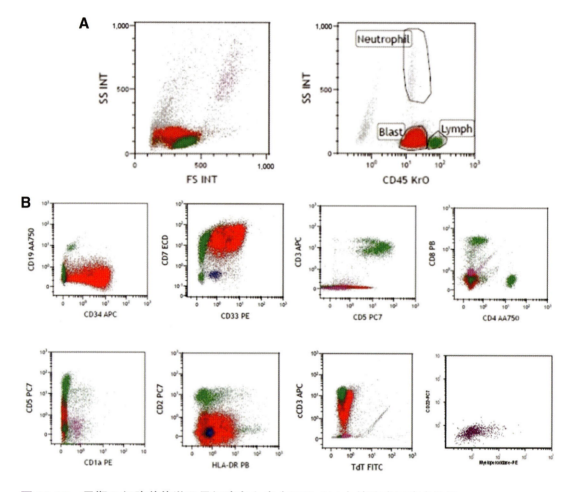

图 13.15　早期 T 细胞前体淋巴母细胞白血病（ETP-ALL）的流式细胞术结果。

A. 左图为一个双参数散点图，显示了 ETP-ALL 患者骨髓（BM）样本的前向散射（FS）和侧向散射（SS）特征。图中红色区域代表母细胞群，绿色区域代表成熟淋巴细胞群，粉红 / 紫色区域代表粒细胞群。右图显示了 CD45 与侧向散射（SS）门控的点图。红色区域代表母细胞群，绿色区域代表成熟淋巴细胞群，灰色区域代表包括中性粒细胞在内的粒细胞群。

B. 该组散点图组显示了图 A 中右图中 CD45 与 SS 门控的抗原表达状况。红色区域代表母细胞群，其表达 CD34+、CD33+、CD5 呈弱阳性、CD7+、胞质 CD3（cCD3）+、HLA-DR 呈弱阳性，而 CD19−、CD22−、CD1a−、CD2−、CD3−、CD4−、CD8−、TdT− 及 MPO−。

录因子 TLX3（也称 HOX11L2），其位于 5q35[19]。

　　T-ALL/T-LBL 之中也会发生缺失，其中最重要的是 9p 缺失，导致肿瘤抑制基因 CDKN2A 的缺失。细胞遗传学分析显示约 30% 的病例存在此状况，而分子检测的检出率更高[19, 21]。约 50% 的病例存在涉及 NOTCH1 的激活突变，此基因编码的蛋白质

对早期 T 细胞发育发挥着关键作用[19, 21]。

### （三）预后

　　儿童 T-ALL 通常被认定比 B-ALL 具有更高的风险，部分原因是发病年龄偏大及白细胞计数（WBC）较高[19]。与 B-ALL 相比，T-ALL 与更高的诱导治疗失败、早期复发、大纵隔肿块及孤立的中枢神经系统复发风

险相关[19]。治疗后的微小残留病灶（MRD）通常被认为是一个极为不利的预后影响因素。

## （四）早期T细胞前体淋巴母细胞白血病

早期T细胞前体淋巴母细胞白血病（ETP-ALL）是T-ALL的一种独特亚型，来源于一类从骨髓迁移至胸腺的早期细胞，保留了多谱系分化潜能。ETP-ALL具有特有的表达谱和免疫表型[22]。根据定义，ETP-ALL中的原始细胞缺失CD1a和CD8的表达，但表达CD7及一种或多种髓系/干细胞标志物，例如CD34、CD117、HLA-DR、CD13、CD33、CD11b和CD65（图13.15）[8, 19]。它们还表达其他的T细胞标志物，例如胞质型CD3或者极少情况下的表面型CD3，有时也表达CD2和/或CD4[19]。CD5通常为弱阳性或阴性。CD5的弱表达定义为其表达水平至少比残留的正常T细胞低一个对数级，或者少于75%的原始细胞CD5阳性。近期强化治疗的研究结果显示，即便ETP-ALL患者的MRD率高于T-ALL患者，但总体结局无显著差异[8,19]。

# 参考文献

1. Borowitz MJ, Chan JKC, Downing JR, Le Beau MM, Arber DA. B-lymphoblastic leukaemia/lymphoma with recurrent genetic abnormalities. In Swerdlow SH, Campo E, Harris NL, Jaffe ES, Pileri SA, Stein H, et al., eds. WHO classification of tumours of haematopoietic and lymphoid tissues. Revised 4th ed. Lyon: IARC Press; 2017:203–9.

2. Geethakumari PR, Hoffmann MS, Pemmaraju N, Hu S, Jorgensen JL, O'Brien S, Daver N. Extramedullary B lymphoblastic leukemia/lymphoma (B-ALL/LBL): A diagnostic challenge. Clin Lymphoma, Myeloma Leukemia. 2014 Aug; 14(4): e115.

3. Cortelazzo S, Ponzoni M, Ferreri AJ, Hoelzer D. Lymphoblastic lymphoma. Crit Rev Oncol/Hematol. 2011 Sep 1; 79(3): 330–43.

4. Lin P, Jones D, Dorfman DM, Medeiros LJ. Precursor B-cell lymphoblastic lymphoma: A predominantly extranodal tumor with low propensity for leukemic involvement. Am J Surg Pathol. 2000 Nov 1; 24(11): 1480–90.

5. Soslow RA, Baergen RN, Warnke RA. B-lineage lymphoblastic lymphoma is a clinicopathologic entity distinct from other histologically similar aggressive lymphomas with blastic morphology. Cancer. 1999 Jun 15; 85(12): 2648–54.

6. Maitra A, McKenna RW, Weinberg AG, Schneider NR, Kroft SH. Precursor B-cell lymphoblastic lymphoma: A study of nine cases lacking blood and bone marrow involvement and review of the literature. Am J Clin Pathol. 2001 Jun 1; 115(6): 868–75.

7. Perkins SL, McKenna R. Precursor lymphoid neoplasms. In Kjeldsberg CR, Perkins SL, eds. Practical diagnosis of hematologic disorders, 5th ed., Volume 2, Malignant disorders. Singapore: American Society for Clinical Pathology; 2010:691–719.

8. Duffied AS, Racke FK, Borowitz MJ. Precursor B- and T-cell neoplasms. In Jaffe E, Arber D, Campo E, Harris NL, Quintanilla-

Martinez L, eds. Hematopathology. 2nd ed. Philadelphia, PA: Elsevier; 2017:761–73.

9. Inaba H, Mullighan CG. Pediatric acute lymphoblastic leukemia. Haematologica. 2020 Nov 1; 105(11): 2524–39.

10. Hunger SP, Mullighan CG. Acute lymphoblastic leukemia in children. N Engl J Med. 2015 Oct 15; 373(16): 1541–52.

11. Van der Linden MH, Valsecchi MG, De Lorenzo P, Möricke A, Janka G, Leblanc TM, et al. Outcome of congenital acute lymphoblastic leukemia treated on the Interfant-99 protocol. Blood. 2009 Oct 29; 114(18): 3764–8.

12. Pieters R, Schrappe M, De Lorenzo P, Hann I, De Rossi G, Felice M, et al. A treatment protocol for infants younger than 1 year with acute lymphoblastic leukaemia (Interfant-99): An observational study and a multicentre randomized trial. Lancet. 2007 Jul 21; 370(9583): 240–50.

13. Van der Linden MH, Creemers S, Pieters R. Diagnosis and management of neonatal leukaemia. Semin Fetal Neonatal Med. 2012 Aug 1; 17(4): 192–5.

14. Knez V, Liu X, Schowinsky J, Pan Z, Wang D, Lorsbach R, et al. Clinicopathologic and genetic spectrum of infantile B-lymphoblastic leukemia: A multi-institutional study. Leukemia Lymphoma. 2019 Mar 21; 60(4): 1006–13.

15. Kang H, Wilson CS, Harvey RC, Chen I, Murphy MH, Atlas SR, et al. Gene expression profiles predictive of outcome and age in infant acute lymphoblastic leukemia: A Children's Oncology Group study. Blood. 2012 Feb 23; 119 (8): 1872–81.

16. Sakaki H, Kanegane H, Nomura K, Goi K, Sugita K, Miura M, et al. Early lineage switch in an infant acute lymphoblastic leukemia. Int J Hematol. 2009 Dec; 90(5): 653–5.

17. Rossi JG, Bernasconi AR, Alonso CN, Rubio PL, Gallego MS, Carrara CA, et al. Lineage switch in childhood acute leukemia: An unusual event with poor outcome. Am J Hematol. 2012 Sep; 87(9): 890–7.

18. Park M, Koh KN, Kim BE, Im HJ, Jang S, Park CJ, et al. Lineage switch at relapse of childhood acute leukemia: A report of four cases. J Korean Med Sci. 2011 Jun; 26(6): 829–31.

19. BorowitzMJ, Chan JKC, BénéM-C, Arber A. T-lymphoblastic leukaemia/lymphoma. In Swerdlow SH, Campo E, Harris NL, Jaffe ES, Pileri SA, Stein H, et al., eds. WHO classification of tumours of haematopoietic and lymphoid tissues. Revised 4th ed. Lyon: IARC Press; 2017:209–12.

20. Raetz EA, Perkins SL, Bhojwani D, Smock K, Philip M, Carroll WL, Min DJ. Gene expression profiling reveals intrinsic differences between T-cell acute lymphoblastic leukemia and T-cell lymphoblastic lymphoma. Pediatr Blood Cancer. 2006 Aug; 47(2): 130–40.

21. Uyttebroeck A, Vanhentenrijk V, Hagemeijer A, Boeckx N, Renard M, Wlodarska I, et al. Is there a difference in childhood T-cell acute lymphoblastic leukaemia and T-cell lymphoblastic lymphoma? Leukemia Lymphoma. 2007; 48(9): 1745–54.

22. Coustan-Smith E, Mullighan CG, Onciu M, Behm FG, Raimondi SC, Pei D, et al. Early T-cell precursor leukaemia: A subtype of very high-risk acute lymphoblastic leukaemia. Lancet Oncol. 2009 Feb 1; 10(2): 147–56.

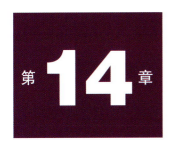

# 第14章 母细胞性浆细胞样树突状细胞肿瘤

Stephanie D. Schniederjan, Aurelia Meloni-Ehrig, Caroline An, Kristian T. Schafernak

## 一、概述

母细胞性浆细胞样树突状细胞肿瘤（BPDCN）是一种罕见且具有侵袭性的恶性肿瘤，其显著特点为频繁出现皮肤损害，且预后不良。在世界卫生组织修订的第四版分类体系中，BPDCN 被列为独立的章节，位于急性髓系白血病与谱系不明的急性白血病之间，对应其独有的谱系特征和侵袭性[1]。近期，随着对浆细胞样树突状细胞起源的认识及特异性标志物的广泛应用，促进了对 BPDCN 在临床表现和免疫表型异质性的识别[2]。

BPDCN 于老年中的发生率高于儿童，男女比例大致为 3：1[2]。既往其预后极差，然而新的抗 CD123 疗法似乎可提升生存率，并且年轻患者的预后更好[3, 4]。尽管 BPDCN 初始阶段通常表现为皮肤病变，且多为结节性病变，然而亦可能表现为白血病、淋巴肿大和 / 或血细胞减少；需要指出的是，在近期所报道的一系列病例中，24% 的儿科病例不存在皮肤受累[2, 4, 5]。

借助流式细胞术或免疫组织化学进行的标准免疫表型分析结果显示，其与其他血液淋巴组织肿瘤存在明显的相似性，包括髓系 / 单核细胞肉瘤或"皮肤白血病"、单核细胞分化型急性髓细胞白血病（AML-MD）、侵袭性 NK 细胞白血病、NK 淋巴母细胞白血病 / 淋巴瘤、结外 NK/T 细胞淋巴瘤以及 T 淋巴母细胞淋巴瘤[1, 6]。髓系肉瘤 /AML-MD 与 BPDCN 之间的区分在临床具有重大意义，由于类似于 AML 的治疗可能与 BPDCN 中较差的预后相关[7]。纵使 BPDCN 与 AML-MD 皆存在髓外表现的倾向，但是基因表达谱分析和阵列比较基因组杂交已提示它们属于不同谱系的证据[8]。

依据临床表现，另一种考量要素的诊断，乃是成熟浆细胞样树突状细胞增殖（MPDCP），其表达相似的免疫表型，并且或许更趋向于表达异常的淋巴细胞以及髓系 / 单核细胞标志物。在 MPDCP 中，CD56 呈阴性，并且 Ki-67 增殖指数低于 BPDCN（BPDCN 高于 30%，而在 MPDCP 低于 10%）[9, 10]。

鉴于 BPDCN 与其他血液恶性肿瘤的免疫表型存在重叠，故而需采用一套全面的抗体组合来对 BPDCN 进行诊断。已有相关研究指出，以下至少四种标志物呈阳性结果才可作为可靠诊断的依据：CD4、CD56、CD123、CD303、TCL1 以及 TCF4[9]。TCF4 与 CD123 显示出较高的敏感性和特异性[11]。

儿童 BPDCN 患者的核型通常表现得较为复杂，此情形与成人相似。针对细胞遗传学异常的分析结果显示，儿科病例主要表现为 5q、12p、13q、6q 以及 15q 的缺失，同时存在 9 号染色体为主的单体性[12, 13]。对 BPDCN 的新一代测序和全外显子测序研究发现突变主要涉及 TET2（57%）、ZRSR2（57%）、ASXL1（28%）、NPM1（20%）、NEA（20%）、IKZF1/2/3（20%）、ZEB2（16%）以及 TP53（14%）[14, 15]。约 50% 的肿瘤具有 DNA 甲基化或染色质重塑基因的突变，且这些突变与较差的预后以及较低的生存率相关[14, 15]。

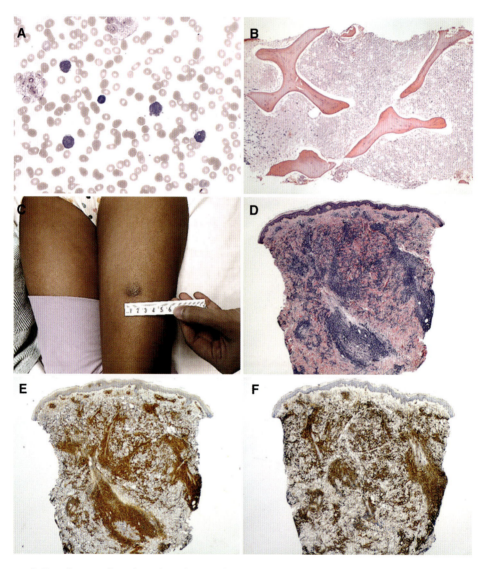

图 14.1 患儿，女，11 岁，表现为重度正细胞性贫血以及显著的血小板减少（A，400 倍放大）。外周血涂片显示白细胞增多，且伴有大量循环中的"母细胞"。这些"母细胞"呈中等大小，并且细胞质较少。部分细胞具备空泡以及极度不规则的细胞核。骨髓大部分坏死（B，40 倍放大）。患儿还具有一处持续扩大的大腿皮肤病变（C）全身性淋巴结逐步肿大。皮肤穿刺活检（D，40 倍放大）表明，真皮层内以单核细胞浸润为主，其与表皮之间由无细胞浸润的 Grenz 带隔开，浸润细胞分割胶原束，围绕但不累及皮肤附属器。肿瘤细胞弥漫性表达 CD4（E，40 倍放大）、CD56（F，40 倍放大）、CD123、CD43、MUM1 以及 BCL2，而在 CD7（呈现细微颗粒状）、CD68（呈现点状）、CD117 以及 BCL6（未予以展示）的染色则表现为弱阳性或部分阳性（未显示）。

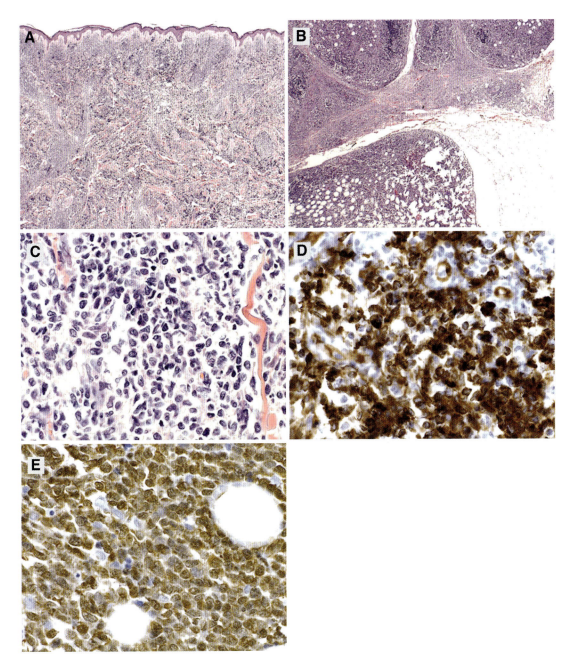

图 14.2 患儿，男，16 岁，接受了手臂肿瘤切除手术，肿瘤未累及表皮，但已密集浸润至真皮（A，40 倍放大）及皮下脂肪（B，40 倍放大）。肿瘤细胞的大小处于中等范畴，胞质较少，细胞核呈现不规则至扭曲状，内含有从粗粒状至泡状的染色质以及不明显的核仁（C，400 倍放大）。肿瘤细胞的 CD123（D，400 倍放大）和 TCL1（E，400 倍放大）呈阳性。

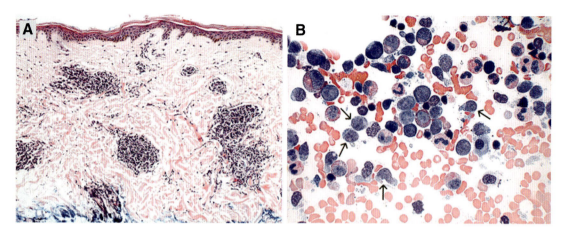

图 14.3　刮除活检显示血管周围肿瘤浸润（A，40 倍放大）以及骨髓受累：穿刺涂片显示肿瘤细胞（B，400 倍放大）呈拉长的手镜状，伴有伪足及空泡状细胞质。

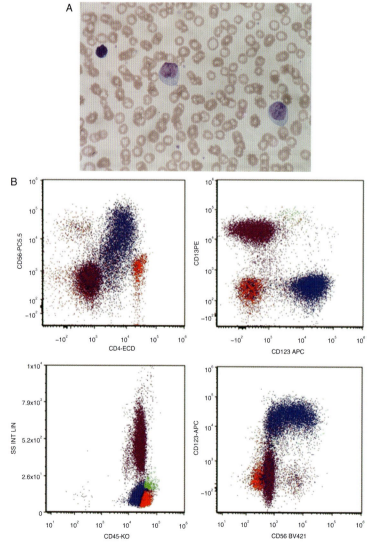

图 14.4　患儿，男，17 岁，表现为循环中出现原始细胞和淋巴结肿大（A，400 倍放大）外周血涂片里的原始细胞，采用 Wright 染色；（B），PDCs 显示为蓝色，粒细胞为紫色，淋巴细胞为红色。CD4 与 CD56 相比；CD123 与 CD13 相比；CD45 与侧向散射相比；CD56 与 CD123 相比。请注意红色的 CD4 阳性 T 细胞以及 CD56 阳性的自然杀伤（NK）细胞。CD4、CD56 以及 CD123 共表达；BPDC 细胞群缺失 CD13 表达。

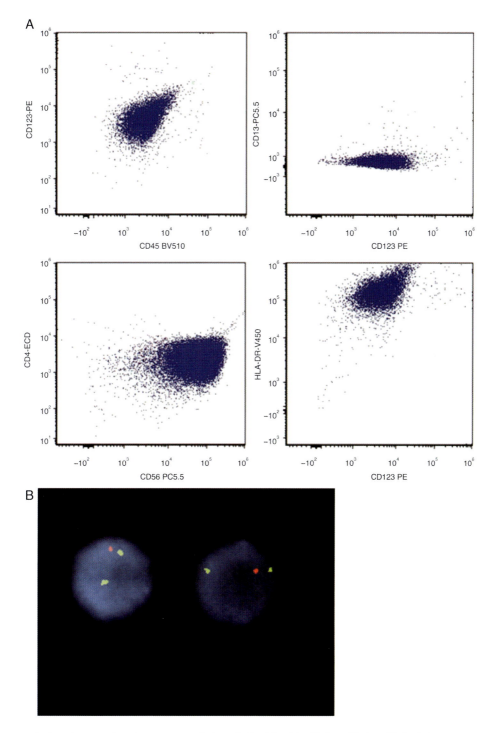

图 14.5 患者，女，21 岁，有 BPDCN 病史，在接受超选择性中心静脉导管化疗（hyper-CVAD）后获得完全缓解。10 个月后，检测显示脑脊液（CSF）受累：（A）流式细胞术的 CD45 与 CD123、CD123 与 HLA-DR、CD123 与 CD13 以及 CD56 与 CD4 对比的散点图；染色体分析结果显示为复杂的染色体核型。（B）FISH 证实存在 5q 缺失（缺失一个红色信号）。

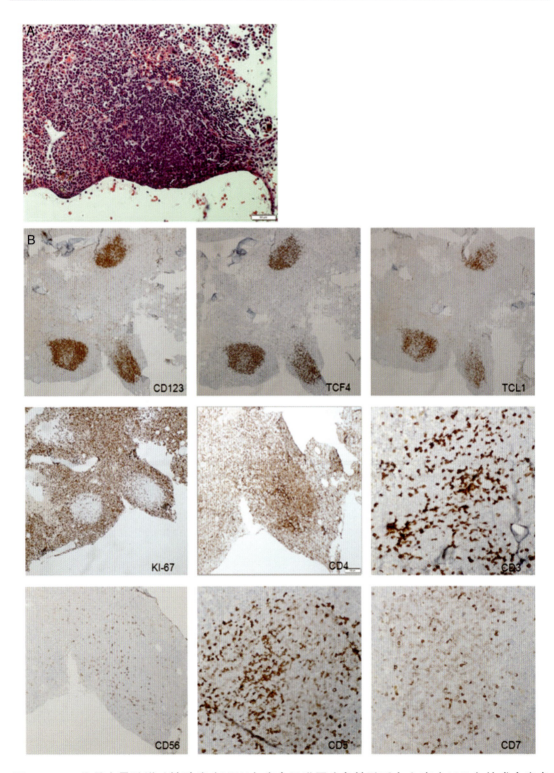

图 14.6　一位具有骨髓增殖性肿瘤（MPN）病史且进展为急性髓系白血病（AML）的成人患者呈现 MPDCP 表现：骨髓活检显示多个密集的"淋巴样"病灶集聚（A，H&E 染色，400 倍放大）；（B），PDC 异常（弱）表达 CD123、TCF4、TCL1、Ki-67、CD4、CD56（多数呈阴性）、CD7 以及 CD5。

# 参考文献

1. Facchetti FP, Petrella T, Pileri, SA. Blastic plasmacytoid dendritic cell neoplasm. In Swerdlow SH, Campo E, Harris NL, Jaffe ES, Pileri, SA, Stein H, et al. eds. WHO classification of tumours of haematopoietic and lymphoid tissues. 4th ed., revised ed. Lyon: International Agency for Research on Cancer; 2017:174–7.

2. Martín-Martín LLA, Vidriales B, Caballero MD, Rodrigues AS, Ferreira SI, Lima M, et al. Classification and clinical behavior of blastic plasmacytoid dendritic cell neoplasms according to their maturation-associated immunophenotypic profile. Oncotarget. 2015; 6(22): 19204–16.

3. Gurbaxani S. Blastic plasmacytoid dendritic cell neoplasm. In Larson RA, ed. UpToDate. Waltham, MA: Wolters Kluwer; 2019.

4. Jegalian AG, Buxbaum NP, Facchetti F, Raffeld M, Pittaluga S, Wayne AS, et al. Blastic plasmacytoid dendritic cell neoplasm in children: Diagnostic features and clinical implications. Haematologica. 2010; 95(11): 1873–9.

5. Tzankov A, Hebeda K, Kremer M, Leguit R, Orazi A, Van der Walt J, et al. Plasmacytoid dendritic cell proliferations and neoplasms involving the bone marrow: Summary of the workshop cases submitted to the 18th Meeting of the European Association for Haematopathology (EAHP) organized by the European Bone Marrow Working Group, Basel 2016. Ann Hematol. 2017; 96(5): 765–77.

6. Bekkenk MW, Jansen PM, Meijer CJLM, Willemze R. CD56+ hematological neoplasms presenting in the skin: A retrospective analysis of 23 new cases and 130 cases from the literature. Ann Oncol. 2004; 15(7): 1097–1108.

7. Pagano L, Valentini CG, Pulsoni A, Fisogni S, Carluccio P, Mannelli F, et al. Blastic plasmacytoid dendritic cell neoplasm with leukemic presentation: An Italian multicenter study. Haematologica. 2013; 98(2): 239–46.

8. Dijkman R, Van Doorn R, Szuhai K, Willemze R, Vermeer MH, Tensen CP. Gene-expression profiling and array-based CGH classify CD4+CD56+ hematodermic neoplasm and cutaneous myelomonocytic leukemia as distinct disease entities. Blood. 2007; 109(4): 1720–7.

9. Suzuki Y, Kato S, Kohno K, Satou A, Eladl AE, Asano N, et al. Clinicopathological analysis of 46 cases with CD4(+) and/or CD56(+) immature haematolymphoid malignancy: Reappraisal of blastic plasmacytoid dendritic cell and related neoplasms. Histopathology. 2017; 71(6): 972–84.

10. Facchetti F, Cigognetti M, Fisogni S, Rossi G, Lonardi S, Vermi W. Neoplasms derived from plasmacytoid dendritic cells. Mod Pathol. 2016; 29(2): 98–111.

11. Sukswai N, Aung PP, Yin CC, Li S, Wang W, Wang SA, et al. Dual expression of TCF4 and CD123 is highly sensitive and specific for blastic plasmacytoid dendritic cell neoplasm. Am J Surg Pathol. 2019; 43 (10): 1429–37.

12. Leroux D, Mugneret F, Callanan M, Radford-Weiss I, Dastugue N, Feuillard J, et al. CD4(+), CD56(+) DC2 acute leukemia is characterized by recurrent clonal chromosomal changes affecting 6 major targets: A study of 21 cases by the Groupe Francais de Cytogenetique Hematologique. Blood. 2002; 99(11): 4154–9.

13. Lucioni M, Novara F, Fiandrino G, Riboni R, Fanoni D, Arra M, et al. Twenty-one cases of blastic plasmacytoid dendritic cell neoplasm: Focus on biallelic locus 9p21.3 deletion. Blood. 2011; 118(17): 4591–4.

14. Menezes J, Acquadro F, Wiseman M, Gomez-Lopez G, Salgado RN, Talavera-Casanas JG, et al. Exome sequencing reveals novel and recurrent mutations with clinical impact in

blastic plasmacytoid dendritic cell neoplasm. Leukemia. 2014; 28(4): 823–9.

15. Taylor J, Kim SS, Stevenson KE, Yoda A, Kopp N, Louissaint A, et al. Loss-of-function mutations in the splicing factor ZRSR2 are common in blastic plasmacytoid dendritic cell neoplasm and have male predominance. Blood. 2013; 122(21): 741.

# 第 15 章  急性髓系白血病及相关前体肿瘤

Virginia Knez, Xiayuan Liang, Billie Carstens, Silvia T Bunting

急性髓系白血病（AML）属于一组异质性疾病，其表征为源自骨髓的未成熟的非淋巴细胞克隆性扩增，累及骨髓、血液以及髓外组织。总体而言，诊断 AML 要求血液或骨髓中原始细胞计数至少占 20%（图15.1），然而具有 t (8;21) (q22;q22.1)、inv (16) (p13.1q22) 或 t (16;16) (p13.1;q22) 的 AML 以及伴有 PML-RARA 的急性早幼粒细胞白血病（APML）不在此列 [1-4]。世界卫生组织（WHO）的分类体系结合了形态学、免疫表型、遗传学以及临床特征，用以定义具有显著预后意义的疾病 [3-5]。

## 一、伴有复发性遗传异常的急性髓系白血病

表 15.1 归纳了伴有复发性遗传异常的急性髓系白血病（AML）的临床和病理特征（图 15.2 ~ 15.9）[2-6]。

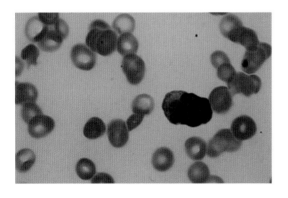

图 15.1　血涂片显示一个髓母细胞，其细胞质较少，Auer 小体明显，染色质细腻，核仁明晰（（Wright-Giemsa 染色，1000 倍放大）。

## 二、伴有骨髓增生异常相关改变的急性髓系白血病

伴有骨髓增生异常相关改变的急性髓系白血病（AML-MRC）的定义如下：于血液或骨髓中，原始细胞占比至少为 20%，并具备骨髓增生异常的形态学特征；或者出现于既往具有骨髓增生异常综合征（MDS）或骨髓增生异常 / 骨髓增殖性肿瘤（MDS/MPN）病史的患者之中；又或者存在与 MDS 相关的细胞遗传学异常。此外，不表现急性髓系白血病（AML）所独有的特定复发性遗传异常 [3]。AML-MRC 在儿童中的发生较为少见。通常情况下，患者表现为全血细胞减少。就儿童而言，其临床病程多进展缓慢。故而，骨髓原始细胞占比 20% ~ 29% 且临床病程稳定达 2 个月及以上的病例患者可被诊断为 MDS 或者 AML [7]。

AML-MRC 的诊断标准是：至少在两个造血细胞系中，50% 及以上的细胞存在增生异常（图 15.10）[3]。对于那些缺乏足够细胞成分以评估多系增生异常，抑或不符合上述形态学标准的病例，AML-MRC 可依据诸如 −7、del(7q)、del(5q) 或 t(5q) 等 MDS 相关细胞遗传学异常的检测结果和 / 或 MDS 或 MDS/MPN 病史 [3] 诊断。

AML-MRC 的遗传异常与在 MDS 中所观测到的异常相似。8 号染色体三体以及 20q 缺失（于 MDS 中较为常见）自身并不足以将某一病例归类为 AML-MRC [3]。在存在多系增生异常的 AML 病例里，可能检测

**表 15.1　AML 伴复发性遗传异常的临床病理特征**

| | 临床特征 | 病理学特征 | 结局 |
|---|---|---|---|
| 急性髓系白血病（AML）伴 t (8;21) (q22;q22.1)；RUNX1–RUNX1T1 融合基因（图 15.2） | –与髓系肉瘤（MS）相关 | –中性粒细胞成熟<br>–具有大的鲑鱼色细胞质颗粒以及核周透明区的原始细胞<br>–Auer 小体常见<br>–部分病例中 CD56⁺ | –良好 |
| 急性髓系白血病（AML）伴 inv (16) (p13.1q22) 或 t (16;16) (p13.1;q22)；CBFB–MYH11 融合基因。（图 15.3） | –幼儿少见<br>–通常可见 MS | –单核细胞及粒细胞分化<br>–嗜酸性粒细胞增多 | –良好 |
| 急性早幼粒细胞白血病（APML）伴 PML–RARA 融合基因（图 15.4） | –10 岁以下罕见<br>–↑ DIC<br>–超颗粒变体：60%～70%<br>–低颗粒型／微颗粒型变体：白细胞计数升高 | –呈现异常的肾形／双叶形细胞核<br>–在超颗粒变体中存在的嗜金颗粒<br>–于超颗粒变体之中，可见柴捆细胞<br>–HLA-DR⁻, CD34⁻ | –良好 |
| 急性髓系白血病（AML）伴 t (6;9) (p23; q34.1) 易位；DEK–NUP214 融合基因（图 15.5） | –常见于儿童<br>–可能呈现弥散性血管内凝血（DIC）<br>–往往出现 MS/ 组织浸润情况 | –单核母细胞型或单核细胞型 | –仅限于原发性病例<br>–中等生存期 |
| 急性髓系白血病（AML）伴 t (6;9) (p23; q34.1) 易位；DEK–NUP214 融合基因 （图 15.6） | –在 AML 病例里占 1% | –嗜碱性粒细胞增多的情况可能出现<br>–于大多数病例而言，CD34⁺且 CD117⁺<br>–50% 的病例表现为 TdT⁺ | –非常不理想<br>–FLT3 – ITD 在 69% 的儿科病例中出现 |
| 急性髓系白血病（AML）伴 有 inv (3) (q21.3q26.2) 或者 t(3;3) (q21.3; q26.2) 易位；GATA2、MECO 融合基因（图 15.7） | –AML 病例中占 1%～2% | –多系发育异常<br>–发育不良的巨核细胞（小型无分叶或双叶型）增多 | –不佳<br>–常见 –7、–5q 以及复杂核型，预后不良 |
| 急性巨核母细胞白血病伴 有 t (1;22) (p13.3; q13.1) 易位；RBM15–MKL1 融合基因（图 15.8） | –AML 病例中不足 1%<br>–在没有唐氏综合征（DS）的儿童中发生 | –细胞数量稀少的穿刺标本<br>–异质的原始细胞形态<br>–细胞质的泡状突起或者伪足<br>–存在发育异常的巨核细胞<br>–骨髓纤维化<br>–cCD41⁺ 抑 或 cCD61⁺ 具有更强的特异性 | –与 不 存 在 t (1;22) 的 病 例相比，预后更差 |
| 伴有 NPM1 突变的急性髓系白血病（AML）（图 15.9） | –对于 AML 具备相对的特异性<br>–正常核型<br>–女性＞男性<br>–白细胞计数升高及血小板计数升高<br>–髓外受累常见 | –具有明显杯状核内陷的原始细胞<br>–通常出现多系发育不良<br>–通常出现 CD34⁻ 和 HLA-DR⁻ | –无 FLT3-ITD 突变的病例预后良好 |

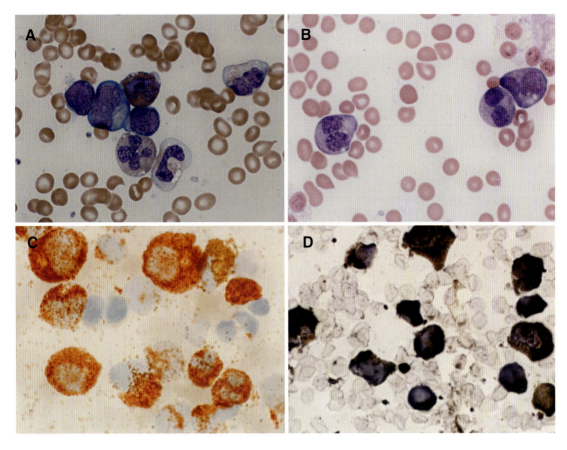

图 15.2　急性髓系白血病（AML）伴 t (8;21) (q22;q22.1)；RUNX1–RUNX1T1 融合基因。
A. 骨髓涂片显示，原始细胞具有深蓝色的胞质边缘、明显的核仁、长而尖的 Auer 小体，同时还显示具有橙色颗粒的成熟粒细胞（Wright–Giemsa 染色，1000 倍放大）。
B. 异常增生表现为假性佩尔格 – 休特中性粒细胞（Wright–Giemsa 染色，1000 倍放大）。
C. 原始粒细胞呈髓过氧化物酶阳性（MPO 细胞化学染色，1000 倍放大）。
D. 原始粒细胞呈苏丹黑 B 阳性（苏丹黑 B 组织化学染色，1000 倍放大）。
E. 细胞遗传学分析。a–c 是荧光原位杂交（FISH）分析。RUNX1 探针被标记为绿色。RUNX1T1 探针被标记为红色。a 显示正常模式（红色与绿色信号相互分离）。b、c 显示 RUNX1 – RUNX1T1 重排（红 – 绿融合信号）。d 是示意图。e 显示 t (8;21) (q22;q22.1) 的核型。

到 NPM1、FLT3 或者 CEBPA 基因突变。当与 MDS 相关的细胞遗传学异常缺失之际，此类病例应归类为具有 NPM1 突变的 AML 或者具有 CEBPA 双等位基因突变的 AML，而非 AML–MRC [2, 4]。AML–MRC 的预后较其他 AML 亚型更差。

# 三、治疗相关髓系肿瘤

治疗相关髓系肿瘤（t–MNs）是化疗和放疗的晚期并发症。其由治疗相关 AML（t–AML）、治疗相关 MDS（t–MDS）以及治疗相关 MDS/MPN（t–MDS/MPN）[4] 组成。儿童 t–MNs 的发病可能是初次癌症诊断时的年龄、遗传易感性（例如神经纤维瘤病 1 型、范科尼贫血、布卢姆综合征、

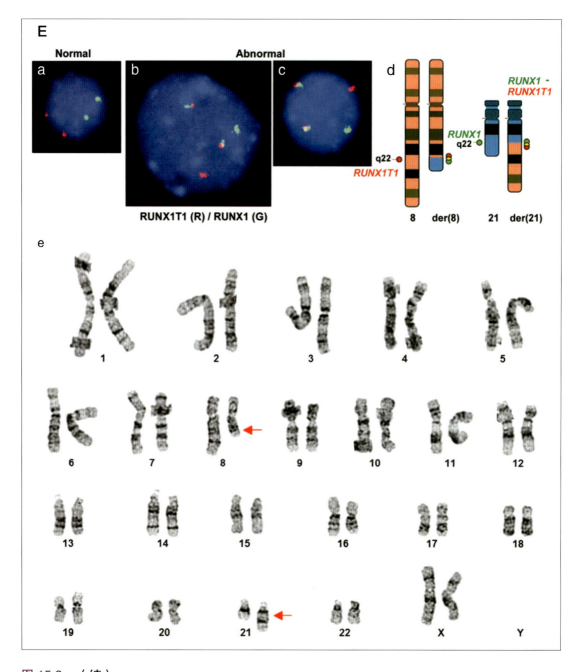

图 15.2 （续）

Schwachman 综合征等）、环境暴露以及既往治疗方案等因素协同作用的结果[8]。在临床上，将 t-MNs 分为两类（表 15.2，171 页）[4, 8]。

t-MDS、t-AML 以及 t-MDS/MPN 相关的形态学诊断标准应遵循原发性 MDS、

MDS/MPN 或者初治 AML 的指南[8]。大多数病例表现为多系增生异常以及粒 – 单核细胞或单核母细胞 / 单核细胞分化异常（图 15.11）。t-MNs 的诊断需结合遗传信息。其预后较差。具有 TP53 基因突变以及复杂核型的病例预后更差[4]。

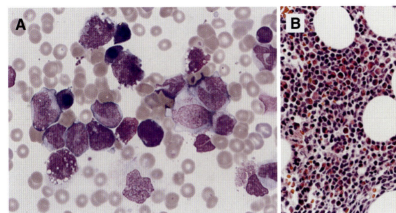
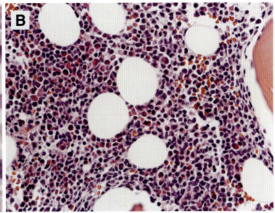

图 15.3　急性髓系白血病（AML）伴 inv (16) (p13.1q22) 或 t (16;16) (p13.1;q22)；CBFB–MYH11 融合基因。

A. 骨髓涂片显示具备髓系和单核系分化特征的原始细胞。髓母细胞细胞质稀少、染色质细腻、核仁明显。单核细胞样原始细胞 / 前单核细胞具有丰富的细胞质及不规则的细胞核。嗜酸性粒细胞增多，且伴有较大的嗜碱性颗粒（Wright–Giemsa 染色，1000 倍放大）。

B. 活检显示原始细胞增多与嗜酸性粒细胞增多（H&E 染色，400 倍放大）。

C. 细胞遗传学分析。a–c 是荧光原位杂交（FISH）分析。3' CBFB 探针标记为绿色。5'CBFB/MYH11 探针标记为红色。a. 图像为正常模式（红绿融合信号）。b、c 显示 CBFB – MYH11 重排（红色和绿色分离）。d. 为示意图。e. 显示 inv (16) (p13.1q22) 的核型。

# 四、急性髓系白血病，非特指型（NOS）

　　表 15.3（见 174 页）总结了该类急性髓系白血病（AML）的临床及病理特征（图 15.12 和 15.13）[2]。在将病例归类为此类之前，务必开展突变分析及细胞遗传学研究。

# 五、髓系肉瘤

　　髓系肉瘤（MS）系一种髓外的肿瘤，其由成熟或未成熟的髓系原始细胞组成。对于白血病患者而言，髓系原始细胞对其身体任意部位的浸润，除非表现为破坏组织结构的肿瘤[5]，否则不可归类为 MS。

　　MS 在儿科患者中更为常见。其发生率可能与 t (8;21)、inv (16) 以及 11q23 易位亚型相关。常见受累部位包括皮肤、淋巴结（图 15.14）、胃肠道、骨骼、软组织以及生殖

腺[5]。MS 中的髓母细胞通常呈片状分布。在多数病例里，原始细胞表现出粒单核细胞或纯单核母细胞的特性[5]。

# 六、伴有 t (8;16) (p11;p13) 的急性髓系白血病；KAT6A–CREBBP

　　伴有 t (8;16) (p11;p13) 的急性髓细胞白血病（AML）占所有 AML 病例的不到 1%[9]。或许因其发病率较低，世界卫生组织（WHO）尚未将其列为反复出现的遗传异常[9]。近乎半数的病例在确诊时年龄未满 2 岁，而三分之一的病例于新生儿阶段确诊[9]。病例表现为女性占多数[9]。常见表现为皮肤白血病、红细胞吞噬现象以及弥漫性血管内凝血（DIC）[9]。中枢神经系统亦可能受累[9]。多数病例的原始细胞表现为粒 – 单核细胞或单核细胞（图 15.15）[9]。嗜红细胞吞

159

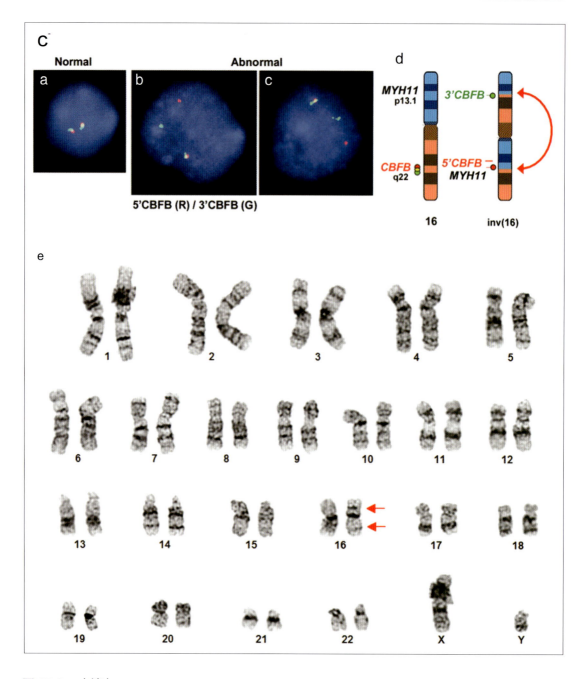

图 15.3 （续）

噬现象（白血病原始细胞对红细胞的吞噬）可见于 70% 的病例中。

t (8;16) (p11;p13) 的染色体易位致使位于 8 号染色体 p11 位点的 KAT6A 基因与位于 16 号染色体 p13 位点的 CREB 结合蛋白（CREBBP）基因相融合，进而引发白血病的产生。

该疾病的生存率为中等水平[9]。早期对此疾病的诊断具有重要意义，原因是患者因 DIC 所致的死亡率颇高。虽然噬血细胞

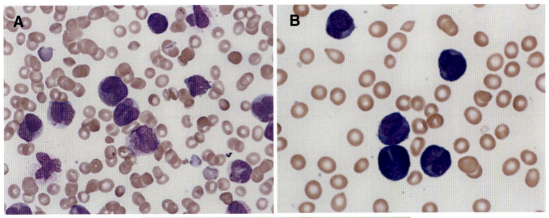

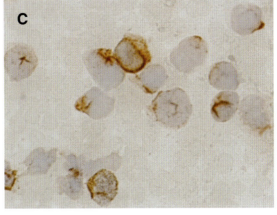

图 15.4 急性早幼粒细胞白血病（APML）伴 PML-RARA。
A. 在超颗粒变体中：肿瘤性早幼粒细胞显示大量的细胞质颗粒以及双叶核。图像中可见一个携带成束 Auer 小体的柴捆细胞（Wright–Giemsa 染色，1000 倍放大）。
B. 在低颗粒变体中：肿瘤性早幼粒细胞呈现出细胞质颗粒缺失，且以双叶核为主的特性，可能与肿瘤性单核细胞产生混淆（Wright–Giemsa 染色，1000 倍放大）。
C. 肿瘤性早幼粒细胞对髓过氧化物酶呈阳性反应（MPO 细胞化学染色，1000 倍放大）。
D. 细胞遗传学。a–c 显示荧光原位杂交（FISH）分析结果。PML 探针标记为红色，而 RARA 探针标记为绿色。a. 图像为正常的模式（红色和绿色信号分离）。b–c 显示 PML–RARA 基因重排（红绿色融合信号）。d. 图像为示意图。e. 显示 t (15;17) (q24.1; q21.2) 的核型。

现象缺乏特异性，然而一旦出现，就应疑似该疾病。一部分新生儿病例可能出现自发性缓解[9]。

## 七、系列不明急性白血病

系列不明急性白血病（ALAL）实属罕见，其在急性白血病中占比不足 4%。此为一种高风险白血病，且预后不佳。其分类是基于 WHO 所制定的分类标准[10]。ALAL 的各种不同亚型见表 15.4。

流式细胞术免疫表型分析对 ALAL 的分类发挥着重要作用。表 15.5 阐述了为单一原始细胞群分配多个谱系的相关要求[10, 11]。

髓过氧化物酶（MPO）被认为是混合表型急性白血病（MPAL）中髓系成分的特异性标志。已有研究表明，某些 MPO 抗体

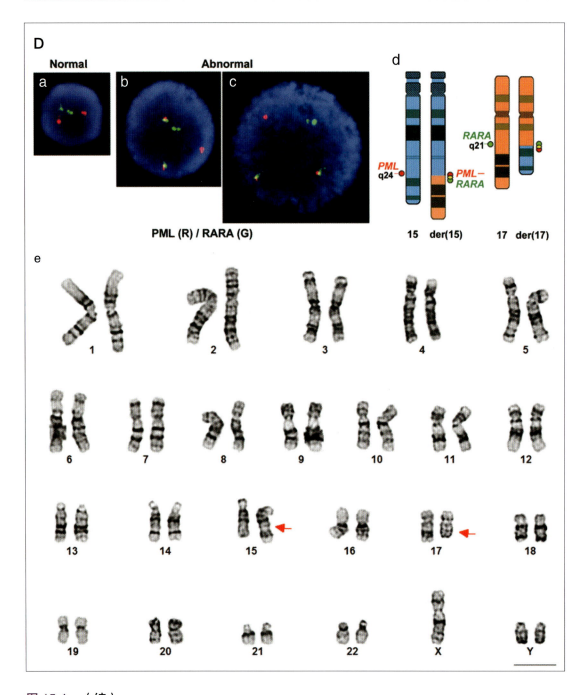

图 15.4 （续）

在流式细胞术检测中会与 B 细胞或 T-ALL 细胞产生非特异性反应（图 15.16）。由此，不建议将仅表达 MPO 的典型 B-ALL 归类为 MPAL。典型的 B/ 髓系白血病具有异质性（图 15.17）。欲确定 T 细胞谱系，最强的原始细胞 cCD3 表达水平须达到与正常残留 T 细胞相近的强度（图 15.18）。CD3 抗体应能够检测出 CD3 ε 链。若此抗体还能够检测到常用于免疫组织化学研究的 CD3 ζ 链，那么它对 T 细胞不具特异性，原因

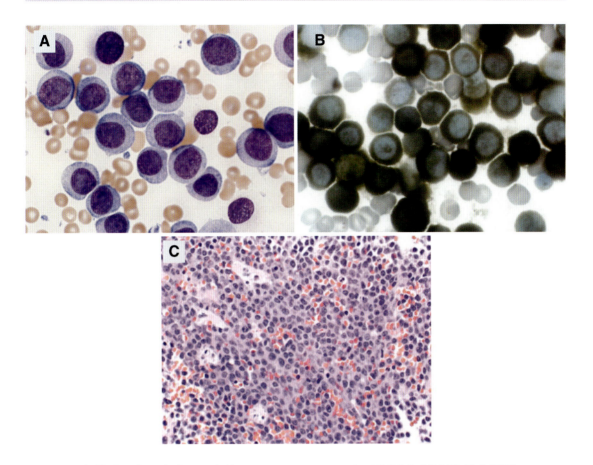

图 15.5　急性髓系白血病（AML）伴 t(9;11) (p21.3;q23.3)；KMT2A–MLLT3 融合基因。
A. 单核母细胞有丰富的细胞质、呈圆形的细胞核以及细腻的染色质（Wright–Giemsa 染色，1000 倍放大）。
B. 单核母细胞非特异性酯酶染色阳性（NSE 细胞化学染色，1000 倍放大）。
C. 骨髓活检显示单核母细胞数量增多，其细胞质丰富，细胞核呈卵圆形，染色质细腻，核仁明显（H&E 染色，400 倍放大）。
D. 细胞遗传学。a–c 显示荧光原位杂交（FISH）分析结果。3'KMT2A 探针标记为红色。MLLT3/5'KMT2A 探针标记为绿色。a. 图像为正常模式（红绿融合信号）。b–c 图像为 KMT2A–MLLT3 基因重排（红色和绿色分离信号）。d. 图像为示意图。e. 显示 t (9;11) (p21.3; q23.3) 的染色体核型。

在于 CD3 ζ 链也会存在于激活的自然杀伤（NK）细胞中。偶尔，急性白血病无显示谱系分化的证据。无谱系特异性标志物的表达，诸如胞质 CD3、MPO 或者 cCD79a（图 15.19）。

不同亚型的 AML 的治疗策略和结局取决于其风险类别，而这一风险类别由基因和分子特征决定。修订后的欧洲白血病网（ELN）基于遗传学的风险分层版本已获得广泛应用（表 15.6）[11, 12]。

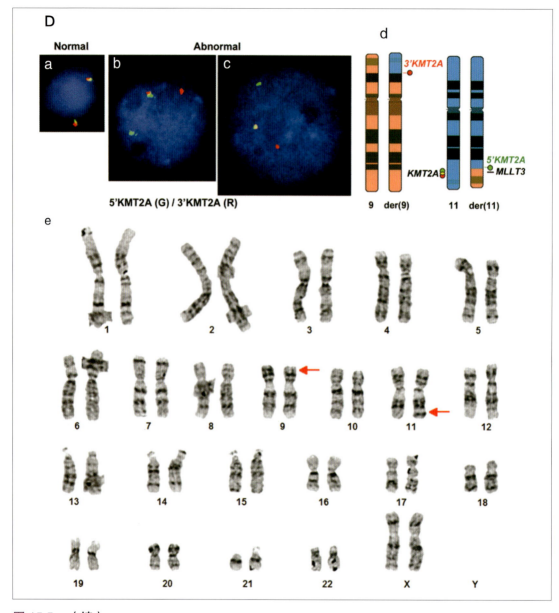

图 15.5 （续）

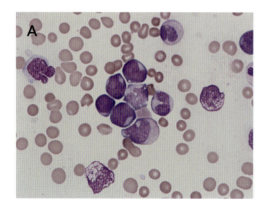

图 15.6　急性髓系白血病（AML）伴 t (6;9)（p23; q34.1）易位；DEK–NUP214 融合基因。

A. 原始细胞显示少量的细胞质、圆形至稍呈不规则状的细胞核、精细的染色质以及清晰的核仁（Wright–Giemsa 染色，1000 倍放大）。

B. 细胞遗传学。a–c 显示荧光原位杂交（FISH）分析结果。NUP214 探针标记为红色。DEK 探针标记为绿色。a. 图像为一种正常的模式（红色和绿色的分离信号）。b.c 展示 DEK–NUP214 基因重排（红绿色融合的信号）。d 图像乃示意图。e 呈现了 t (6;9) (p23; q34.1) 的核型。

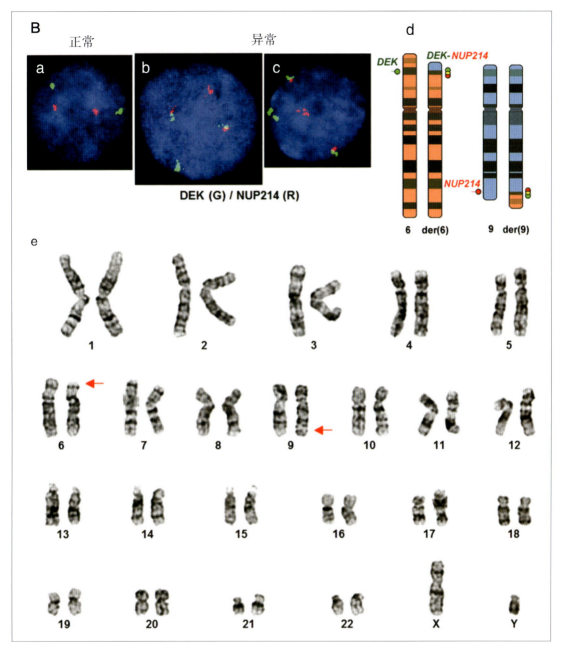

图 15.6　（续）

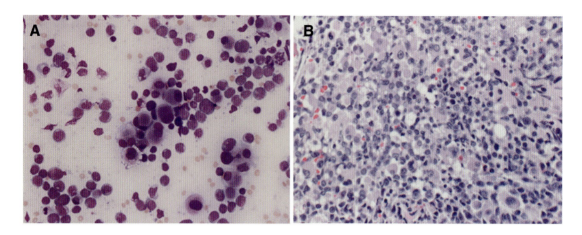

图 15.7　急性髓系白血病（AML）伴有 inv (3) (q21.3q26.2) 或者 t(3;3) (q21.3; q26.2) 易位；GATA2、MECO 融合基因。

A. 骨髓表现为原始粒细胞增殖以及巨核细胞增生伴发育异常（小型、无分叶或双叶核以及微小巨核细胞）（Wright-Giemsa 染色，1000 倍放大）。

B. 活检显示发育异常的巨核细胞（H&E 染色，400 倍放大）。

C. 细胞遗传学，a–c 为荧光原位杂交（FISH）分析。此 FISH 探针的设计为：于 EVI1 近端的水蓝色信号，有一个覆盖 EVI1（MECOM）的绿色信号，且在 EVI1 远端存有一个红色信号（MYNN）。a. 图像显示正常模式（红绿蓝融合信号）。b.c 呈现的是 MECOM 重排（一个蓝绿色信号与红 / 绿信号对分离）。d. 系示意图。e. 核型图。显示 inv (3) (q21q26) 以及 7 号染色体单体型。

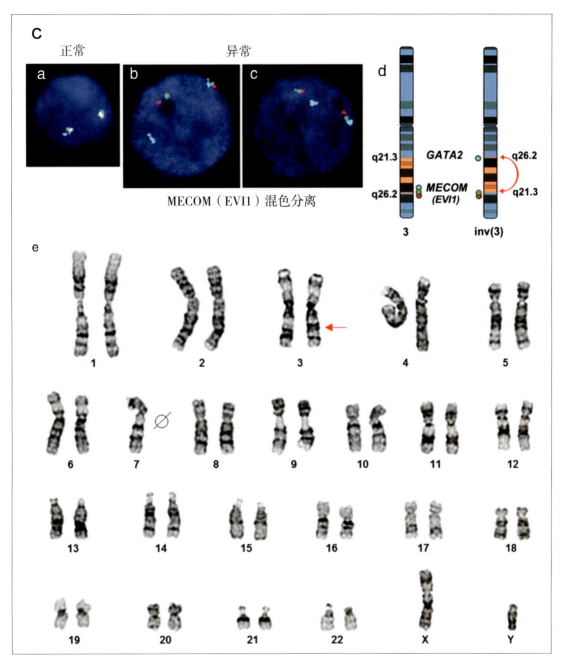

C

正常　　　　异常

MECOM（EVI1）混色分离

图 15.7 （续）

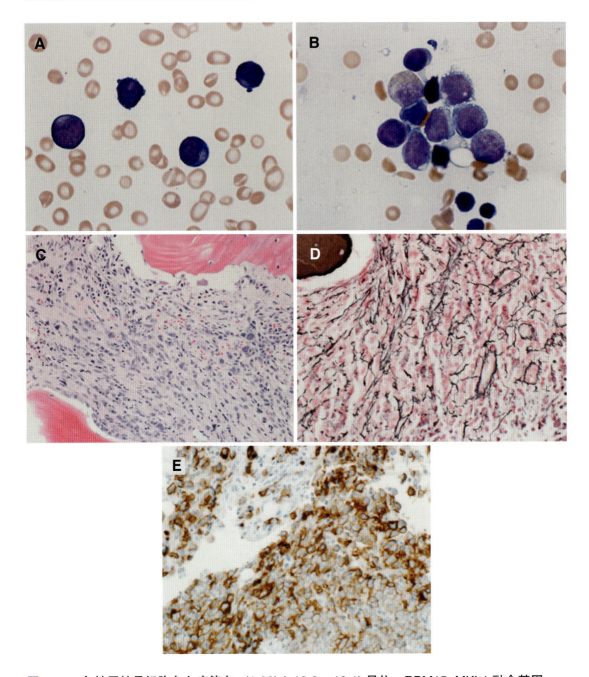

图 15.8　急性巨核母细胞白血病伴有 t (1;22) (p13.3; q13.1) 易位；RBM15–MKL1 融合基因。
A. 巨核母细胞显示为量少的细胞质，其形态与淋巴母细胞相仿，且具有明显的细胞质泡状突起（Wright–Giemsa 染色，1000 倍放大）。
B. 巨核母细胞显示为未分化形态，细胞浆量少，细胞核呈圆形，染色质细腻，核仁模糊不清（Wright–Giemsa 染色，1000 倍放大）。
C. 骨髓活检显示巨核母细胞增殖，且伴有发育不良及纤维化（H&E 染色，400 倍放大）。
D. 骨髓纤维化（网状纤维染色，400 倍放大）。
E. 巨核母细胞和巨核细胞表现为 CD42 阳性（CD42 免疫染色，400 倍放大）。
F. 染色体分析显示 t (1;22) (p13.3; q13.1) 易位。

F

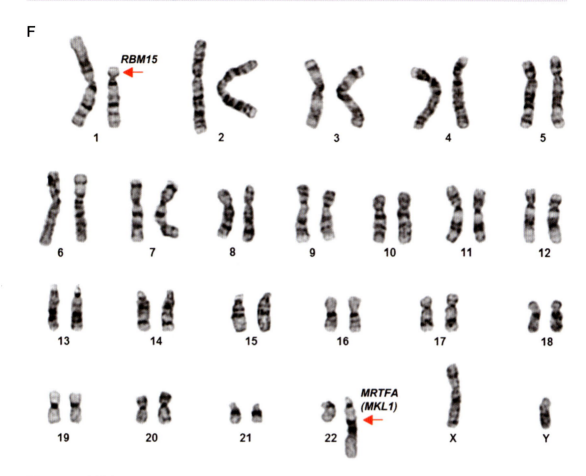

图 15.8　（续）

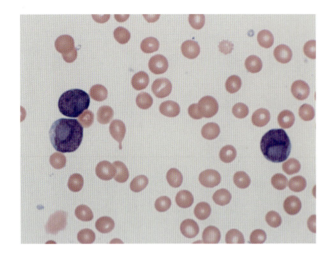

图 15.9　伴有 NPM1 突变的急性髓系白血病（AML）。
原始细胞显示明显的杯状（鱼嘴状）核内陷、细腻的染色质以及清晰可见的核仁（经 Wright–Giemsa 染色，1000 倍放大）。

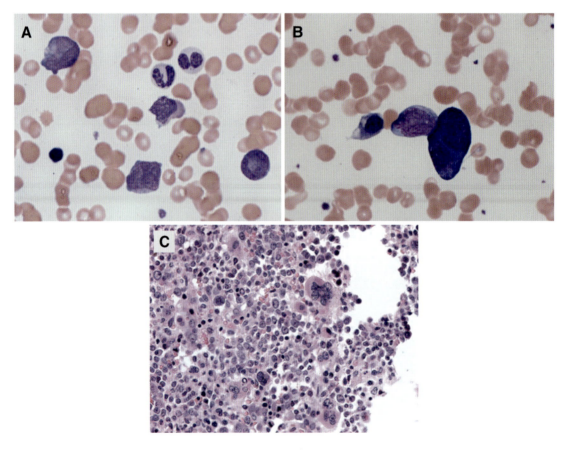

图 15.10　急性髓系白血病伴骨髓增生异常相关改变（AML–MRC）。
A. 髓母细胞、假性佩尔格 – 休特型中性粒细胞以及颗粒减少的带状细胞（Wright–Giemsa 染色，1000 倍放大）。
B. 髓母细胞和发育异常的红系前体细胞（Wright–Giemsa 染色，1000 倍放大）。
C. 髓母细胞和发育异常的巨核细胞（呈小型且单叶核形态）（H&E 染色，400 倍放大）。

**表 15.2　治疗相关性髓系肿瘤**

| 病因 | 频率 | 潜伏期 | 表现 | 细胞遗传学异常 |
|---|---|---|---|---|
| 烷化试剂和 / 或电离辐射 | 70% | 5 ~ 10 年 | t–MDS,<br>t–MDS/MPN,<br>t–AML | 不平衡异常包括 –5、–7、7q–、5q–；复杂核型；TP53 突变 |
| 拓扑异构酶 Ⅱ 抑制剂 | 20% ~ 30% | 1 ~ 5 年 | t–AML | 平衡异常涉及 11q23（KMT2A）重排；t(8;21)、t(15;17)、inv(16)/t(16;16) |

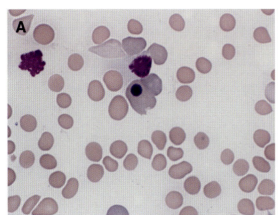

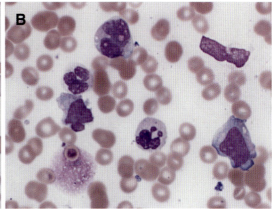

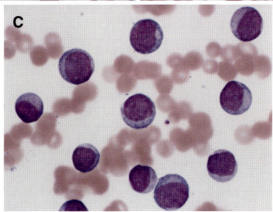

图 15.11　治疗相关髓系肿瘤。

A. 伴有巨幼样改变的红细胞发育异常（Wright–Giemsa 染色，1000 倍放大）。

B. 原始粒细胞及髓系细胞发育异常（中性粒细胞分叶异常）（Wright–Giemsa 染色，1000 倍放大）。

C. 原始单核细胞的增殖（Wright–Giemsa 染色，1000 倍放大）。

D. 细胞遗传学。a–c 显示荧光原位杂交分析结果（EGR1 基因于 5q31 处被标记为红色；5p15.2 处的探针呈绿色）。a–b（两个处于间期的细胞）显示 5 号染色体的一条长臂缺失（一个红色和两个绿色信号）。c（处于有丝分裂中期的细胞）显示一条正常的 5 号染色体（两个红色信号和两个绿色信号），箭头所指之处为 5q 缺失（红色信号缺失）。d 为示意图。e 显示复杂的核型，存在 5q 和 7q 缺失。

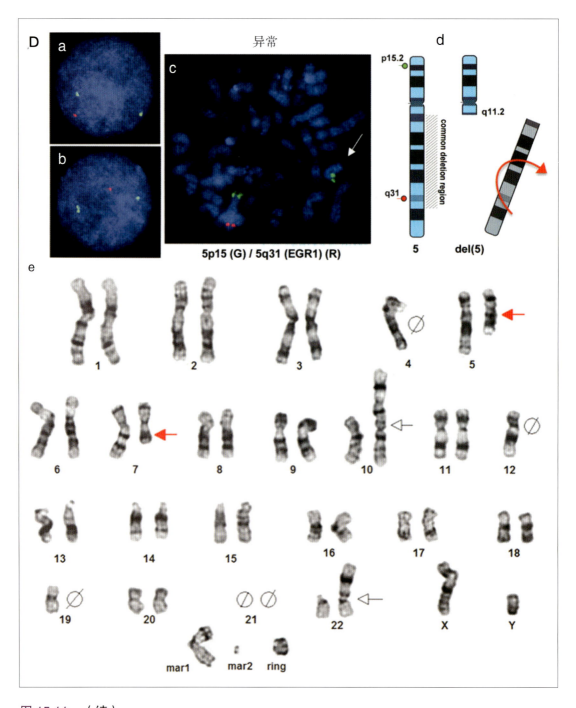

5p15 (G) / 5q31 (EGR1) (R)

图 15.11 （续）

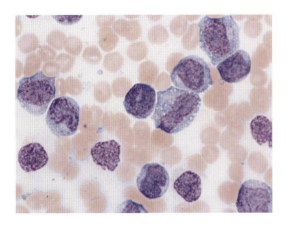

图 15.12　急性单核细胞白血病。
骨髓涂片呈现幼单核细胞的增生，其细胞核具有细微的褶皱，细胞质丰富并且含有罕见的细胞质空泡（Wright-Giemsa 染色，100 倍放大）。

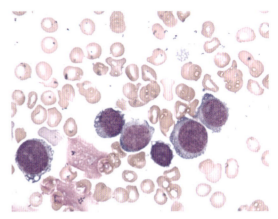

图 15.13　纯红系白血病。
骨髓涂片显示大量肿瘤性原始红细胞，其细胞核呈圆形，细胞质呈现蓝色并含有细胞质空泡（Wright-Giemsa 染色，1000 倍放大）（图片由 Karen Chisholm 医生提供）。

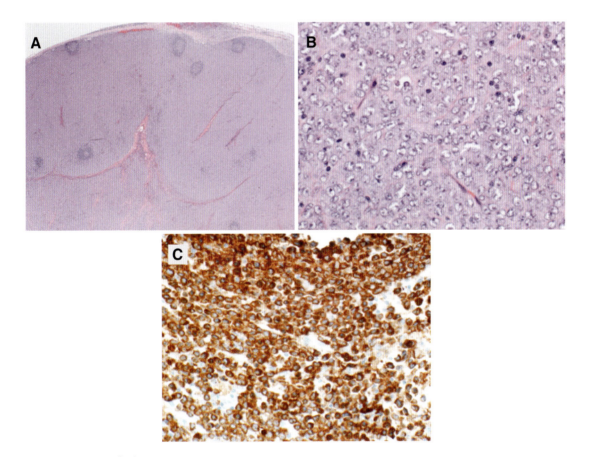

图 15.14　髓系肉瘤。
A. 淋巴结活检显示，肿瘤细胞增殖致使滤泡间区扩张（H & E 染色，20 倍放大）。
B. 肿瘤细胞显示原始细胞的特性，具体表现为胞质从很少到少量，染色质细腻，核仁明显（H & E 染色，400 倍）。
C. 原始粒细胞对髓过氧化物酶呈阳性反应（MPO 免疫染色，400 倍放大）。

表 15.3　急性髓系白血病，非特指型（NOS）（原始细胞 ≥ 20%）

| | 病理学特征 | 临床特征 |
|---|---|---|
| 具极低分化特征的 AML | – 髓过氧化物酶（MPO）细胞化学染色阳性的原始细胞 < 3%<br>– ≥ 2 个与髓系相关的标志物呈阳性 | 预后不良 |
| 未成熟型急性髓细胞白血病（AML） | – 在骨髓（BM）中，有核细胞里髓母细胞占比 ≥ 90%（MPO⁺ 的原始细胞占比 ≥ 3%）<br>– 骨髓细胞中成熟粒细胞的占比 < 10% | |
| 成熟型 AML | – 在骨髓（BM）的有核细胞中，髓母细胞占比 < 90%（MPO⁺ 的原始细胞占比 ≥ 3%）<br>– 骨髓细胞中成熟粒细胞的占比 ≥ 10% | |
| 急性髓系单核细胞白血病 | – 单核母细胞与原始细胞处于相当水平<br>– MPO⁺ 的原始细胞 ≥ 3%<br>– 中性粒细胞及其前体细胞在骨髓细胞中的占比 ≥ 20%<br>– 单核细胞及其前体细胞在骨髓细胞中的占比 ≥ 20% | |
| 急性单核细胞白血病 | – ≥ 80% 的白血病细胞（单核母细胞、幼单核细胞、单核细胞）为单核细胞系<br>　· 急性单核母细胞白血病：白血病细胞中 ≥ 80% 为原始单核细胞<br>　· 急性单核细胞白血病：多数白血病细胞系幼单核细胞或单核细胞（图 15.12）<br>– 表达 ≥ 2 种单核细胞标志物 | 常见出血、髓外肿块以及中枢神经系统（CNS）受累 |
| 纯红系白血病 | – 在骨髓细胞中，红系成分 > 80%，且原始红细胞 ≥ 30%（图 15.13）<br>– 无明显原始粒细胞成分<br>– α – 萘乙酸酯酶、酸性磷酸酶和 PAS 的检测结果呈阳性<br>– 糖蛋白、血红蛋白 A、CD71 以及上皮钙黏蛋白的表达阳性 | 临床病程进展迅猛，其中位生存期约为 3 个月 |
| 急性巨核母细胞白血病 | – 巨核母细胞在所有原始细胞中所占比例 ≥ 50%<br>– 涉及排除 DS、AML–MRC 以及 t–AML 的病例<br>– 因骨髓纤维化而导致干抽 | 预后不良 |
| 急性嗜碱性粒细胞白血病 | – 原始细胞与未成熟的嗜碱性粒细胞（或许仅能借助电子显微镜得以检测）<br>– 皮肤受累、器官肿大、溶骨性病变以及与高组胺血症相关的症状体征<br>– CD13⁺, CD33⁺, CD123⁺, CD203c⁺, and CD11b⁺ | 极为罕见 |
| 急性全髓增生伴骨髓纤维化 | – 急性全髓系增生及骨髓纤维化<br>– 显著的全血细胞减少<br>– 骨髓穿刺抽吸通常难以成功 | 极为罕见，预后不良 |

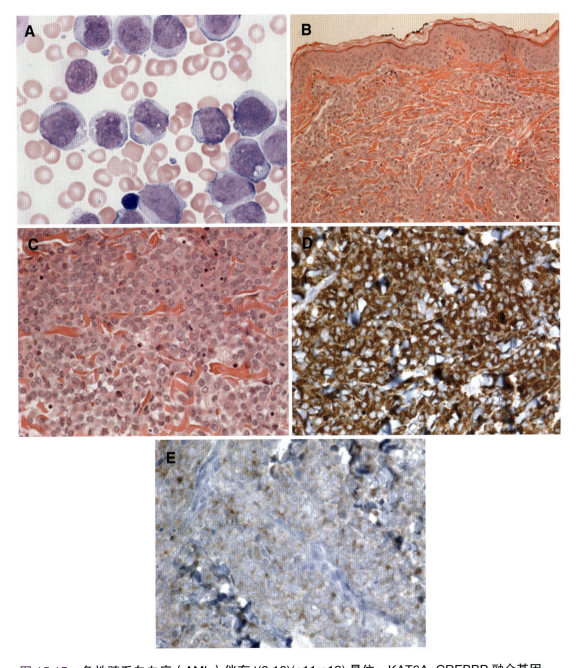

图 15.15 　急性髓系白血病（AML）伴有 t(8;16)(p11;p13) 易位；KAT6A–CREBBP 融合基因。
A. 大量大型原始细胞显示丰富的细胞质、散布的胞质空泡、大而圆的细胞核、细腻的染色质以及隐约可见的核仁。可见红细胞吞噬现象（Wright–Giemsa 染色，1000 倍放大）。
B. 皮肤结节活检结果显示，原始细胞在真皮层呈弥漫性浸润（H&E 染色，200 倍放大）。
C. 原始细胞显示丰富的粉红色细胞质、从圆形至椭圆形甚至轻度折叠的细胞核、细腻的染色质以及清晰可见的核仁（H&E 染色，400 倍放大）。
D. 原始细胞溶菌酶呈阳性（溶菌酶免疫染色，400 倍放大）。
E. 原始细胞 CD4 为阳性（CD4 免疫染色，400 倍放大）。
F. 染色体分析结果显示 t（8;16）（p11；p13）易位。

F

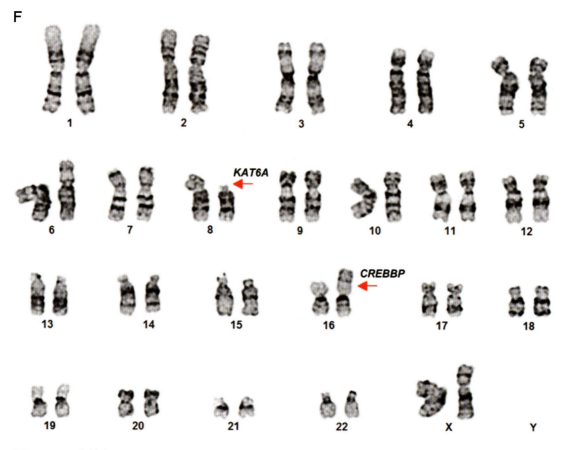

图 15.15 （续）

表 15.4　关于具有模糊谱系及特征的急性白血病的类型

| 类型 | 定义 | 注释 |
|---|---|---|
| 急性未分化型白血病 | 原始细胞不表现谱系特异性抗原 | 需借助流式细胞术或免疫组织化学染色来获取全面的表型 |
| MPAL– 双谱系表型 | 存在两个 / 三个不同的原始细胞群。 | 每一个群体均根据相应的谱系进行分类 |
| MPAL– 双表型征 | 一个包含不同谱系多种抗原的原始细胞群体 | 见表 15.5 |
| MPAL 伴 t(9;22) (q34.1; q11.2) 易位；BCR–ABL 融合基因 | 需符合 MPAL 的诊断标准 | 不应在已知罹患慢性粒细胞白血病（CML）的患者中诊断 |
| MPAL 伴 t(v;11q23.3)；KMT2A 基因重排 | MPAL 的诊断标准 | 具有髓系表型的 B–ALL、具有淋巴系表型的 AML 以及存在 KMT2A 易位不被归为此类 |
| ZNF384 基因重排的白血病[12] | 在 B 淋巴细胞 / 髓系 MPAL 以及 B–ALL 中可见。其伴侣基因包括 TCF3、EP300 以及 TAF15 | 为一种独特的急性白血病亚型，其免疫表型范围从急性 B–ALL 到 B 淋巴细胞 / 髓系 MPAL |

**表 15.5　将多个谱系分配给单个原始细胞群体的要求 \***

**髓系谱系**
髓过氧化物酶（借由流式细胞术、免疫组织化学法或者细胞化学法）；
或者
单核细胞的分化（符合下述至少两项：非特异性酯酶、CD11c、CD14、CD64、溶菌酶）

**T 细胞谱系**
cCD3（通过流式细胞术并结合针对 CD3 ε 链的抗体予以检测），采用多克隆抗 CD3 抗体的免疫组织化学法或许能检测到 CD3 ζ 链，然而其并非 T 细胞特异的；
或者
CD3（于混合表型急性白血病中罕见）

**B 细胞谱系**
强阳性表达 CD19 且以下标志物中至少有 1 种强阳性表达：CD79a、cCD22、CD10；
或者
弱阳性表达 CD19 且以下标志物中至少有 2 种呈强阳性表达：CD79a、cCD22、CD10

★ 版权许可权限。

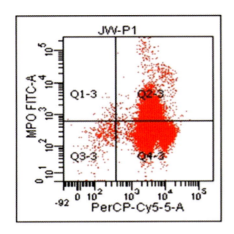 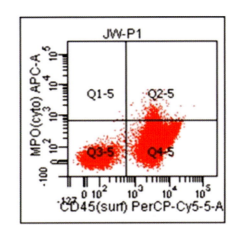

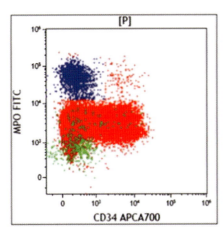 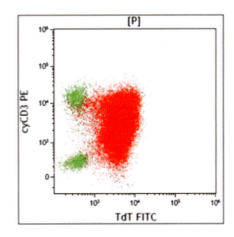

**图 15.16　流式细胞术显示 B–ALL 和 T–ALL 中的非特异性 MPO 染色。**
上图：一例 B–ALL 病例中，采用与荧光素（FITC）偶联的 MPO 抗体时，MPO 呈现出微弱阳性的非特异性结合（左图）；而使用与别藻蓝蛋白（APC）偶联的另一种抗体时，MPO 基本呈阴性（右图）。下图：在一 T–ALL 病例中，原始细胞（呈红色）显现弱的非特异性 MPO（荧光素标记）染色（左图），不过其染色强度要低于粒细胞（呈蓝色）。右侧的点图显示，原始细胞表现出细胞质 CD3 表达的异质性，但其强度与正常 T 细胞（顶部的绿色群）相同。

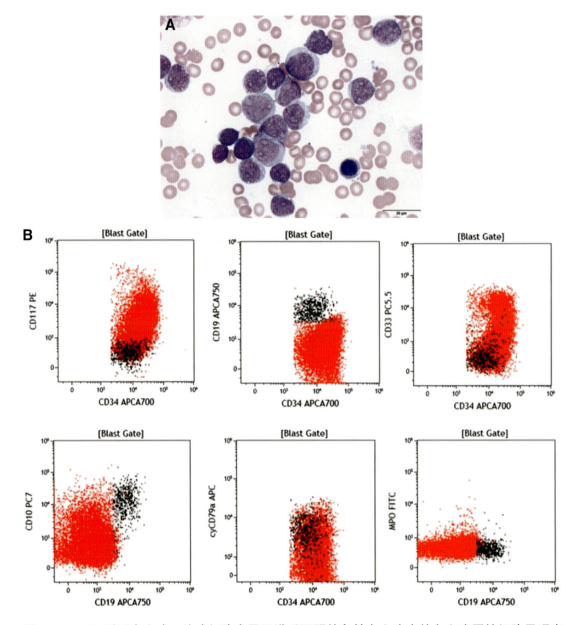

图 15.17　B/ 髓系白血病。流式细胞术显示谱系不明的急性白血病中的白血病原始细胞呈现出异质性特征。

A. 骨髓穿刺涂片结果显示以髓系原始细胞为主，同时伴有少量的淋巴母细胞（Wright–Giemsa 染色，1000 倍放大）。

B. 存 在 少 量 B 淋 巴 母 细 胞（ 呈 黑 色 ）， 其 表 达 CD19、CD10、CD79a、TdT（c）以 及 CD34，然而 CD33 和 CD117 呈阴性；此外，另一个较大的淋巴母细胞群（呈红色），其表达 CD34、CD117、CD33 以及弱表达 CD79a，不过 MPO 呈阴性。

C. 图中，细胞群依据 TdT 表达进一步分离。TdT 阳性亚群表达 CD10（亚群）（浅蓝色）。

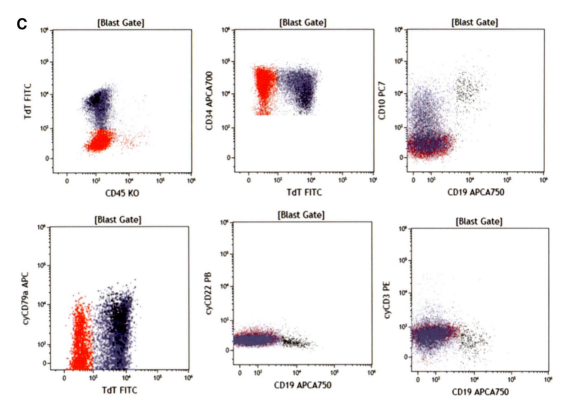

图 15.17　（续）

**表 15.6　基于遗传学的修订版 ELN 非急性髓系白血病（AML）分类及风险分层[11]**

| 风险分类 | 基因异常 |
| --- | --- |
| 有利 | t(8;21)(q22; q22.1)；RUNX1-RUNX1T1 融合基因<br>Inv(16)(p13.1q22) 或者 t(16;16)(p13.1; q22); CBFb-MYH11 融合基因<br>双等位基因发生突变的 CEBPA（需排除种系突变）<br>NPM1 突变，无 FLT-3 ITD 或者 FLT-3 ITD 低水平表达（<0.5） |
| 中等 | NPM1 突变与 FLT-3 ITD 高水平表达（>0.5）<br>野生型 NPM1，无 FLT-3 ITD 或者 FLT-3 ITD 低水平表达（无不良风险遗传病变）<br>t(9;11)(p21.3;q23.3)；MLLT3-KMT2A 融合基因（优先于罕见的同时存在的不利风险基因突变）<br>未归类为有利或不利类别的细胞遗传学异常 |
| 不利 | t(6;9)(p23; q34.1)；DEK-NUP214 融合基因<br>t(v;11q23.3)；KMT2A 重排<br>t(9;22)(q34.1; q11.2)；BCR-ABL1 融合基因<br>Inv(3)(q21.3; q26.2) 或 t(3;3)(q21.3; q26.2)；GATA2、MECOM (EVI1)<br>-5 或 5q 缺失〔del(5q)〕；-7；-17/ 染色体 17p 异常〔abn(17p)〕<br>复杂的染色体核型；单体型染色体核型<br>野生型 NPM1 以及 FLT-3 ITD 高水平表达（＞0.5）<br>RUNX1 突变或者 ASXL1 突变（倘若与有利亚型同时存在,那么不应将其视作"不利"）<br>p53 突变（与复杂的染色体核型以及单体染色体核型相关） |

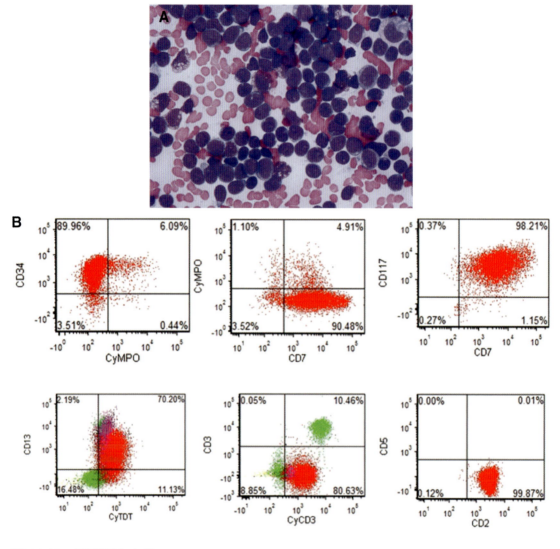

图 15.18    T/ 髓系白血病。
A. 骨髓穿刺显示成片分布的小型未成熟单核细胞（T 淋巴母细胞）。此类原始细胞具有不规则的细胞核轮廓、相对致密的染色质、不明显的核仁以及极少的细胞质。其中混杂着一些较大的未成熟细胞，其细胞质中存在少量嗜天青颗粒（Wright–Giemsa 染色，1000 倍放大）。
B. 流式细胞术显示，以 T 淋巴母细胞为主（红色），其表达 CD2、cCD3、CD13、CD34、CD117 以及 TdT，而不表达 CD5。少量髓系原始细胞表达胞质髓过氧化物酶（MPO）和 CD34。此外，需留意样本中的正常 T 细胞群（较大的绿色细胞群）。

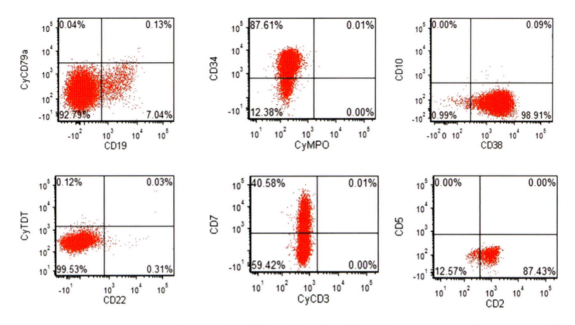

图 15.19　流式分析显示无谱系分化的急性白血病。缺乏诸如胞质 CD3、MPO 或 cCD79a 之类的谱系特异性标志物。

# 参考文献

1. Arber DA, Brunning RD, Le Beau MM, Falini B, Vardiman JW, Porwit A, et al. Acute myeloid leukemia with recurrent genetic abnormalities. In Swerdlow SH, Campo E, Harris NL, et al., eds. WHO classification of tumours of haematopoietic and lymphoid tissues. Revised 4th ed. Lyon: IARC Press; 2017:130–49.

2. Arber DA, Brunning RD, Orazi A, Porwit A, Peterson LC, Thiele J, et al. Acute myeloid leukemia, NOS. In Swerdlow SH, Campo E, Harris NL, et al., eds. WHO classification of tumours of haematopoietic and lymphoid tissues. Revised 4th ed. Lyon: IARC Press; 2017:156–66.

3. Arber DA, Brunning RD, Orazi A, Bain BJ, Porwit A, Le Beau MM, Greenberg PL. Acute myeloid leukemia with myelodysplasia-related changes. In Swerdlow SH, Campo E, Harris NL, et al., eds. WHO classification of tumours of haematopoietic and lymphoid tissues. Revised 4th ed. Lyon: IARC Press; 2017:150–2.

4. Vardiman JW, Arber DA, Brunning RD, Larson RA, Matutes E, Baumann I, Kvasnicka HM. Therapy-related myeloid neoplasms. In Swerdlow SH, Campo E, Harris NL, et al., eds. WHO classification of tumours of haematopoietic and lymphoid tissues. Revised 4th ed. Lyon: IARC Press; 2017:153–5.

5. Pileri SA, Orazi A, Falini B. Myeloid sarcoma. In Swerdlow SH, Campo E, Harris NL, et al., eds. WHO classification of tumours of haematopoietic and lymphoid tissues. Revised 4th ed.Lyon: IARC Press; 2017:167–8.

6. Matynia AP, Szankasi P, Shen W, Kelley TW.

Molecular genetic biomarkers in myeloid malignancies. Arch Pathol Lab Med. 2015 May; 139(5): 594–601.

7. Greenberg PL, Stone RM, Bejar R, Bennett JM, Bloomfield CD, Borate U, et al. Myelodysplastic syndromes, version 2.2015. J Natl Compr Canc Netw. 2015 Mar 1; 13(3): 261–72.

8. Wang SA. Myelodysplastic syndromes and therapy-related myeloid neoplasms. In Proytcheva MA, ed. Diagnostic pediatric hematopathology. Cambridge: Cambridge University Press; 2011:253–71.

9. Coenen EA, Zwaan CM, Reinhardt D, Harrison CJ, Haas OA, de Haas V, et al. Pediatric acute myeloid leukemia with t (8; 16) (p11; p13), a distinct clinical and biological entity: A collaborative study by the International-BerlinFrankfurt-Münster AML-study group. Blood. 2013 Oct 10;122(15):

2704–13.

10. Borowitz MJ, Bene MC, Harris NL, Porwit A, Matutes E, Arber DA. Acute leukemias of ambiguous lineage. In Swerdlow SH, Campo E, Harris NL, et al., eds. WHO classification of tumours of haematopoietic and lymphoid tissues. Revised 4th ed. Lyon: IARC Press; 2017:180–7.

11. Döhner H, Estey E, Grimwade D, Amadori S, Appelbaum FR, Büchner T, et al. Diagnosis and management of AML in adults: 2017 ELN recommendations from an international expert panel. Blood. 2017 Jan 26; 129(4): 424–47.

12. Alexander TB, Gu Z, Iacobucci I, Dickerson K, Choi JK, Xu B, et al. The genetic basis and cell of origin of mixed phenotype acute leukaemia. Nature. 2018 Oct; 562(7727): 373–9.

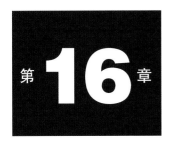

# 骨髓增殖性肿瘤

Tracy I. George, Karen M. Chisholm

骨髓增殖性肿瘤（MPN）属于克隆性造血干细胞疾病，其特征是一个或多个髓系谱系的异常增殖[1]。这些成分包含红细胞、巨核细胞以及粒细胞，其中粒细胞包含嗜酸性粒细胞。在多种情形下，此类 MPN 与涉及细胞质或受体蛋白酪氨酸激酶的获得性克隆性遗传异常相关。

对于儿科患者而言，MPN 甚为罕见。在此人群中，最为常见的疾病是 BCR-ABL1 阳性的慢性髓系白血病，其他肿瘤则更是极其罕见。BCR-ABL1 阴性的疾病包括真性红细胞增多症、原发性骨髓纤维化、原发性血小板增多症、慢性中性粒细胞白血病、慢性嗜酸性粒细胞白血病（非特指型，NOS）以及无法分类的骨髓增殖性肿瘤。本章将对上述的多数疾病之骨髓表征展开探讨；慢性嗜酸性粒细胞白血病（非特指型，NOS）及其相关的伴有嗜酸性粒细胞增多且 PDGFRA、PDGFRB、FGFR1 重排或者 PCM1-JAK2 融合基因的髓系/淋巴系肿瘤，将在第 21 章中进行论述。

## 一、慢性髓系白血病，BCR-ABL1 阳性

在慢性髓系白血病（CML）中（图 16.1），粒细胞系骨髓内主要增殖的细胞类型。根据定义，在所有病例里，都存在 BCR 与 ABL1 基因的融合形成的费城（Ph）染色体，即 t(9;22)(q34.1;q11.2)。此种易位不仅存在于髓系细胞中，而且也见于淋巴

细胞和内皮细胞。在儿科患者中，多数病例表现为慢性。

慢性期通常被定义为外周血中原始细胞 ≤ 2% 且骨髓中原始细胞 ≤ 5%，依据 2016 年世界卫生组织（WHO）的分类，加速期的诊断需满足以下一项或多项特征：

1. 持续或不断升高的白细胞计数（WBC）（$>10 \times 10^9/L$），对治疗无反应。
2. 持续性或渐进性的脾肿大且对治疗无反应。
3. 持续的血小板增多（$>1,000 \times 10^9/L$）且对治疗无反应。
4. 持续性血小板减少（血小板计数 $<100 \times 10^9/L$）且与治疗无关。
5. 血液中嗜碱性粒细胞的占比不低于 20%。
6. 血液和/或骨髓中原始细胞的占比为 10% ~ 19%。
7. 在诊断时 Ph 细胞中存在额外克隆性染色体异常。
8. 治疗期间 Ph 细胞产生新的克隆性染色体异常。

此外，存在三个临时性标准可助力于加速期的诊断：（1）对于第一种酪氨酸激酶抑制剂（TKI）产生血液学耐药（或者未能达到完全血液学缓解）；（2）对连续两种 TKI 治疗的任何血液学、细胞遗传学或分子方面的耐药指征；和/或（3）在 TKI 的治疗过程中，BCR-ABL1 融合基因出现 ≥ 2 个突变[2]。最后，"原始细胞急变

期"被定义为外周血或骨髓中的原始细胞≥20%，或者存在骨髓外的原始细胞增生[2]。

# 二、原发性血小板增多症

原发性血小板增多症（ET）（图16.2）在儿童非慢性粒细胞白血病（CML）型骨髓增殖性肿瘤（MPN）中最为常见，然而其年发病率低于1例/每10万名患者[3]。巨核细胞为增殖的主要细胞系。依据2016年世界卫生组织（WHO）的分类标准，对于ET的诊断，需满足所有主要标准，或者前三个主要标准加一个次要标准[4]：

## （一）主要标准

1. 血小板计数 ≥ $450 \times 10^9$/L。
2. 骨髓活检：（a）主要表现为巨核细胞系的增殖，巨核细胞数量增多且体积增大，且细胞核分叶过多；（b）粒细胞和红细胞未明显增多或左移；（c）网硬蛋白纤维化程度轻微（≤ MF-1）。
3. 不符合 WHO 有关慢性髓系白血病（CML）、真性红细胞增多症（PV）、原发性骨髓纤维化（PMF）以及其他骨髓增殖性肿瘤（MPN）的诊断标准。
4. 存在 JAK2、CALR 或者 MPL 基因的突变。

## （二）次要标准

1. 存在克隆标志物。
2. 无反应性血小板增多。

应当指出的是，在 Kucine 及其同事近期开展的一项针对儿童 ET 并采用这些标准的研究中，他们建议血小板计数应 ≥ $450 \times 10^9$/L 且持续至少3个月[5]。ET 为后天获得性疾病，需与遗传性血小板增多症/家族性血小板增多症（通常伴有 MPL 或 TPO 基因突变）以及反应性血小板增多症予以区分。对于儿童患者而言，JAK2、CALR 以及 MPL 获得性基因突变的发生率

较成人低。其中，31% ~ 48% 的病例发生 JAK2 V617F 突变，CALR 突变占 10%，MPL 突变在 ET 病例中占 2%，其余的儿科患者在这三个基因中无任何突变[3, 6, 7]。

# 三、真性红细胞增多症

真性红细胞增多症（PV）（图16.3）属于骨髓增殖性肿瘤（MPN）的一种，其主要表现为红系细胞的增生。根据2016年世界卫生组织（WHO）的分类标准，对于 PV 的诊断需符合以下所有主要标准，或者满足前两项主要标准并外加一项次要标准[8]：

## （一）主要标准

1. 男性血红蛋白 > 16.5 g/dL，女性 > 16.0 g/dL；或男性血细胞比容 > 49%，女性 > 48%；或红细胞总量增加（超出正常预测均值 25% 以上）。
2. 骨髓活检结果为：(a) 细胞增生活跃；(b) 全髓增生，且伴有显著的红系、粒系和巨核系细胞增殖；(c) 存在多形且成熟的巨核细胞。
3. 存在 JAK2 V617F 突变或 JAK2 第 12 外显子突变。

## （二）次要标准

1. 低于正常范畴的血清促红细胞生成素水平。

需排除遗传性和继发性红细胞增多。有研究指出，鉴于存在不同的年龄段的特异性正常范围，WHO 对于 PV 的诊断标准不能完全适用于儿童。因此，将符合年龄/性别对应的血红蛋白或血细胞比容的第97.5百分位数，或者年龄/性别对应的红细胞计数的第97.5百分位数，且无地中海贫血特征作为诊断标准[5]。此外，在儿科病例中，仅25%表现为血清促红细胞生成素水平降低[9]。Teofili 等同样指出，克隆性造血

的存在能够被认为是儿科患者中骨髓增殖性肿瘤（MPN）的一项特异性标志[9]。

对于 PV 而言，外周血涂片显示红细胞增多，其通常为正色素和正细胞性。此外，血小板或有增多，而白细胞可能处于正常水平或轻度增多（[3, 7, 10, 11]）。据相关报道，与成人不同的是，儿童中 JAK2 V617F 突变的发生率较低，约为 24% ~ 37%，JAK2 的 12 外显子突变率估为 0 ~ 3%，其余病例（高达 73%）无 JAK2 突变[3, 7, 9]。

PV 分为两个阶段，分别为红细胞增多阶段与其后骨髓纤维化阶段。后者的诊断需有红细胞增多症病史，以及在 0 ~ 3 级量表中骨髓纤维化达到 2 ~ 3 级，或者在 0 ~ 4 级量表中达到 3 ~ 4 级[8]。此外在以下所列举的标准中，尚需满足另外两项标准：(a) 贫血，或者持续不再需要针对红细胞增多症的放血疗法或细胞减灭疗法；(b) 白细胞与有核红细胞增多症；(c) 脾肿大相较于基线增大超过5cm，抑或新出现可触及的脾肿大；以及 (d) 出现至少 2 种全身性症状：于 6 个月内体重减轻超 10%、夜间盗汗和 / 或不明原因的发热（体温高于 37.5℃）[8]。

# 四、原发性骨髓纤维化

原发性骨髓纤维化（PMF）（图 16.4）表现为伴纤维化的异常巨核细胞和粒细胞增生。依据 2016 年世界卫生组织（WHO）的标准，PMF 分为纤维化前期 / 早期和明显纤维化期，其诊断要求同时满足全部三项主要标准以及一项以上次要标准（且需在两次连续检测中均得到确认）[12]：

## （一）纤维化前期 / 早期

### 1. 主要标准

① 骨髓存在（a）巨核细胞增殖与非典型性；（b）网硬蛋白纤维化为 MF-0 或 MF-1 级；同时（c）骨髓细胞增多、粒细胞增殖增多，并且（通常）红细胞生成数量减少。

② 世界卫生组织（WHO）针对慢性粒细胞白血病（CML）、真性红细胞增多症（PV）、原发性血小板增多症（ET）、骨髓增生异常综合征（MDS）以及其他骨髓增殖性肿瘤（MPN）所制定的诊断标准未能被达到。

③ JAK2、CALR 或者 MPL 基因发生突变，或者存在其他克隆标志物，又或者不存在反应性骨髓纤维化。

### 2. 次要标准

① 贫血并非由合并症所引发。

② 白细胞增多（计数）$\geq 11 \times 10^9$/L。

③ 可触及脾肿大。

④ 乳酸脱氢酶水平高于参考范围的上限。

除骨髓纤维化程度需达到 MF-2 或 MF-3 级外，明显纤维化阶段的主要诊断标准与其他阶段相同。次要标准基本一致，但增加了幼粒 - 幼红细胞血象这一条件。要做出该诊断，必须排除骨髓纤维化的反应性和肿瘤性病因。

早期原发性骨髓纤维化（PMF）可能表现为轻度贫血、白细胞增多和血小板增多，而明显纤维化阶段的血涂片可见幼粒 - 幼红细胞，即有未成熟粒细胞和有核红细胞，还有泪滴状红细胞。髓外造血常见，可伴有脾肿大。

与成人状况形成对照的是，儿科病例通常不存在 JAK2、CALR 或 MPL 基因突变。有研究显示，17 例罹患 PMF 的儿童均未出现 JAK2 V617F 和 MPL W515K/L 基因突变[13]。于另一项研究中，在 14 例罹患 PMF 的儿童里，有 7 例存在 CALR 杂合突变，然而无一例存在 JAK2 V617F 或 MPL W515L/K 突变[14]。

## 五、慢性中性粒细胞白血病

慢性中性粒细胞白血病（CNL）是一种极为罕见的骨髓增殖性肿瘤（MPN），在文献中仅有 3 例儿童病例的报道[15-17]。其诊断需满足以下五项标准[18]：

1. 外周血：

白细胞（WBC）计数 ≥ 25 × $10^9$/L。

杆状核和分叶核中性粒细胞在白细胞总数中的占比 ≥ 80%。

早幼粒细胞、中幼粒细胞以及晚幼粒细胞的总和在白细胞总数中所占比例 < 10%。

仅见少量原始粒细胞。

单核细胞计数 <1 × $10^9$/L。

无粒细胞发育异常。

2. 骨髓：

骨髓增生明显活跃。

中性粒细胞的百分比及数量增高。

中性粒细胞成熟正常。

原始粒细胞在有核细胞中所占比例 < 5%。

3. 不符合世界卫生组织（WHO）针对慢性粒细胞白血病（CML）、真性红细胞增多症（PV）、原发性血小板增多症（ET）以及原发性骨髓纤维化（PMF）的诊断标准。

4. 无 PDGFRA、PDGFRB 或 FGFR1 重排，无 PCM1-JAK2 融合基因。

5. 存在激活的 CSF3R 基因突变（例如 T618I 突变）或者持续性嗜中性粒细胞增多（持续时长 ≥ 3 个月）、脾肿大，且不存在明确的反应性嗜中性粒细胞增多的病因。

外周血表现为白细胞增多，以分叶核和杆状核中性粒细胞为主，并且无原始细胞和发育异常。可能存在中毒性颗粒。红细胞可能轻度至中度减少，而血小板数量正常或轻度减少。骨髓检查显示存在骨髓增生明显活跃，且伴有中性粒细胞的增殖。除中性粒细胞增殖外，红系祖细胞和巨核细胞可能会有所增多，然而无发育异常。然而，粒红比例（M:E）通常显著增高 ≥ 20:1。通常不存在纤维化。细胞遗传学检查常显示为正常的染色体核型。

## 六、骨髓增殖性肿瘤，不能分类型

骨髓增殖性肿瘤，不能分类型（MPN-U）（图 16.5）是指病例呈现出骨髓增殖性肿瘤的特征，包括临床、外周血、骨髓以及分子学等方面的表现，然而却不符合上述任何一种骨髓增殖性肿瘤的诊断标准[19]。确切来讲，MPN-U 的诊断需满足如下三项标准：

1. 存在 MPN 特征。

2. 不符合世界卫生组织（WHO）有关其他任何骨髓增殖性肿瘤（MPN）、骨髓增生异常综合征（MDS）或骨髓增生异常/骨髓增殖性肿瘤（MDS/MPN）的诊断标准。

3. 存在 JAK2、CALR 或 MPL 基因的突变或者存在其他克隆标志物，排除反应性纤维化的病因。

于儿科患者中，当疾病处于极其早期的阶段，致使真性红细胞增多症（PV）与原发性血小板增多症（ET）难以区分时，通常会建议诊断为不能分型的骨髓增殖性肿瘤（MPN-U）[5]。在这两种疾病中，均有可能出现外周血血小板增多，以及骨髓增生明显活跃且伴有巨核细胞增殖。MPN-U 的诊断还可用于以下情况：伴有显著骨髓纤维化的晚期 MPN；疾病转化伴发育异常和/或原始细胞增多，进而掩盖了基础疾病；抑或合并其他肿瘤性或炎性疾病，掩盖了基础疾病[19]。

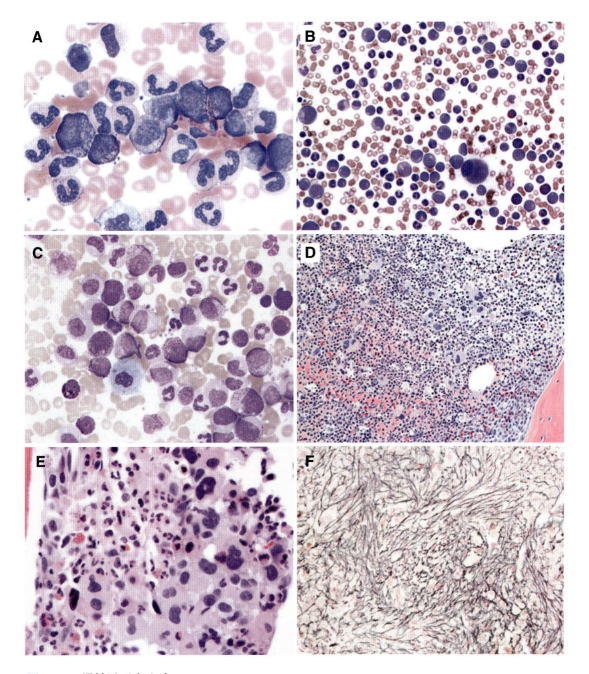

图 16.1 慢性髓系白血病。

A. 患儿，男，17 岁，表现为显著的脾肿大，其白细胞计数达 $551.2 \times 10^9$/L，包括成熟及未成熟的粒细胞，其中原始细胞仅占 2%。外周血涂片显示白细胞增多，各阶段粒细胞均存在，不过中性粒细胞和髓细胞增多较为明显。绝对嗜酸性粒细胞增多、嗜碱性粒细胞增多和 / 或单核细胞增多亦可能存在。血小板的数量正常或增多（Wright–Giemsa 染色，外周血，1000 倍放大 ）。

B. 患儿，男，16 岁，表现为视力模糊 1 个月、间歇性头痛，同时白细胞计数达 $337.1 \times 10^9$/L，包括成熟和未成熟的粒细胞，其中包含 1% 的原始细胞。骨髓穿刺涂片显示相对的粒细胞增生，伴有全谱系成熟，同时可见散在的"侏儒"巨核细胞，其特点为核分叶减少的较小的巨核细胞（Wright–Giemsa 染色，骨髓穿刺，400 倍放大 ）。

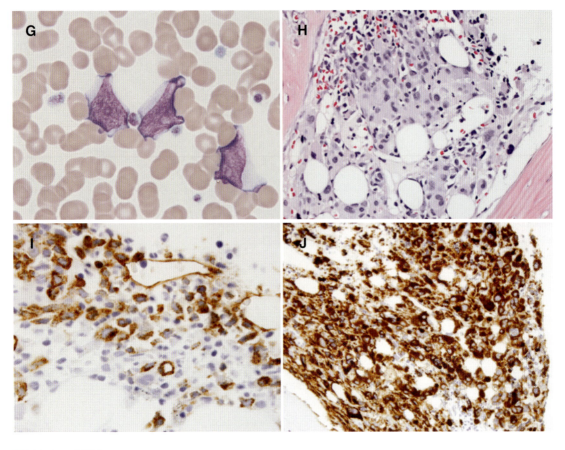

图 16.1 （续）

C. 慢性粒细胞白血病（CML）患者中的海蓝色组织细胞或富含脂质的组织细胞，是由骨髓的高代谢状态所致，此状态促使脂质含量增加。其并非 CML 的特异性诊断标准（Wright-Giemsa 染色，骨髓穿刺涂片，100 倍放大）。

D. 患儿，女，16 岁，表现为持续两个月的下背部疼痛、疲劳以及脾肿大等症状。其外周血涂片显示，白细胞计数达 38.3×10⁹/L，且存在粒细胞左移。作为慢性期 CML 的典型特征，患儿的骨髓相较于其年龄表现为增生活跃，并伴有粒细胞和巨核细胞的增生（H&E 染色，骨髓活检，200 倍放大）。

E. 患儿，男，10 岁，因中性粒细胞性白细胞增多症前来就诊，其骨髓活检显示存在紧密成片聚集的巨核细胞，当中有大量小型低分叶核、巨核细胞（即所谓的"侏儒"巨核细胞）和微巨核细胞（H&E 染色，骨髓活检，100 倍放大）。

F. 图 16.1e 中广泛的巨核细胞增殖，还伴随着显著的网状纤维纤维化（MF–3）。约 30% 的 CML 病例中可见中度至显著的网状纤维纤维化（网硬蛋白染色，骨髓活检，40 倍放大）。

G. 患儿，男，18 岁，诊断为 CML 和 8 号染色体三体综合征，在骨髓造血功能减退 3 个月后，其外周血中出现了 66% 的原始粒细胞。外周血涂片显示三个较大的原始细胞，其细胞质丰富并呈浅嗜碱性，染色质平滑，核仁突出（Wright–Giemsa 染色法，外周血，200 倍放大）。

H. 图 16.1g 中患者的骨髓活检显示，存在细胞增生过度，同时有非典型的小分叶核巨核细胞和原始细胞的聚集（H&E 染色，骨髓活检，50 倍放大）。

I.J. CD34 免疫组织化学染色（图 16.1I）显示了占据骨髓成分 60% 的大量原始粒细胞，而 CD61 免疫染色（图 16.1J）则标记出了大量巨核细胞和原始巨核细胞（I. CD34 染色，活检，50 倍放大）（J. CD61 染色，活检，40 倍放大）。

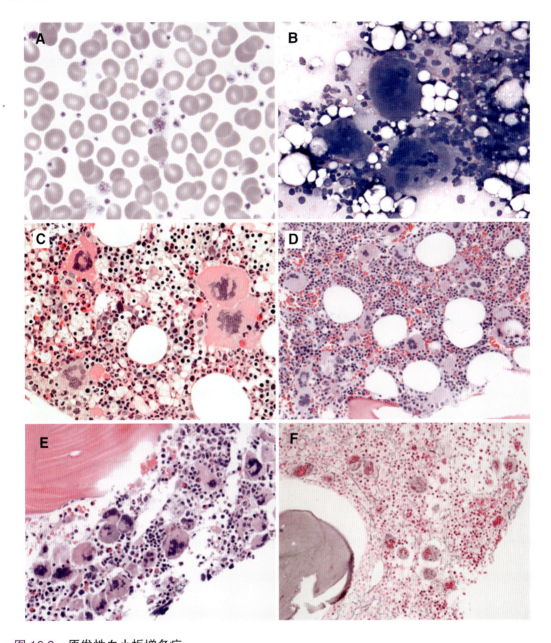

图 16.2 原发性血小板增多症。

A. 患儿，女，16 岁，外周血涂片显示血小板显著增多，其血小板计数高达 1,443x10⁹/L，同时伴有大量大型和巨型血小板，其中一部分血小板的颗粒减少。患儿最初症状为左脚肿胀、疼痛并伴有瘀青，无外伤史，且在过去八个月内存在过度瘀斑。患儿携带 JAK2 V617F 突变，其变异等位基因频率达 40%。（Wright–Giemsa 染色，外周血，200 倍放大）。

B. 患儿，女，14 岁，主述胸痛达两个月之久，经检查，其血小板显著增多，计数达 1,146×10⁹/L。此外，还检测出 JAK2 V617F 突变。骨髓穿刺结果显示巨核细胞数量增多，其体积偏大，细胞核分叶过多（Wright–Giemsa 染色，骨髓穿刺，400 倍放大）。

C. 图 16.2B 中患者的骨髓常规活检结果显示，骨髓细胞现轻度增生，细胞密度为 70% ~ 75%，巨核细胞数量增多，其细胞核呈高度分叶状，具备鹿角样特征。红系造血和髓系造血功能健全，未出现显著的增生（H & E 染色，骨髓活检，400 倍放大）。

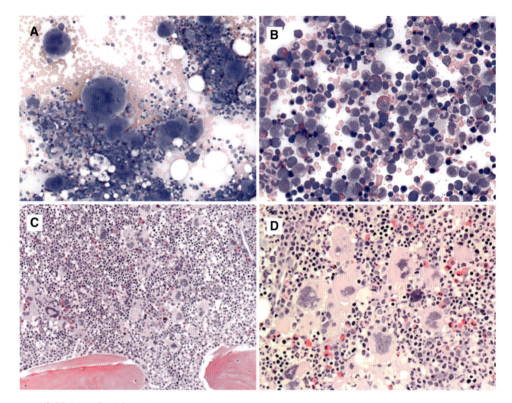

图 16.3　真性红细胞增多症。

A. 患儿，女，14 岁，存在周期性头痛，偶然检测发现白细胞计数达 13.9 × 10$^9$/L，血红蛋白为 15.2 g/dL，红细胞压积为 51.8%，血小板计数为 2483 × 10$^9$/L。患儿携带 JAK2 V617F 突变，且其血清促红细胞生成素低至 1.3 mIU/mL。其骨髓穿刺涂片显示巨核细胞数量增多且大小不等（Wright–Giemsa 染色，骨髓穿刺涂片，200 倍放大）。

B. 高倍镜下，其髓系和红系前体细胞表现为全谱系成熟，并且 M:E 比例正常（Wright–Giemsa 染色，骨髓穿刺，400 倍放大）。

C. 骨髓常规活检显示骨髓细胞呈过度增生，伴有全髓增殖，包括红系和髓系前体细胞及大量多形性巨核细胞。在真性红细胞增多症（PV）里，红系与巨核细胞的增生通常最为突显。巨核细胞在整个骨髓内以分散或构成疏松的簇集分布（H&E 染色，骨髓活检，200 倍放大）。

D. 这种全髓增殖在高倍镜下亦清晰可见。巨核细胞通常会表现为核分叶过多（H&E 染色，骨髓活检，400 倍放大）。

---

图 16.2　（续）

D. 骨髓活检结果显示，就年龄而言细胞密度处于正常范畴，M:E 比值正常，然而存在显著的非典型性巨核细胞增生现象，具体表现为成熟的巨核细胞增大。既往患儿健康，偶然发现明显的血小板增多。经对血液开展分子遗传学检测，发现 CALR 基因第 9 外显子存在突变，该突变并非常见的 1 型或 2 型突变，而是导致了移码突变（H & E 染色、骨髓活检、40 倍放大）。

E. 患儿，女，14 岁，因严重血小板增多症前来就医。活检样本显示，粒细胞生成和红细胞生成正常，存在着增大、分叶多且染色过深的巨核细胞增殖。分子检测表明，CALR 基因存在 52 个碱基对的缺失，符合 1 型或 1 型样突变（H & E 染色、骨髓活检、40 倍放大）。

F. 图 16.1e 中患者的网硬蛋白纤维染色显示，不存在显著的网硬蛋白纤维化，此为 ET 患者的典型表现（网状纤维染色，骨髓活检，40 倍放大）。

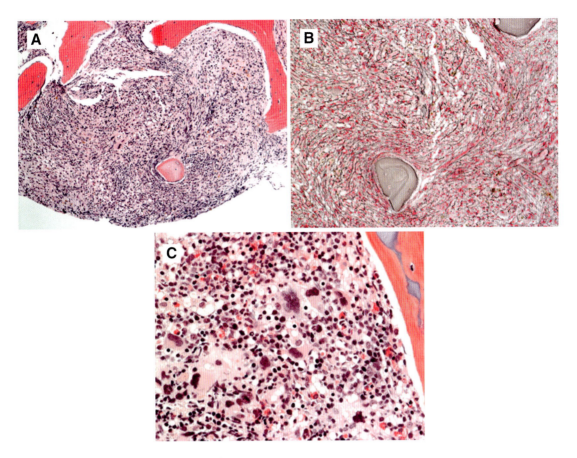

图 16.4　原发性骨髓纤维化（PMF）。

A. 患儿，女，16 岁，表现为长期贫血，需接受输血治疗，伴有血小板减少及肝脾肿大。PMF 的典型表现是患儿的骨髓穿刺液呈无颗粒状且存在血液稀释现象。其骨髓常规活检结果显示，细胞呈条索状，巨核细胞增多且聚集成簇，细胞核染色过深（H&E 染色，骨髓活检，100 倍放大）。

B. 图 16.4A 中的粗针活检中的网状纤维染色（MF–2）显示网状纤维增多（网状纤维染色，骨髓活检，200 倍放大）。

C. 患儿，女，7 岁，被诊断患有全血细胞减少症，其外周血涂片显示成白红细胞增多症，同时存在泪滴状红细胞。患儿的骨髓抽吸液呈稀释且无颗粒，然而其骨髓常规活检显示，与其年龄不符的细胞过度增生，存在非典型巨核细胞簇，部分细胞核染色深染，另一些细胞核有大的分叶状和云雾状核（H&E 染色，骨髓活检，400 倍放大）。

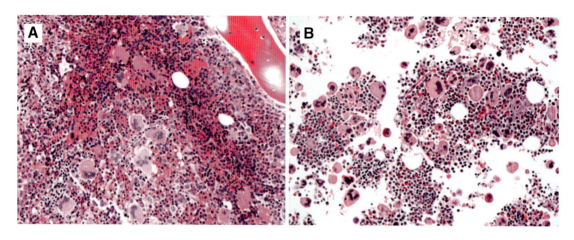

图 16.5　骨髓增殖性肿瘤，不能分类型（MPN–U）。

A. 患儿，女，15岁，因腹痛和脾大前来就诊，经检查，其血小板计数显著增高，达2152×10⁹/L，而血红蛋白、血细胞比容及白细胞计数皆正常。分子检测证实存在 JAK2 V617F 突变。骨髓穿刺和常规活检结果显示，骨髓细胞过度增生，伴有全髓细胞增生以及网状纤维轻度增多（MF–1）。尽管骨髓细胞过度增生且伴有全髓细胞增生的状况更符合真性红细胞增多症（PV），但患儿的外周血细胞计数却更符合原发性血小板增多症（ET），故而被诊断为 MPN–U（H&E 染色，骨髓活检，200 倍放大）。

B. 患儿，男，19岁，偶然被检出患有白细胞增多（白细胞计数达 28×10⁹/L），且无明显左移，同时伴有血红蛋白升高（18.9 g/dL）及血小板增多（983×10⁹/L）。骨髓穿刺与切片结果显示，骨髓过度增生（细胞密度达 95%），伴随全髓细胞增生以及大小各异的非典型巨核细胞。检测到 JAK2 V617F 突变。PV 有可能表现为此种特点，PMF 的早期细胞阶段亦可能如此，而 ET 的可能性则相对较小；基于此，这种早期表现最宜归类为 MPN–U（H&E 染色，骨髓切片，200 倍放大）。

# 参考文献

1. Arber DA, Orazi A, Hasserjian RP, Brunning RD, Le Beau MM, Porwit A, et al. Introduction and overview of the classification of myeloid neoplasms. In Swerdlow SH, Campo E, Harris NL, Jaffe ES, Pileri SA, Stein H, et al., eds. WHO classification of tumours of haematopoietic and lymphoid tissues. Lyon: IARC Press; 2017:16–27.

2. Vardiman JW, Melo JV, Baccarani M, Radich JP, Kvasnicka HM. Chronic myeloid leukaemia, BCR-ABL1-positive. In Swerdlow SH, Campo E, Harris NL, Jaffe ES, Pileri SA, Stein H, et al., eds. WHO classification of tumours of haematopoietic and lymphoid tissues. Lyon: IARC Press; 2017:30–6.

3. Ianotto JC, Curto-Garcia N, Lauermanova M, Radia D, Kiladjian JJ, Harrison CN. Characteristics and outcomes of patients with essential thrombocythemia or polycythemia vera diagnosed before 20 years of age: A systematic review. Haematologica. 2019; 104(8): 1580–8.

4. Thiele J, Kvasnicka HM, Orazi A, Gianelli U, Tefferi A, Gisslinger H, et al. Essential thrombocythaemia. In Swerdlow SH, Campo E, Harris NL, Jaffe ES, Pileri SA, Stein H, et al., eds. WHO classification of tumours of haematopoietic and lymphoid tissues. Lyon: IARC Press; 2017:50–3.

5. Kucine N, Al-Kawaaz M, Hajje D, Bussel J,

Orazi A. Difficulty distinguishing essential thrombocythaemia from polycythaemia vera in children with JAK2 V617F-positive myeloproliferative neoplasms. Br J Haematol. 2019; 185(1): 136–9.

6. Giona F, Teofili L, Capodimonti S, Laurino M, Martini M, Marzella D, et al. CALR mutations in patients with essential thrombocythemia diagnosed in childhood and adolescence. Blood. 2014; 123(23): 3677–9.

7. Giona F, Teofili L, Moleti ML, Martini M, Palumbo G, Amendola A, et al. Thrombocythemia and polycythemia in patients younger than 20 years at diagnosis: Clinical and biologic features, treatment, and long-term outcome. Blood. 2012; 119(10): 2219–27.

8. Thiele J, Kvasnicka HM, Orazi A, Tefferi A, Birgegard G, Barbui T. Polycythaemia vera. In Swerdlow SH, Campo E, Harris NL, Jaffe ES, Pileri SA, Stein H, et al., eds. WHO classification of tumours of haematopoietic and lymphoid tissues. Lyon: IARC Press; 2017:39–43.

9. Teofili L, Giona F, Martini M, Cenci T, Guidi F, Torti L, et al. The revised WHO diagnostic criteria for Ph-negative myeloproliferative diseases are not appropriate for the diagnostic screening of childhood polycythemia vera and essential thrombocythemia. Blood. 2007; 110(9): 3384–6.

10. Karow A, Nienhold R, Lundberg P, Peroni E, Putti MC, Randi ML, et al. Mutational profile of childhood myeloproliferative neoplasms. Leukemia. 2015; 29(12): 2407–9.

11. Teofili L, Giona F, Martini M, Cenci T, Guidi F, Torti L, et al. Markers of myeloproliferative diseases in childhood polycythemia vera and essential thrombocythemia. J Clin Oncol. 2007; 25(9): 1048–53.

12. Thiele J, Kvasnicka HM, Orazi A, Gianelli U, Barbui T, Barosi G, et al. Primary myelofibrosis. In Swerdlow SH, Campo E, Harris NL, Jaffe ES, Pileri SA, Stein H, et al., eds. WHO classification of tumours of haematopoietic and lymphoid tissues. Lyon: IARC Press; 2017:44–50.

13. DeLario MR, Sheehan AM, Ataya R, Bertuch AA, Vega C, 2nd, Webb CR, et al. Clinical, histopathologic, and genetic features of pediatric primary myelofibrosis: An entity different from adults. Am J Hematol. 2012; 87(5): 461–4.

14. An W, Wan Y, Guo Y, Chen X, Ren Y, Zhang J, et al. CALR mutation screening in pediatric primary myelofibrosis. Pediatr Blood Cancer. 2014; 61(12): 2256–62.

15. Druhan LJ, McMahon DP, Steuerwald N, Price AE, Lance A, Gerber JM, et al. Chronic neutrophilic leukemia in a child with a CSF3 R T618I germ line mutation. Blood. 2016; 128(16): 2097–9.

16. Hasle H. Incidence of essential thrombocythaemia in children. Br J Haematol. 2000; 110(3): 751.

17. Uygun V, Daloglu H, Ozturkmen S, Karasu G, Avci Z, Yesilipek A. Chronic neutrophilic leukemia, an extremely rare cause of neutrophilia in childhood: Cure with hematopoietic stem cell transplantation. Pediatr Transplant. 2018; 22(5): e13199.

18. Bain BJ, Brunning RD, Orazi A, Thiele J. Chronic neutrophilic leukaemia. In Swerdlow SH, Campo E, Harris NL, Jaffe ES, Pileri SA, Stein H, et al., eds. WHO classification of tumours of haematopoietic and lymphoid tissues. Lyon: IARC Press; 2017:37–8.

19. Kvasnicka HM, Thiele J, Orazi A, Horny H-P, Bain BJ. Myeloproliferative neoplasm, unclassifiable. In Swerdlow SH, Campo E, Harris NL, Jaffe ES, Pileri SA, Stein H, et al., eds. WHO classification of tumours of haematopoietic and lymphoid tissues. Lyon: IARC Press; 2017:57–9.

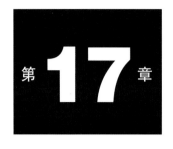

# 第17章 骨髓增生异常 / 骨髓增殖性肿瘤

Kristian T. Schafernak, Rachel A. Mariani, Nicole Arva, Jeffrey Jacobsen, Katherine R. Calvo

骨髓增生异常 / 骨髓增殖性肿瘤（MDS/MPN）是一组具有混合特征的克隆性造血系统疾病。骨髓增殖性肿瘤（MPN）的特质包括因一个或多个髓系（而非淋巴系）细胞的增殖所导致的骨髓细胞增多，同时伴有有效的造血机能，进而致使外周血中"细胞增多"或"多种细胞增多"。与此同时，这些疾病表现出不同程度的形态或功能异常以及无效造血，进而致使血细胞减少，此类特征更符合骨髓增生异常（MDS）的特征。尽管有时会发生向急性髓系白血病（AML）的转变但原始细胞的占比始终低于 20%。

世界卫生组织（WHO）的《造血和淋巴组织肿瘤分类》第四版修订版明确了五种特定的 MDS/MPN 类型：慢性粒 – 单核细胞白血病（CMML）；BCR–ABL1 阴性的非典型慢性髓系白血病；幼年型粒 – 单核细胞白血病（JMML）；伴环形铁粒幼细胞及血小板增多的 MDS/MPN；无法分类的骨髓增生异常 / 骨髓增殖性肿瘤（MDS/MPN-U）[1]。在儿科血液病理学中，仅三种较为常见：CMML、JMML 以及 MDS/MPN-U，其中 JMML 最为常见，且为该年龄组所独有的类型。近期报道与 RAS 基因相关的自身免疫性白细胞增生性疾病（RALD）与 JMML 以及自身免疫性淋巴细胞增生综合征（ALPS）存在重叠，本章也将讨论该疾病。

## 一、幼年型粒 – 单核细胞白血病

幼年型粒 – 单核细胞白血病（JMML）是一种在婴幼儿期至青春期早期发生的白血病。多数患者的年龄为 3 岁或 3 岁以下，其中男孩比女孩更常见。通常情况下，患者会表现为白细胞增多，同时伴有单核细胞绝对增多以及中性粒细胞核左移，偶尔还会出现原始细胞。即便采用全面且详尽的检查，形态学异常也并非总是清晰可辨。骨髓细胞增多，伴髓系增生，但是单核细胞的数量通常显著少于外周血液中的数量。肝脾肿大极为常见，同时，淋巴结、扁桃体、皮肤以及呼吸道也可能受累（图 17.1，图 17.4）。

目前的 JMML 诊断标准结合了脾肿大及分子遗传学特征[1]，与世界卫生组织（WHO）蓝皮书第四版（2008 年）的诊断标准[2] 相较，有所优化。

在 JMML 病例之中，80% ~ 90% 是由五个基因［PTPN11、NRAS、KRAS、CBL（图 17.2）以及 NF1］之一的异变所致，这五个基因均编码与粒细胞 – 单核细胞集落刺激因子（GM-CSF）受体信号通路相关的蛋白质，从而致使下游的 RAS/MAPK 通路失控激活。表 17.1 列出了 JMML 的遗传亚型以及临床表现。就变异等位基因频率高于 35% 的突变来说，了解其属于体细胞突变还是胚系突变对于临床管理意义重大。一些体征可提示生殖细胞突变，例如神经

**表 17.1　JMML 的遗传亚型及其特性**

| | | |
|---|---|---|
| PTPN11 体细胞杂合性功能获得性突变 | 35%~38% | 若不进行造血干细胞移植（HSCT），将会引发患者死亡，且复发率较高；散发性 JMML 中的突变所呈现的功能获得效应强于努南综合征/骨髓增殖性疾病中的突变，这或许解释了后者暂时性的缘由 |
| PTPN11 胚系突变 | | 努南综合征/骨髓增殖性疾病在婴儿期发生，其中 90% 属于非克隆性且能够自发缓解；而 10% 会发生继发性细胞遗传学异常，并进展为 JMML |
| NRAS 体细胞杂合性点突变主要集中在第 12、13 或 61 位密码子 | 17%~18% | 呈侵袭性，需即刻施行 HSCT；复发率颇高［尤其在胎儿血红蛋白 F（HbF）水平较高的年长儿童中］，然而在婴儿或携带 G12S 突变（HbF 处于正常水平或仅轻度升高）的患者中病情发展较为缓慢 |
| KRAS 体细胞杂合性点突变主要集中于第 12、13 或 61 位密码子 | 14% | 呈侵袭性，需施行 HSCT；多见于婴儿，常伴随 7 号染色体单体，复发率较低 |
| CBL1 | 10%~18% | 体细胞突变：呈侵袭性胚系突变（外显子 8 和 9 的错义突变或剪接位点突变）：可能伴发育迟缓、隐睾症；通常病程缓慢，白血病能够自发缓解，但后续有可能发展为多器官血管炎；可以考虑造血干细胞移植重建免疫，不过常出现混合嵌合体 |
| NF1 双等位基因的失活由单亲二体或复合杂合突变所引发，偶见体细胞间质缺失 | 5%~15% | 若不施行 HSCT，则预后凶险；诊断时患者年龄偏大；血小板计数处于较高水平，且骨髓原始细胞百分比亦偏高 |
| 未知 | 10%~20% | |

纤维瘤病 1 型（多发性咖啡牛奶斑、虹膜色素缺陷瘤/虹膜错构瘤或神经纤维瘤、或 1 个丛状神经纤维瘤、腋窝或腹股沟区域的雀斑样色素沉着、视神经胶质瘤，抑或如神经纤维瘤病 1 型（NF1）中所见的独特骨性病变，如蝶骨发育不良或胫骨假关节）[3]。患有 NF1 的儿童发生髓系恶性肿瘤（主要是 JMML）的风险会增高 200 ~ 500 倍。此外，携带生殖细胞 NF1 突变的 JMML 患者，其治疗方式通常较携带其他与 JMML 相关基因突变的患者更为积极。

努南综合征与 PTPN11（最为常见，可见于约 50% 的患者）、KRAS（<2%）以及 NRAS（频率未知）等基因的胚系突变相关，此外还涉及 SOS1 和 RAF1 等其他基因（图 17.3）[4]。识别努南综合征的意义重大，原因在于多达 10% 的患儿会发展为一种短暂的 JMML 样骨髓增殖性疾病，其中 90% 为良性/非克隆性，无需施行造血干细胞移植，然而仍有 10% 会出现克隆性染色体异常并

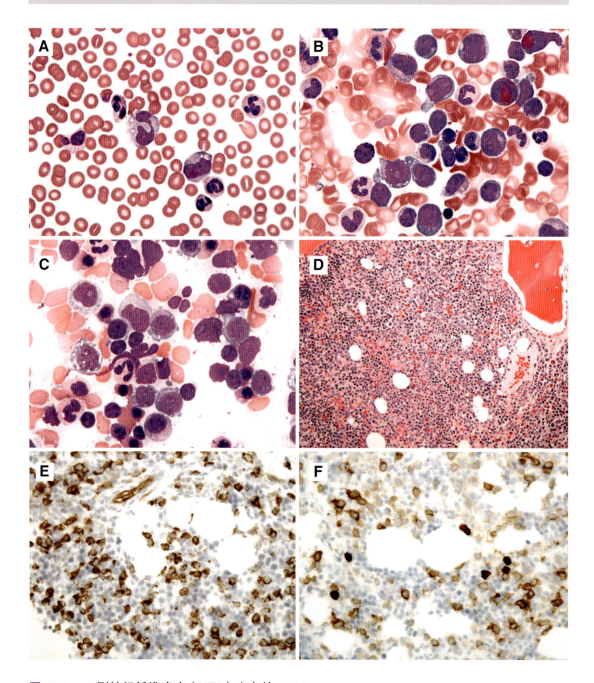

图 17.1　　1 型神经纤维瘤病（NF1）患者的 JMML。

患儿，女，7 岁，患有 NF1 在白细胞增多症渐趋加重（伴有绝对单核细胞增多及罕见的循环原始细胞）以及血小板减少症出现后，被诊断为 JMML。此外，该患儿存在肝脾肿大，且其 HbF 比例高达 15.8%（正常值：<2%）。其外周血涂片如图 A 所示（Wright–Giemsa 染色，400 倍放大），而其骨髓穿刺涂片（图 B，Wright–Giemsa 染色，400 倍放大）显示存在 15% 的原始细胞、8% 的嗜碱性粒细胞、2% 的单核细胞以及 5 号染色体异常。患儿接受了异基因造血干细胞移植，但在移植后第 100 天进行骨髓检查之际发现复发（图 C，骨髓穿刺，Wright–Giemsa 染色，400 倍放大；图 D，常规活检，H&E 染色，100 倍放大；图 E，免疫组化染色，CD34 染色；图 F，400 倍放大；免疫组化染色，CD117 染色，400 倍放大）。

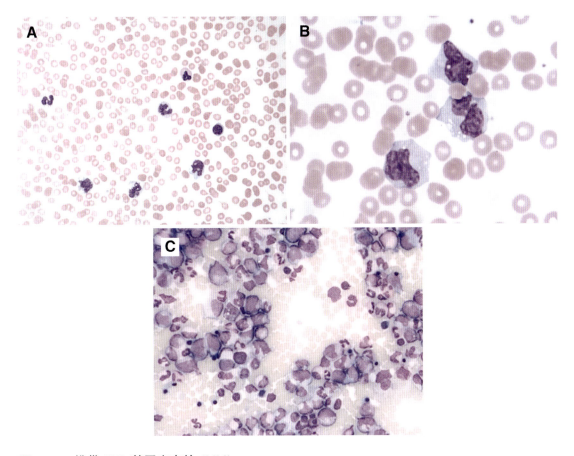

**图 17.2 携带 CBL 基因突变的 JMML。**
患儿携带 CBL 基因胚系突变。外周血涂片（A，Wright–Giemsa 染色，100 倍放大；B，Wright–Giemsa 染色，1000 倍放大）显示绝对单核细胞增多。单核细胞形态异常，其细胞质存在空泡且核分叶异常。骨髓穿刺（C，H & E 染色，100 倍放大）涂片显示粒细胞增生。尽管此类患者的 JMML 通常会自发缓解，然而，与体细胞/非综合征性 CBL 基因突变且临床病程更具侵袭性的患者不同，他们可能面临一些先天性异常诸如生长迟缓、发育迟缓、隐睾症以及多器官血管炎等。

进展为 JMML。有关新生儿和婴儿努南综合征的体格检查结果已得到充分的文献记载[5]。于新生儿阶段，面部畸形往往难以识别，然而，先天性心脏病史（其中以肺动脉瓣狭窄最为常见）以及男童的隐睾症或可成为有价值的线索[6]。

RAS 相关的自身免疫性白细胞增生障碍（RALD）通常于与 JMML 相同的年龄段发病，因 NRAS 或 KRAS 基因中第 12 或 13 位密码子的体细胞突变引起[7]。患者表现为单核细胞增多。淋巴结肿大与脾肿大极为常见。患者通常表现为自身免疫性血细胞减少，并伴有诸如抗核抗体、抗心磷脂抗体以及狼疮抗凝抗体等自身抗体。在所有 RALD 患者的髓系和淋巴系细胞中，均存在 NRAS 或 KRAS 突变，进而导致一种被称作 B 细胞淋巴瘤 2 细胞死亡相关蛋白 BIM（BCL2–Interacting Mediator of cell death）的表达降低。这表明 RALD 与 ALPS 类似，是由细胞凋亡缺陷引起的，然而血液中 TCR α β⁺CD4⁻CD8⁻（双阴性）T 细胞未增多。这些患儿无循环原始细胞或细胞遗传学异

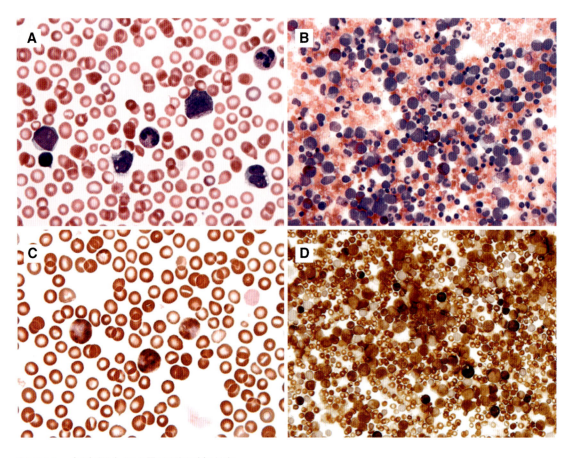

图 17.3　努南综合征 / 骨髓增殖性疾病。

患儿为孕 40 周出生、现 11 周龄的男婴，因 JMML 而被转诊接受评估。于新生儿时期，患儿被诊断为室间隔缺损以及血小板减少。在转诊前，其出现白细胞增多，且伴有少量循环原始细胞。面部异常包括：前囟宽大且伴有骨缝开裂、耳低位、眼距宽以及骶部凹陷伴毛发丛。外周血涂片（A，Wright–Giemsa 染色，400 倍放大）可见明显的血小板减少和白细胞增多，其中循环中的原始细胞占比 4%，中性粒细胞核左移，且绝对单核细胞计数达 $9.0 \times 10^9$/L（正常值 $0.15 \sim 1.95 \times 10^9$/L）。骨髓穿刺涂片（B，Wright–Giemsa 染色，100 倍放大）显示细胞丰富，且伴有髓系增生以及 9% 的原始细胞。酶细胞化学染色显示于外周血（C，Wright–Giemsa 染色，400 倍放大）与骨髓（D，Wright–Giemsa 染色，400 倍放大）中的粒细胞显示髓过氧化物酶（MPO）活性；然而，在外周血（E）和骨髓（F）中，单核细胞显示 α－ 萘基丁酸酯酶（ANBE）活性。粗针活检（G，H&E 染色，100 倍放大；H，H&E 染色，400 倍放大）显示细胞密度为 100%，且伴有髓系增生。基因检测结果表明在 PTPN11 基因的第 3 外显子存在 c.218C>T（p.Thr73Ile）突变；虽然此突变有可能是体细胞突变，但这也是努南综合征 / 骨髓增殖性疾病患者中最为常见的种系突变。

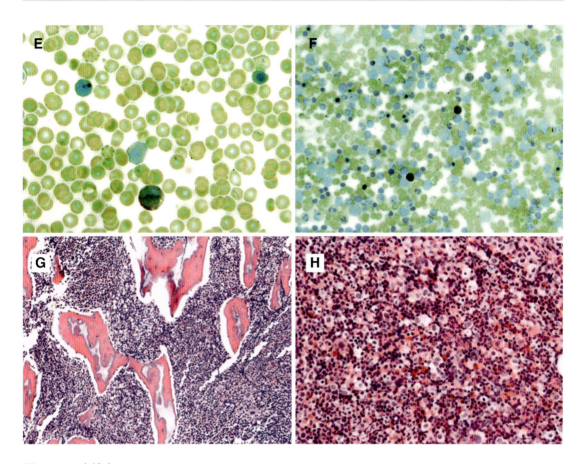

图 17.3　（续）

常，通常病程较为缓慢。然而，鉴于 RALD 属于相对较新的诊断，且有相关文献表明其会转化为更具侵袭性的 JMML，因此应密切追踪随访。

儿童型慢性粒 – 单核细胞白血病（CMML）实属罕见，并且和 JMML 相仿，有如下排除标准：急性髓系白血病（AML）、四种经典的骨髓增殖性肿瘤（MPN）、伴有嗜酸性粒细胞增多以及 PDGFRA、PDGFRB 或 FGFR1 重排和 PCM1–JAK2 融合的髓系 / 淋巴系肿瘤。与 JMML 相异，其诊断要求单核细胞比例大于 10%。在无细胞遗传学或分子异常以及形态异常的情况下，单核细胞数绝对增多应持续存在，以排除病因。

儿童骨髓增生异常 / 无法分类的骨髓增殖性肿瘤（MDS/MPN–U）同样极为鲜见，于发病之际具有混合的骨髓增殖与骨髓增生异常特征，然而并不符合 AML、MPN 或者任何其他 MDS/MPN 的诊断标准。世界卫生组织（WHO）的标准表明，此肿瘤不符合 MDS 的标准[1]；MDS/MPN–U 通常与伴有血小板增多（血小板计数 $\geq 450 \times 10^9$/L 且伴有骨髓巨核细胞增殖）和 / 或白细胞增多（白细胞计数 $\geq 13 \times 10^9$/L）的骨髓增生异常综合征相似，并且近期不存在能够解释这些特征的细胞毒性或生长因子治疗史，同时不存在 PDGFRA、PDGFRB 或 FGFR1 重排以及 PCM1–JAK2 融合。

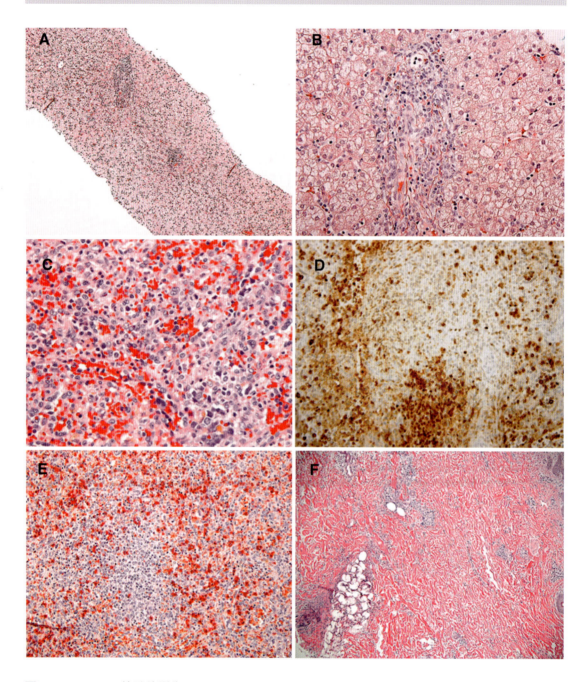

图 17.4　JMML 的髓外浸润。

对于 JMML 而言，肝脏与脾脏几乎总是被累及，并且还常常累及淋巴结、扁桃体、皮肤、呼吸系统以及胃肠道。A（H&E 染色）和 B（H&E 染色）是 JMML 患者的肝脏活检图像。门静脉周围区域及肝窦被粒 – 单核细胞浸润。图 C 至图 E 为一名 22 个月大 JMML 患儿的脾脏图像，该患儿于接受脐带血移植后复发，且伴有脾肿大（352 g；正常为 33 g）。由粒单核细胞增殖导致弥漫性红髓浸润（图 C 为 H&E 染色；图 D 为髓过氧化物酶免疫组化染色；图 E 为 Leder 氯乙酸酯酶染色）。图 F 至图 I 是另一位 JMML 患者的皮肤活检标本。图 F（H&E 染色）显示在真皮的浅层和深层以及血管周围存在浸润。图 G（H&E 染色）显示浸润细胞主要是具有核膜折叠的单核样细胞。H（免疫组化染色，溶菌酶）。I（免疫组化染色，髓过氧化物酶）。

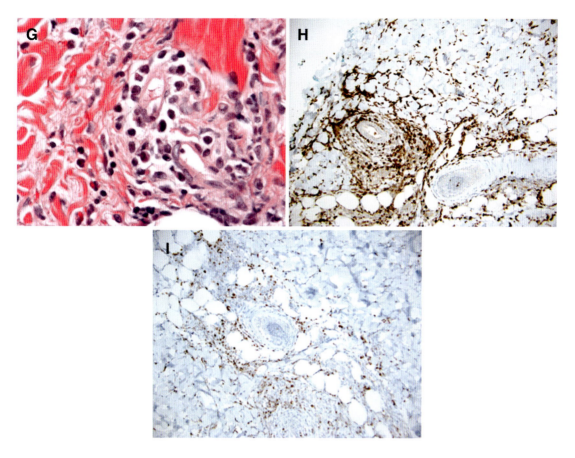

图 17.4 （续）

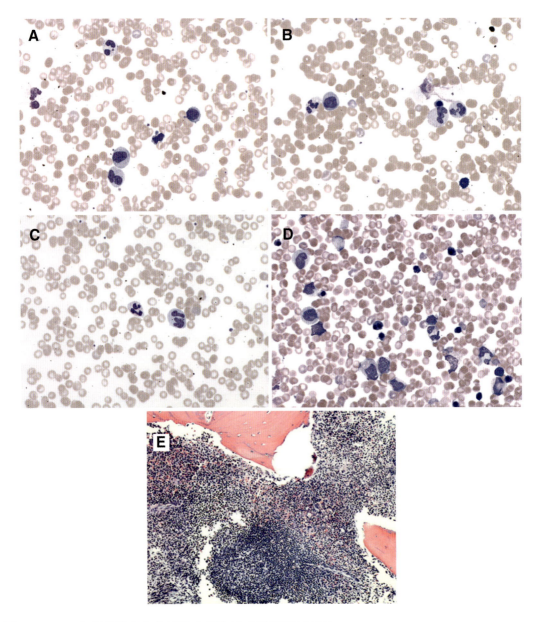

图 17.5　　RAS 相关性自身免疫性白细胞增殖性疾病 RALD。

患儿，女，19 个月大，表现为正细胞性贫血、血小板减少以及脾肿大。绝对值达 $3.3 \times 10^9/L$（$0.2$–$1.4 \times 10^9/L$）的单核细胞增多，同时伴有轻微左移，且无循环原始细胞。外周血涂片显示一个核分叶绝对增多的单核细胞。中性粒细胞显现出 Döhle 小体，且胞质颗粒减少（A–C，Wright–Giemsa 染色，400 倍放大）。骨髓穿刺涂片（D，Wright–Giemsa 染色，400 倍放大）同样显示单核细胞增多；骨髓活检切片（E，H&E 染色，100 倍放大）显示细胞密度近乎达100%，同时存在一个较大且边界颇为清晰的非小梁旁淋巴聚集，此现象在儿童骨髓中并非常见。新一代测序显示 KRAS 基因存在突变 [c.37G>T, p.Gly13Cys (NM_004985.4)]，其变异等位基因频率为 32.2%，极有可能代表的是体细胞变异而非胚系突变。尽管该患儿符合 JMML 的诊断标准，然而针对外周血（F）开展的流式细胞术免疫表型分析非常有帮助。结果显示存在多个粒 – 单核细胞群，当中包括（A）1.4% 的未成熟粒细胞、0.6% 的嗜酸性粒细胞以及少量的 0.05% CD34阳性原始细胞（后者未显示）。表型正常的中性粒细胞（占白细胞的 9.8%）对 CD16 呈强阳性，对 CD24、CD33 和 CD66c 呈中等阳性，而 CD14 的表达不明显。

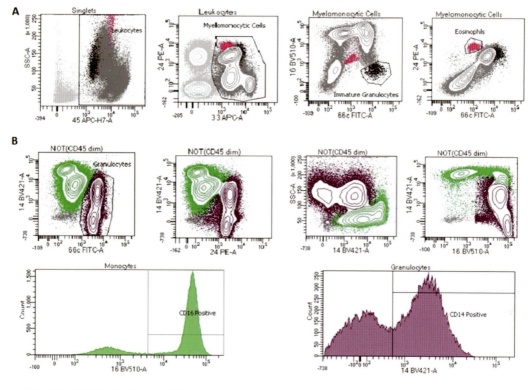

髓系单核细胞（CD45 阳性，CD33 阳性）

未成熟粒细胞（CD66c 高表达，CD16 阴性）

嗜酸性粒细胞（CD24 高表达，CD66c 弱表达，CD16 弱表达）

单核细胞（CD33 中度至强表达，CD24 阴性，CD66c 阴性）

成熟粒细胞（CD24 中度表达，CD33 中度表达，CD66c 中度表达）

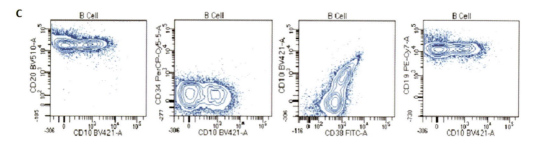

图 17.6　表型正常的单核细胞（占白细胞的 6.7%），对 CD14 和 CD33 呈强阳性，却不表达 CD24、CD66c，亦无明显的 CD16 表达。正如在形态学上处于粒细胞与单核细胞之间的细胞一样，（B）也存在同时表达 CD14 和 CD16 的细胞，依据 CD45 或 CD33 的表达状况或者散射光强度特征，难以将其清晰界定为粒细胞或单核细胞，然而依据 CD24 和 CD66c 的表达，其能够被定义为 CD14 阳性粒细胞或 CD16 阳性单核细胞。尽管在 JMML 中尚无相关报道，但在 82% 的 RALD 病例中，单核细胞表现 CD16 阳性的活化表型；并且，在 64% 的病例中，于粒细胞上观察到非典型的 CD14 弱表达[8]。这些细微的免疫表型特征，加之（C）循环中过度 B 细胞的存在（其在 B 细胞中占 40.1%，在白细胞中占 3.6%，具有弱至中等程度的 CD10 表达、CD20 强表达以及 CD38 中等表达）、外周血中不存在原始细胞或细胞遗传学异常，以及骨髓中存在生发中心，支持诊断为 RALD。

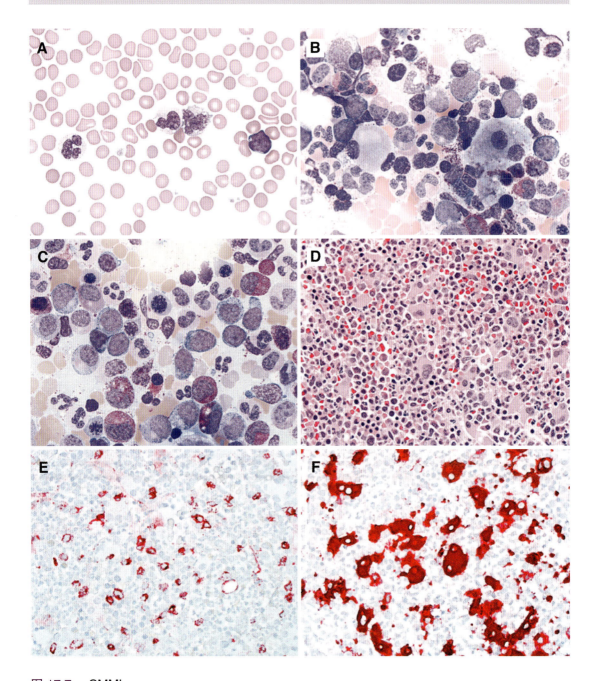

图 17.7　CMML。

患儿，男，15 岁，既往健康，其家族有 MDS/AML 和 CMML 病史，已知携带 GATA2 突变，前来接受家族筛查。他的白细胞计数高于 $15 \times 10^9$/L（A，Wright–Giemsa 染色，100 倍放大），表现为绝对单核细胞增多以及循环原始细胞。B 所对应的骨髓穿刺涂片显示，粒细胞占多数，嗜酸性粒细胞和嗜碱性粒细胞数量增多，同时存在两个小巨核细胞。C 显示原始细胞数量增加以及大量未成熟的嗜酸性粒细胞。对穿刺标本进行的流式细胞术免疫表型分析表明，存在 7%的异常髓母细胞，B 细胞前体缺失，同时成熟 B 细胞和 NK 细胞显著减少。常规活检结果显示细胞密集度高（D，H&E 染色），存有大量发育不良的巨核细胞，其细胞核呈单叶状且形成松散簇集。原始细胞数量增多（E，CD34，免疫组化染色）。F 巨核细胞数量增多（CD61，免疫组化染色）。在全部 20 个中期细胞中皆检测到 7 号染色体单体，同时通过新一代测序发现存在 ASXL1 基因中的致病突变。

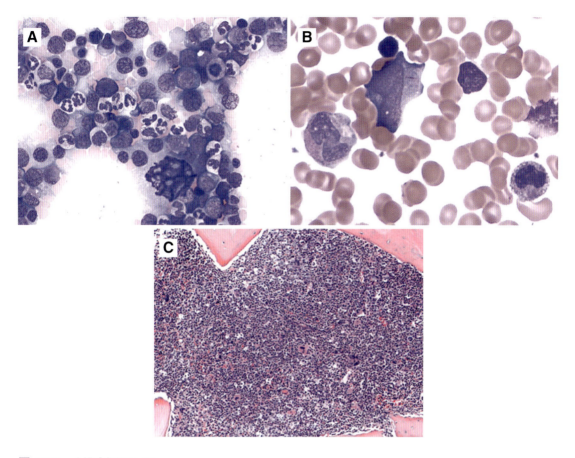

图 17.8　MDS/MPN–U。

患儿，7 岁，表现为 2 ~ 3 周的疲劳、头痛加剧以及呕吐，经检查后发现其白细胞增多（其中 7% 为原始细胞），且伴有 Auer 小体及绝对单核细胞增多（单核细胞占比 7%）、严重的大细胞性贫血以及中度血小板减少。骨髓穿刺涂片显示巨幼样红细胞的生成（A，Wright Giemsa 染色，400 倍放大）以及 3% 携带 Auer 小体的原始细胞（B，Wright Giemsa 染色，1000 倍放大）。常规活检结果显示，骨髓呈现显著的细胞增生，细胞密度达 100%（C，H&E 染色，100 倍放大）。巨核细胞并不明显，然而经仔细检查可见呈散在分布的分叶巨核细胞。结合髓系发育异常及髓系增殖的特征，同时无近期细胞毒性药物或生长因子治疗史、无 PDGRFA、PRGFRB 或 FGFR1 重排以及 PCM1–JAK2 融合，不符合 CMML 的诊断标准（单核细胞 <10%），故而 MDS/MPN–U 是更为恰当的诊断。

# 参考文献

1. Swerdlow SH, Campo E, Harris NL, Jaffe ES, Pileri SA, Stein H, et al., eds. WHO classification of tumours of haematopoietic and lymphoid tissues. Lyon: IARC Press; 2017.

2. Swerdlow SH, Campo E, Harris NL, Jaffe ES, Pileri SA, Stein H, et al., eds. WHO classification of tumours of haematopoietic and lymphoid tissues. Lyon: IARC Press; 2008.

3. Friedman JM. Neurofibromatosis 1. Adam MP, Ardinger HH, Pagon RA, et al., eds. GeneReviews® [Internet]. Seattle (WA): University of Washington, Seattle; 1993–2022. www .ncbi.nlm.nih.gov/books/ NBK1109"www.ncbi.nlm.nih.gov/books/

NBK1109.

4. Denayer E, Peeters H, Sevenants L, Derbent M, Fryns JP, Legius E. NRAS mutations in Noonan syndrome. Mol Syndromol. 2012; 3: 34–8.

5. Bhambhani V, Muenke M. Noonan syndrome. Am Fam Physician. 2014; 89: 37–43.

6. Digilio MC, Marino B. Clinical manifestations of Noonan syndrome. Images Paediatr Cardiol. 2001; 3: 19–30.

7. Calvo KR, Price S, Braylan RC, Oliveira JB, Lenardo M, Fleisher TA, et al. JMML and RALD (RAS-associated autoimmune leukoproliferative disorder): Common genetic etiology yet clinically distinct entities. Blood. 2015; 125: 2753–8.

8. Ganapathi KA, Schafernak KT, Rao VK, Calvo KR. Pediatric myelodysplastic/myeloproliferative neoplasms and related diseases. J Hematopathol. 2015; 8: 159–67.

9. Lanzarotti N, Bruneau J, Trinquand A, Stoltzenberg MC, Neven B, Fregeac J, et al. RAS-associated lymphoproliferative disease evolves into severe juvenile myelomonocytic leukemia. Blood. 2014; 123: 1960–3.

10. Niemeyer CM, Flotho C. Juvenile myelomonocytic leukemia: Who's the driver at the wheel? Blood. 2019; 133: 1060–70.

11. Röttgers S, Gombert M, Teigler-Schlegel A, Busch K, Gamerdinger U, Slany R, et al. ALK fusion genes in children with atypical myeloproliferative leukemia. Leukemia. 2010; 24: 1197–200.

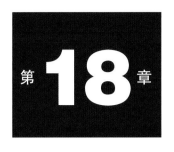

# 第18章 儿童骨髓增生异常综合征

Alina Dulau-Florea, Nisha Patel, Kristian T. Schafernak, Katherine R. Calvo

## 一、概述

骨髓增生异常综合征（MDS）是一组异质性的克隆性病症，其显著特点为造血功能异常致血细胞数量减少、呈现病态造血形态，且存在进展为急性髓系白血病（AML）的风险[1]。散发型 MDS 通常多见于老年人，然而在儿童群体中，其年发病率甚低，约为每百万人一至两例[2]。儿童 MDS 在儿童血液恶性肿瘤中的占比小于 5%[3]。

儿童 MDS 既能够表现为既往健康的儿童的原发性疾病，又有可能继发于化疗、放疗、遗传性骨髓衰竭综合征或者获得性重度再生障碍性贫血。临床表现与细胞减少症的类型和程度密切相关：因贫血产生的易疲劳、由中性粒细胞减少引发的感染性并发症以及源于血小板减少造成的出血倾向。与成人 MDS 相较，孤立性贫血颇为少见，然而中性粒细胞减少与血小板减少却较为常见[1]。也有无症状病例的报道。

新一代测序（NGS）最新的研究进展有力地支持了这样一个观点，即许多儿童 MDS 与潜在的遗传性易感综合征相关，比如由 GATA2、ETV6、ANKRD26、RUNX1、SAMD9/SAMD9L 以及其他基因的突变所诱发的综合征。关于具有遗传易感性的髓系肿瘤的相关论述见第 19 章。

对儿童或青少年中出现持续且不明原因的血细胞减少而疑似患有 MDS 的评估，应从详尽的家族病史收集、体格检查、全血细胞计数与细胞分类，以及细胞形态学评估开始。染色体脆性测试及端粒长度测量以排除遗传性骨髓衰竭性疾病。提示 MDS 存在的线索，尤其在多个特征并存的状况下，包含血循环中的原始细胞、维生素 $B_{12}$ 水平正常但持续存在的巨幼细胞性贫血、三种造血细胞谱系（红系、髓系和巨核系）中任何一种的发育异常形态以及染色体异常。家族中有髓系恶性肿瘤病史、其他器官受累和 / 或存在异常的身体特征，皆提示存在遗传易感综合征[4]。故而，针对临床、实验室以及遗传特征进行全方位评估对于精确诊断是不可或缺的。

## 二、儿童骨髓增生异常综合征的遗传特征

对骨髓穿刺标本的染色体显带的常规细胞遗传学分析，通常在标准的 48 小时培养之后进行。约 60% 的病例中存在正常的染色体核型[5]。若出现异常，拷贝数变化较平衡重排更为常见，此情况与成人 MDS 类似。对于儿童 MDS 而言，7 号染色体单体是最为常见的细胞遗传学异常，其次是 8 号染色体三体[5]。存在多达三个或更多染色体异常（其中至少有一个属于结构异常）的复杂染色体核型，是预后不良的最强预测因素[6]。纵使 5q 缺失、20q 缺失以及染色体 Y 缺失于成人 MDS 中属于较为普遍的细胞遗传学异常，然而在儿童 MDS 中却甚是罕见甚至不存在。

针对儿童原发性 MDS 病例展开的新一

代测序结果显示，在儿童难治性血细胞减少症（RCC）病例里，髓系基因的体细胞突变约占 13%，而在原始细胞增多的骨髓增生异常综合征（MDS-EB）病例中则约占 68%[7]。同时，体细胞突变在 7 号染色体单体患者中的出现频率也高于其他核型患者。RNA 剪接因子的突变近乎不存在，然而，染色质修饰、DNA 甲基化、信号转导以及转录相关基因的突变频率与成人 MDS 相仿[7]。于一项研究中，最为常见发生突变的基因为 SETBP1、ASXL1、RUNX1、PTPN11 以及 NRAS[7]。相对不常见的突变见于 KRAS、EZH2、NF1 以及 NPM1 之中。在成人 MDS 或者年龄相关的克隆性造血中常见的突变，例如 TET2、DNMT3A 以及剪接体突变，在儿童 MDS 中未见[8]。总体来讲，约 80% 的年轻 MDS 患者至少存在一种细胞遗传学或分子遗传学异常，这与成人 MDS 相仿[7]。

成人骨髓增生异常综合征患者的生存率以及向急性髓系白血病转化的风险取决于众多因素，包括骨髓原始细胞的比例、细胞遗传学异常的类别以及分子遗传学异常的数量和种类。一项国际预后评分系统（IPSS）关于儿童原发性 MDS 中价值的研究表明，在该群体内，骨髓原始细胞百分比低于 5% 且血小板计数大于 $100 \times 10^9$/L 与更高的生存率显著相关，而晚期 MDS 患者的预后不佳[8]。其他相关研究已表明，7 号染色体单体或多系发育异常会导致疾病进展的风险升高[9]。已知共存的克隆性事件，诸如体细胞突变、染色体核型异常以及 GATA2 或 RUNX1 基因的胚系突变，是导致白血病转化的协同机制[7]。

依照 2017 年世界卫生组织（WHO）关于髓系肿瘤的分类准则，儿童 MDS 可分为两类：儿童难治性血细胞减少症（RCC）属于低级别 MDS；伴有原始细胞增多的骨髓增生异常综合征（MDS-EB）属于更晚期的疾病[9]。

# 三、儿童难治性血细胞减少症

于 2017 年在世界卫生组织（WHO）的分类体系中，儿童难治性血细胞减少症（RCC）是一种临时性的 MDS，是儿童和青少年中最为常见的 MDS 亚型。RCC 是一种低级别 MDS，其特征为持续性血细胞减少，外周血原始细胞少于 2%，骨髓原始细胞少于 5%，同时伴有形态学上的病态造血。诊断病态造血，需至少一个细胞系中至少有 10% 的细胞有发育异常的特征（图 18.1，图 18.2）。倘若在两个或三个谱系中存在程度较轻的发育异常，亦可被认为是病态造血。外周血涂片显示红细胞大小不均和异形红细胞增多，以及大红细胞增多。中性粒细胞可能呈现分叶减少（假性佩尔格 – 休特异常）和 / 或细胞质颗粒减少的现象。血小板大小不均，巨大血小板或可见。伴有多谱系发育异常的 RCC 与伴有单谱系发育异常的 RCC 在临床上是否存在差异，此问题尚存争议[10]。当下，在儿童时期出现伴有多系发育异常的 MDS 被视作 RCC。骨髓粗针活检显示，约 80% 的 RCC 中，骨髓细胞数量低于对应年龄的正常水平，可能与获得性重度再生障碍性贫血（SAA）或遗传性骨髓衰竭（BMF）综合征相仿[9,11]。故而，需开展全面深入的形态学评估，以对这些病变予以区分（见表 18.1）。红系岛常呈局灶性分布，并可异常定位于骨小梁旁区（该区域通常为粒系前体细胞所在位置）。红系前体细胞成熟障碍，伴有左移以及有丝分裂象增多的情况。于穿刺涂片之中，红细胞病态造血的特征包含了异常的核分叶、多核、核桥接以及巨幼红细胞样变。粒细胞的生成通常有所减少，且常伴有左移。粒系与红系的比值（M：E）

表 18.1　儿童 MDS（儿童难治性血细胞减少症和 MDS–EB）与重度再生障碍性贫血（SAA）的临床及实验室特征比较

| 特征 | 重度再生障碍性贫血（SAA） | 儿童难治性血细胞减少症（RCC） | 伴原始细胞过多的骨髓增生异常综合征（MDS–EB） |
|---|---|---|---|
| 骨髓活检 | 细胞减少<br>原始细胞：＜5%<br>红系前体细胞：缺失或为单个小灶，细胞数＜10 个，定位正常，成熟完整<br>粒细胞的生成：缺失或显著减少，但成熟状态正常<br>巨核细胞：缺失或罕见，定位正常，无微小巨核细胞 | 骨髓细胞减少（80% 的病例）<br>原始细胞：＜5%，无聚集<br>红系前体细胞：表现为簇状分布形式，定位异常，成熟左移，且有丝分裂活动增多<br>粒细胞生成过程：出现核左移<br>巨核细胞：存在微小巨核细胞，且其定位异常 | 骨髓细胞正常增多 / 减少<br>原始细胞：5% ~ 19%，呈簇分布<br>红系前体细胞：定位异常；成熟左移，有丝分裂活动增多<br>粒细胞的生成：与红系细胞混合（正常结构丧失），左移<br>巨核细胞：病态造血，且定位异常 |
| 骨髓穿刺 | 红系前体细胞：缺失或小灶状，无病态造血，亦无巨幼样变<br>粒细胞：数量减少，无病态造血，原始细胞占比＜5%<br>巨核细胞：缺失或数量极少，且无病态造血 | 红细胞前体细胞：病态造血（如核出芽 / 双核）或者巨幼样变<br>粒细胞：存在病态造血（表现为颗粒减少、核分叶减少），原始细胞比例＜5%<br>巨核细胞：存在微小巨核细胞 ± 其他病态造血 | 红系前体细胞：病态造血（如核出芽 / 双核）或者巨幼样变<br>粒细胞：病态造血（包括颗粒减少、核分叶减少），原始细胞占比 5% ~ 19%<br>巨核细胞：微小巨核细胞伴或不伴其他病态造血 |
| 外周血 | 原始细胞＜2%<br>全血细胞减少：常见<br>红细胞：数量减少<br>中性粒细胞：数量减少，无病态造血 | 原始细胞＜2%<br>持续性血细胞减少（中性粒细胞减少、血小板减少；贫血相对较为少见）*<br>红细胞：呈现大细胞性特征，且存在红细胞大小不均及形态异常<br>中性粒细胞：数量减少，伴或不伴核分叶减少，胞质颗粒亦减少 | 2% ~ 19% 的原始细胞<br>全血细胞减少<br>红细胞：大细胞性，且红细胞大小不均及形态异常<br>中性粒细胞：数量减少，伴或不伴核分叶减少，同时伴有颗粒减少 |
| 细胞遗传学 | 正常染色体核型；较为常见<br>细胞遗传学异常：罕见、暂时性 | 正常核型：40%<br>7 号染色体单体型、7q 缺失：相对较为普遍 | 正常核型：罕有<br>7 号染色体单体、7q 缺失：相对常见 |
| 剪接体基因突变 | N/A | 不常见（＜2%） | 不常见（＜2%） |
| 高甲基化 | N/A | 常见（＞50%） | 常见（＞50%） |

★ 于 RCC 中，血红蛋白（Hb）低于 10 g/dl 的孤立性贫血罕见[9]。
改编自[2, 13, 15] 略有修改。

倒置较为普遍。对于成熟中性粒细胞病态造血的评估，在外周血中更具便利性。细胞核的低分叶（假性佩尔格 – 休特细胞）和 / 或细胞质的颗粒减少较易在外周血中被观察到。通常巨核细胞的数量会减少，异常定位于骨小梁旁的区域，同时呈现出诸

表 18.2　呈现非典型形态学特征可能类似于 RCC 的疾病

| 营养缺乏：维生素 $B_{12}$、叶酸、维生素 E、维生素 D 与铜的缺乏 |
| --- |
| 毒素与药物 |
| 感染：巨细胞病毒、疱疹病毒、细小病毒 B19、人类免疫缺陷病毒（HIV）、丙型肝炎病毒以及结核分枝杆菌 |
| 代谢性疾病：甲羟戊酸激酶缺乏症 |
| 自身免疫性疾病：系统性红斑狼疮、幼年类风湿关节炎、结节性多动脉炎、免疫性血小板减少性紫癜 |
| 自身免疫性淋巴增殖综合征：FAS 缺失 |
| 皮尔逊综合征：线粒体 DNA 缺失 |
| 遗传性骨髓衰竭性疾病：范可尼贫血、先天性角化不良、Shwachman-Diamond 综合征等 |
| 慢性溶血性贫血 |
| 实体器官移植术后（骨髓微环境改变、T 细胞功能障碍） |
| 免疫抑制治疗后的造血恢复阶段所出现的再生障碍性贫血 |

改编于参考文献 [9] 和 [16]。

如核分叶减少、异常小且单核巨噬细胞（"微巨核细胞"）或者核叶分离等病态造血特征。借助 CD61 或 CD42b 的免疫组织化学染色，识别更为容易。尤需指出的是，巨核细胞的缺失并不能排除 RCC[12]。

可通过 CD34 免疫组织化学染色对骨髓活检中粒细胞占有核细胞的百分比进行估算。在 RCC 中，CD34 阳性的前体细胞并未增多（占骨髓细胞比例低于 5%），且呈单个散在分布，无聚集现象。在对 CD34 染色予以评估时应当谨慎，原因在于内皮细胞和早期正常的 B 细胞前体（"造血干细胞"）同样呈现 CD34 阳性。多参数流式细胞术分析有助于区分原始粒细胞（CD13+、CD34+）和早期 B 细胞前体 / 造血干细胞（CD34+、CD19+）。实际上，在 MDS 中，CD34+ 细胞群内 B 细胞前体比例降低的情况颇为常见[12]。原始细胞的百分比同样会在骨髓穿刺涂片中对 500 个细胞进行分类计数予以评估。

表 18.1 比较了儿童 MDS 亚型与获得性（重度）再生障碍性贫血（一种类似 MDS 的良性疾病）的临床及组织学特征。除再生障碍性贫血（AA）外，RCC 的鉴别诊断范畴相当广泛，包括了诸多与 MDS 相似的病态造血特征的疾病（见表 18.2）[9, 10]。类似于骨髓增生异常的继发性改变具有可逆性。鉴于在诸如范可尼贫血（Fanconi anemia）和 Shwachman-Diamond 综合征之类的遗传性骨髓衰竭（BMF）综合征中，乃至在获得性再生障碍性贫血（AA）（尽管后者通常是短暂的）中，有时会存有细胞遗传学异常，故而，仅靠造血细胞克隆性的证据自身不足以单独作为 MDS 的诊断依据。

# 四、伴有原始细胞增多的骨髓增生异常综合征

伴有原始细胞增多的骨髓增生异常综合征（MDS-EB）为一种更高级别的骨髓增生异常综合征（图 18.3），可在儿童中发病，

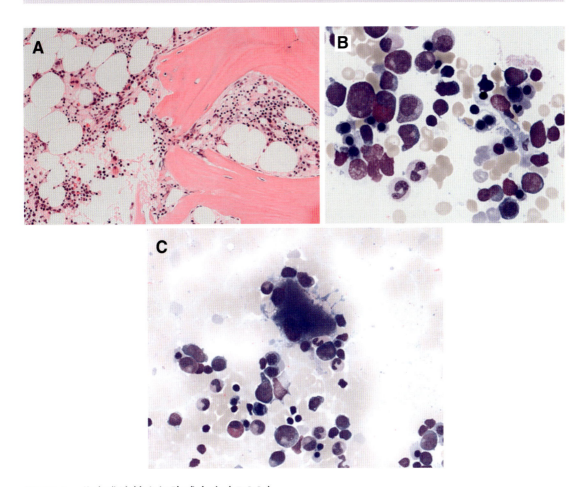

图 18.1　儿童难治性血细胞减少症（RCC）。

患儿，男，6 岁，4.5 岁时出现黄疸症状，其血液检查结果显示转氨酶升高以及胆红素水平上升。传染性疾病相关检查结果呈阴性，肝脏活检结果提示自身免疫性肝炎。经泼尼松治疗 6 个月后，其转氨酶指标恢复至正常水平。虽然初始全血细胞计数处于正常范围，但在感染轮状病毒后，患儿逐渐出现全血细胞减少。此时进行骨髓检查，其结果显示细胞数量减少（A，200 倍放大）、红系占主导以及少量发育不良的巨核细胞（B，200 倍放大）。骨髓穿刺涂片（B，200 倍放大）显示偶见原始细胞、病态红系前体细胞以及病态巨核细胞（C）。

细胞遗传学分析显示，在 20 个中期分裂相中，有 10 个存在 7 号染色体单体。针对骨髓衰竭以及家族性 AML/MDS 的遗传学研究结果均呈阴性。达那唑得治疗后，贫血（血红蛋白在 9 ～ 10 g/dL）和血小板减少（血小板为 20 ～ 22×10$^9$/L）得到改善，然而绝对中性粒细胞计数依旧处于极低水平（0.2×10$^9$/L）。鉴于尽管患者妹妹与患者的人类白细胞抗原（HLA）完全匹配，但其端粒长度处于正常范围下限，故而计划进行匹配的无关供体干细胞移植。

并且在形态学方面与成人 MDS-EB 难以鉴别。其特征是循环血中存在 2% ～ 19% 的原始细胞，骨髓中有 5% ～ 19% 的原始细胞，同时还伴有持续性血细胞减少以及病态造血改变。与成人 MDS 形成对照的是，有关区分儿童 MDS-EB-1 和 MDS-EB-2 的预后意义，目前尚无相关数据。尽管原始细胞增多，但儿童的外周血细胞计数在数周或数月内仍能维持相对稳定[9]。此外，部分白血病细胞百分比处于 20% ～ 29% 的儿童病例（通常被诊断为 AML），其病情进展相对缓慢，表现更类似 MDS，故而依据法

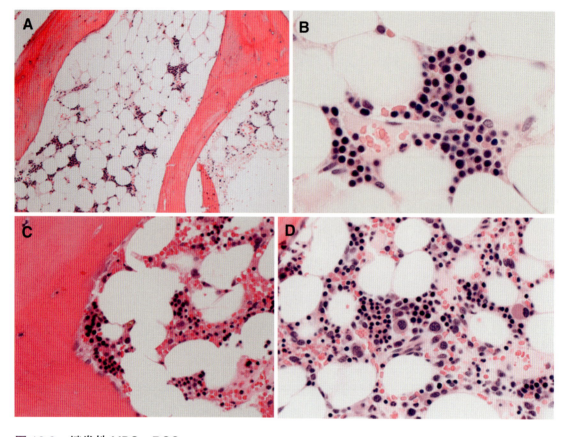

**图 18.2　继发性 MDS：RCC。**

此例继发性 MDS 见于一名 7 岁女孩，患儿有再生障碍性贫血病史。3 岁时，该患儿出现异常瘀斑，全血细胞计数表明存在贫血及血小板减少。骨髓活检显示细胞密度显著降低（<10%），伴有三系发育不良，且不存在异常增生。针对骨髓衰竭（BMF）的各项检查结果均呈阴性。患儿仅接受了随访观察，然而最终发展为全血细胞减少。通过免疫抑制疗法及后续的促红细胞生成素治疗，病情暂时获得改善。然而，自初次就诊四年之后，患儿的血细胞计数再次下降。骨髓呈现出年龄相关性细胞减少（A，200 倍放大），以红系造血为主（B，500 倍放大），并且部分红系岛异常地定位于骨小梁旁区域，此乃红系病态造血的特征（C，500 倍放大）。粒细胞生成减少和左移，且与红细胞以及发育不良的巨核细胞相混合，正常的骨髓结构缺失（D，500 倍放大）。CD61 免疫组化染色显示单叶小巨核细胞（E，500 倍放大），CD34 免疫染色显示原始细胞轻度增加（F，500 倍放大）。骨髓穿刺涂片显示 5% 的原始细胞（G，1000 倍放大）以及单叶小巨核细胞的发育异常巨核细胞（H，1000 倍放大）。细胞遗传学分析显示异常核型：46,XX,der(5)t(1;5)(q11;q11.2)[3]/46,XX[17]。

国 – 美国 – 英国（FAB）分类法，被归为"转化中伴有原始细胞增多的难治性贫血（RAEB–t）"[9]。

# 五、儿童期的治疗相关性以及继发性骨髓增生异常综合征

治疗相关性骨髓增生异常综合征（t–MDS）通常在针对实体瘤（例如神经母细胞瘤、尤因肉瘤）或者血液系统恶性肿

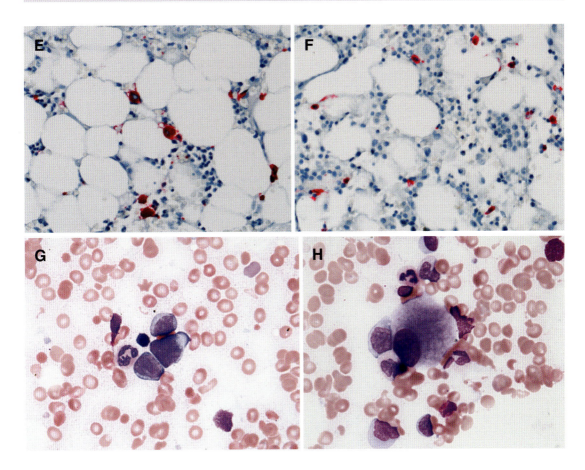

图 18.2　（续）

瘤（例如急性淋巴细胞白血病、Burkitt 淋巴瘤或霍奇金淋巴瘤）进行化疗和 / 或放疗后的数月至数年内出现。细胞遗传学异常包括 7 号染色体单体 /7q 缺失、5q 缺失、17p 缺失 或 dic (5;17) (q11.1–q13.3; p11.1 – 13) 且伴有 TP53 功能缺失、t(3; 21)（q26.2; q22.1）或者复杂核型[15]。t–MDS 同样存在较高的 TP53 基因突变发生率，其可为体细胞突变或胚系突变[13]。继发性 MDS 可能在获得性重度再生障碍性贫血的病程中产生，并且通常会出现遗传学异常，如 7 号染色体单体 /7q 缺失以及 ASXL1 和 DNMT3A 的体细胞突变[14]。

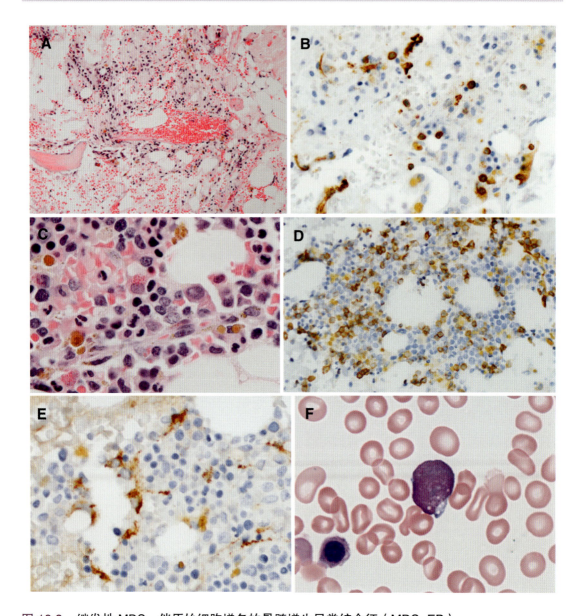

图 18.3　继发性 MDS：伴原始细胞增多的骨髓增生异常综合征（MDS–EB）。

患儿，男，19 岁，有疲劳病史，自 18 岁起其眼部出现"黑斑"（血管破裂），且易于出现瘀斑。彼时的全血细胞计数为：血红蛋白 6.5 g/dL，绝对中性粒细胞计数为 0.4 × 10⁹/L，血小板计数为 7 × 10⁹/L，网织红细胞计数低于 10 × 10⁹/L，骨髓细胞显著减少（细胞占比 5% ~ 10%），且三系发育不良，无异常增生。细胞遗传学分析结果为正常。鉴于未存在匹配的相关供体，患儿接受以马抗胸腺细胞球蛋白（ATG）和环孢素为主的治疗方案。尽管血细胞计数有所好转，输血频率有所下降，然而患儿依然依赖输血，每周均需输注红细胞和血小板，同时还需要生长因子以维持白细胞计数。后续应用艾曲波帕（一种 c–MPL 受体的小分子激动剂）进行的治疗同样未能成功，并且在艾曲波帕治疗 3 个月后的骨髓检查显示 7 号染色体单体。骨髓细胞数量存在不均匀减少的现象（A，200 倍放大），借助 CD34 免疫染色（B，500 倍放大）可见不成熟前体细胞增多。此外，血栓切片可见成簇的不成熟前体细胞（C，200 倍放大），通过 CD34 免疫染色（D，500 倍放大）得以显著呈现。因子 VIII 相关抗原免疫染色显示巨核细胞发育异常，伴有若干小且分叶减少的巨核细胞（E，500 倍放大）。骨髓穿刺液因血液稀释，不适合用于细胞分类计数，然而偶尔可见原始细胞（F，1000 倍放大）、核出芽的病态红系前体细胞（G，1000 倍放大）以及核分叶减少的病态中性粒细胞（H，1000 倍放大）。

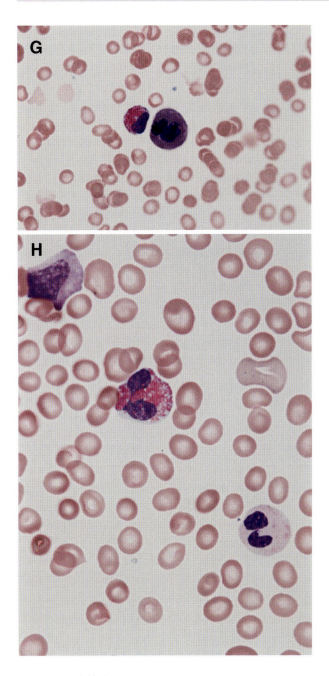

图 18.3　（续）

# 参考文献

1. Hasserjian RP OA, Brunning RD, Germing U, Le Beau MM, Porwit A, et al. Myelodysplastic syndromes: Overview. In Swerdlow SH, Campo E, Harris NL, et al., eds. World Health Organization classification of tumours of haematopoietic and lymphoid tissues. Revised 4th ed. Lyon: IARC Press; 2017:97–106.

2. Hasle H. Myelodysplastic and myeloproliferative disorders of childhood. Hematology Am Soc Hematol Educ Program. 2016; 2016(1): 598–604.

3. Niemeyer CM, Baumann I. Classification of childhood aplastic anemia and myelodysplastic syndrome. Hematology Am Soc Hematol Educ Program. 2011; 2011: 84–9.

4. Babushok DV, Bessler M, Olson TS. Genetic predisposition to myelodysplastic syndrome and acute myeloid leukemia in children and young adults. Leuk Lymphoma. 2016; 57(3): 520–36.

5. Kardos G, Baumann I, Passmore SJ, Locatelli F, Hasle H, Schultz KR, et al. Refractory anemia in childhood: A retrospective analysis of 67 patients with particular reference to monosomy 7. Blood. 2003; 102(6): 1997–2003.

6. Göhring G, Michalova K, Beverloo HB, Betts D, Harbott J, Haas OA, et al. Complex karyotype newly defined: The strongest prognostic factor in advanced childhood myelodysplastic syndrome. Blood. 2010; 116(19): 3766–9.

7. Pastor V, Hirabayashi S, Karow A, Wehrle J, Kozyra EJ, Nienhold R, et al. Mutational landscape in children with myelodysplastic syndromes is distinct from adults: Specific somatic drivers and novel germline variants. Leukemia. 2017; 31(3): 759–62.

8. Hasle H, Baumann I, Bergsträsser E, Fenu S, Fischer A, Kardos G, et al. The International Prognostic Scoring System (IPSS) for childhood myelodysplastic syndrome (MDS) and juvenile myelomonocytic leukemia (JMML). Leukemia. 2004; 18(12): 2008–14.

9. Baumann I NC, Bennett JM. Childhood myelodysplastic syndrome. In Swerdlow SH, Campo E, Harris NL, et al., eds. World Health Organization classification of tumours of haematopoietic and lymphoid tissues. Revised 4th ed. Lyon, IARC Press; 2017:116–20.

10. Iwafuchi H, Ito M. Differences in the bone marrow histology between childhood myelodysplastic syndrome with multilineage dysplasia and refractory cytopenia of childhood without multilineage dysplasia. Histopathology. 2019; 74(2): 239–47.

11. Niemeyer CM, Baumann I. Myelodysplastic syndrome in children and adolescents. Semin Hematol. 2008; 45(1): 60–70.

12. Olcay L, Yetgin S. Disorders mimicking myelodysplastic syndrome and difficulties in its diagnosis. In Fuchs O., ed. Myelodysplastic syndromes. London, IntechOpen; 2016:43–94.

13. Wong TN, Ramsingh G, Young AL, Miller CA, Touma W, Welch JS, et al. Role of TP53 mutations in the origin and evolution of therapy-related acute myeloid leukaemia. Nature. 2015; 518(7540): 552–5.

14. Yoshizato T, Dumitriu B, Hosokawa K, Makishima H, Yoshida K, Townsley D, et al. Somatic mutations and clonal hematopoiesis in aplastic anemia. N Engl J Med. 2015; 373(1): 35–47.

15. Baumann I, Führer M, Behrendt S, Campr V, Csomor J, Furlan I, et al. Morphological differentiation of severe aplastic anaemia from hypocellular refractory cytopenia of childhood: Reproducibility of histopathological diagnostic criteria. Histopathology. 2012; 61(1): 10–17.

16. Olney HJ LBM. Meylodysplastic syndromes. In Heim S, Mitelman F, eds. Cancer cytogenetics. 4th ed. Hoboken, NJ, Wiley Blackwell; 2015:126–52.

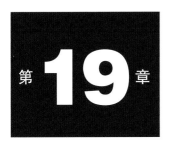

# 第19章 具有胚系易感性的髓系肿瘤

Katherine R. Calvo, Nisha Patel, Alina Dulau-Florea, Kristian T. Schafernak

## 一、概述

当前，越来越多的研究认识到遗传性及新发胚系突变在髓系肿瘤发展中的作用[1]，尤其是在儿童、青少年以及年轻人 / 中年人中[2, 3]。胚系突变的遗传模式或许为外显率可变的常染色体显性遗传、X 连锁遗传或常染色体隐性遗传。肿瘤或血细胞减少症的家族史可能对鉴别具有胚系易感性的潜在病例有所助益。然而，对于携带相同突变的家庭成员而言，疾病外显率的变异性或许会掩盖对家族性疾病的早期识别。此外，携带新发胚系突变的患者或许并无疾病家族史。世界卫生组织（WHO）于 2016 年发布的造血和淋巴组织肿瘤分类明确具有遗传易感性的髓系肿瘤可分为三类：无既往病史或器官功能障碍的髓系肿瘤、伴有既往血小板疾病的髓系肿瘤以及伴有其他器官功能障碍（包括遗传性骨髓衰竭综合征）的髓系肿瘤[1]。本章将对与髓系肿瘤遗传易感性相关的基因（表 19.1）进行探讨，包括 CEBPA、DDX41、RUNX1、ANKRD26、ETV6、GATA2 基因等，以及与端粒疾病和典型骨髓衰竭（BMF）综合征相关的基因（表 19.2）。同时对新鉴定出的易致骨髓衰竭（BMF）和骨髓增生异常综合征（MDS）的基因进行阐述，包括 SAMD9、SAMD9L 以及 MECOM 基因。与神经纤维瘤病、努南综合征或类努南综合征相关的幼年型粒 - 单核细胞白血病第 17章予以论述。

与胚系突变相关的肿瘤，对于恰当的患者管理极为关键，尤其是在为造血干细胞移植（HSCT）筛选潜在的相关供体之时。诸多研究已然表明，当携带相同胚系突变（诸如 GATA2、RUNX1、CEBPA 基因等）的亲属作为 HSCT 供体时，受者会产生供体来源的 MDS 和急性髓系白血病（AML）。就诸多存在胚系突变的疾病（诸如范可尼贫血和 GATA2 基因缺陷）来说，鉴于标准化疗的毒性过强或因潜在免疫缺陷而导致的高感染风险，最优的预处理方案或许会存在差异。

胚系突变的识别对家庭成员亦具重要意义，凸显了遗传咨询的重要性[2]。对于携带 RUNX1、ANKRD26、ETV6 基因以及其他胚系突变的患者而言，纵使存在轻度或极轻度的血小板减少，在疾病的基线水平时，仍可能出现巨核细胞生成异常。鉴于此，病理学家在遇到孤立性血小板减少以及巨核细胞生成异常的情形时，应当警惕对 MDS 的过度诊断。MDS/AML 的转化通常与细胞的过度增生、多系发育异常、原始细胞数量增多、异常核型[4]和 / 或其他（体细胞）分子遗传学缺陷相关。

新一代测序和全外显子测序技术的应用，对于甄别具有胚系突变的患者颇具助益。用于胚系突变测试的最优样本包括皮肤活检的培养成纤维细胞、毛囊以及指甲剪片（见表 19.3）。具有高变异等位基因频率（VAF）（30% ~ 50%）的致病性突变可能提示胚系突变的存在，但这并不能

表 19.1 具有胚系易感性的髓系肿瘤（及其他特定综合征）

| | 发病年龄 | 遗传方式 | 基因 | 相关血液系统肿瘤 | 临床症状 | 其他非血液系统异常 | 常见染色体核型异常 | 辅助性诊断 | 发展为 MDS/AML 的近似风险 |
|---|---|---|---|---|---|---|---|---|---|
| 携带胚系 CEBPA 突变的 AML | 中位年龄 24.5 岁（范围：2~50 岁） | AD | CEBPA (19p13.1) | AML | 无既往复发的 AML | 无 | 正常 | GS | 100% |
| 携带胚系 DDX41 突变的髓系肿瘤 | 中位年龄 62 岁（范围：40~85 岁） | AD | DDX42 (5q35.3) | MDS/AML, CMML（HL 和 NHL 也有相关报道） | 白细胞减少症，伴或不伴其他血细胞减少（症） | 无 | 正常 | GS | 尚不明确 |
| 携带胚系 RUNX1 突变的髓系肿瘤 | 中位年龄 33 岁 | AD | RUNX1 (21q22.12) | MDS/AML, CMML, T-ALL（B 细胞肿瘤也有相关报道） | 血小板减少症及出血倾向 | 无 | 克隆型与非克隆型的核型均可被观测到 | -GS；-血小板聚集功能异常及储存池异常 | 30%~40% |
| 携带胚系 ANKRD26 突变的髓系肿瘤 | 尚不明确 | AD | ANKRD26 (10p12.1) | AML, MDS, CMML, CLL, CML | 血小板减少症，血倾向 | 无 | 尚不明确 | -GS；-血小板聚集功能异常 | 髓系肿瘤的发病风险提升 30 倍 |
| 携带胚系 ETV6 突变的髓系肿瘤 | 尚未明确建立 | AD | ETV6 (12p13.2) | MDS, AML, CMML, B-ALL 和 PCM | 血小板减少症及出血倾向 | 结直肠腺癌，皮肤癌、肌病以及胃食管反流 | 尚不明确 | -GS；-血小板聚集功能异常 | 尚不明确 |
| 携带胚系 GATA2 突变的髓系肿瘤 | 中位数年龄 20 岁（范围 4 岁~78 岁） | AD | GATA2 (3q21.3) | MDS, AML 和 CMML | 树突状细胞、B 细胞、NK 细胞、B 细胞前体，以及单核细胞的短缺现象 | 感染（包括分枝杆菌、真菌、病毒感染），疣、淋巴水肿、耳聋以及 PAP | 7 号染色体呈单体型、8 号染色体为三体型、der(1;7)（q10;p10）（即 1 号染色体与 7 号染色体易位） | GS | 据估测 50%~75% 的个体将会发展为髓系肿瘤 |
| 携带 SAMD9 和 SAMD9L 的突变状况 | SAMD9：婴幼儿；SAMD9L：从幼儿到成人 | AD | SAMD9 和 SAMD9L (7q212) | MDS, AML | 短暂性或永久性血细胞减少（症） | SAMD9：感染，肾上生发育不良与肠殖器官表型炎；SAMDL：小脑发育不良 | 7 号染色体的变异（可能为暂时性） | GS | 尚不明确 |
| 与唐氏综合征相关的髓系增生的（ML-DS） | (TAM) 一通常于生后 3 个月内；(ML-DS) 一通常在 5 岁前 | 典型体质性部分患者染色体 21 号三体嵌合 | GATA1 (Xp11.23) | (TAM) 短暂性原始细胞增多（可自行缓解）；(ML-DS) AML | (TAM) 一可包括血小板减少症、白细胞增多症和/或肿胀（ML-DS）一多数病例具有 TAM 的既往史 | 与唐氏综合征相关的体质异常，在 21 号染色体三体嵌合患者中，表型可能正常 | 21 三体综合征 (ML-DS)：8 号染色体三体亦为常见 | GS | (TAM) 1%~20% 的个体在 5 岁时会发展为 AML。(ML-DS) -AML 的发病概率约增加 150 倍 |

AD，常染色体显性遗传；AML，急性髓系白血病/淋巴瘤；B-ALL，B 淋巴母细胞白血病；CMML，慢性粒-单核细胞白血病；GERD：胃食管反流；HL：霍奇金淋巴瘤；MDS：骨髓增生异常综合征；ML-DS：与唐氏综合征相关的急性髓系白血病；NHL：非霍奇金淋巴瘤；PAP：肺泡蛋白沉积症；PCM：浆细胞骨髓瘤；T-ALL：T 淋巴母细胞白血病/淋巴瘤；TAM：短暂性异常骨髓造血；SAMD9：无菌 α 基序结构域蛋白 9；SAMD9L：无菌 α 基序结构域样的幼年粒-单核细胞白血病；GS：基因测序。

注：与神经纤维瘤病、努南综合征南病在第 17 章中进行了阐述。

表 19.2 部分遗传性骨髓衰竭综合征

| | 发病年龄 | 遗传 | 基因 | 相关血液系统肿瘤 | 临床症状 | 其他非血液系统异常 | 常见的染色体核型异常 | 辅助诊断 | 发展为 MDS/AML 的近似风险 |
|---|---|---|---|---|---|---|---|---|---|
| 李-佛美尼综合征 | 白血病：中位年龄为12岁 | AD | TP53 | ALL, MDS/AML, CML | 早发癌症，多发性癌症，癌症家族史 | 软组织肉瘤、骨肉瘤、乳腺癌、中枢神经系统肿瘤及肾上腺皮质癌 | B-ALL 中的低二倍体；复杂核型的 AML | GS | 2%～4% 发展为白血病 |
| 范可尼贫血 | BMF 通常出现在 5 至 10 岁 | AR, XLR | FANCA, FANCB, FANCC, BRCA2, FANCD2, FANCE, FANCF, FANCG, FANCI, BRIP1, FANCL, FANCM, PAMLB2, RAD51C, SLX4 | MDS, AML, ALL (罕见) | 血细胞减少（症）；巨红细胞 | 身材矮小、咖啡牛奶斑、拇指异常、桡骨缺失、小头畸形、眼睛以及肾脏异常 | +1q、+3q；+13q1；7q；20q−；7 号染色体单体型 | −染色体脆性试验 −GS | −6000 倍 (MDS) −700 倍 (AML) |
| Shwachman–Diamond 综合征 | 婴幼儿至青年 | AR | SBDS | MDS, AML | 血细胞减少（症）；（典型表现为中性粒细胞减少症） | 外分泌腺功能不全和骨骼异常 | 7q 缺失（7q 等号臂染色体单体）, 20q | GS | AML 的风险为 15%～30% |
| Diamond–Blackfan 综合征 | 婴儿期早期（中位年龄为 2 个月） | AD, XUR | RPS19, RPS17, RPS24, RPL35A, RPL5, RPL11, RPS7, RPS26, RPS10, GATA1 | MDS, AML | 伴有网织红细胞减少的巨幼细胞贫血 | 颅面部异常、拇指异常，骨骼畸形、同时，结肠癌、肾和心脏损伤，骨肉瘤以及泌尿生殖系统恶性肿瘤的发病风险亦有所增加 | 通常为正常核型 | −红细胞腺苷脱氨酶水平升高 −胎儿血红蛋白升高 | 5%～20% |
| 端粒生物学疾病，包括先天性角化不良以及由TERC和TERT基因突变所致的综合征 | 不等，但通常处于生后第二个或第三个十年 | XUR, AD, AR | DKC1, TERC, TERT, RTEL1, TINF2, TERT, CTC1, WRAP53, NHP2, NOP10 | MDS, AML | 不同程度的血细胞减少（症） | 取决于亚型。可能包括肺纤维化、视网膜病变、小脑发育不良、指甲营养不良、皮肤色素沉着、口腔白斑以及鳞状细胞癌 | 尚不明确 | −GS −端粒长度分析 | 2%～30% |
| 重度先天性中性粒细胞减少症 | 通常在生后数月，但也可能在婴幼儿早期显现 | AD, AR, XLR | ELANE, CSF3R, GFI1, HAX1, G6PC3, JAGN1, WAS | MDS, AML | 严重的中性粒细胞减少症，伴有反复感染 | 大多数无身体异常，但可能包括骨质减少、生长迟缓以及心脏缺陷 | 尚不明确 | −GS | −因亚型不同而不同；约10%～30% |
| 髓系恶性肿瘤中的 MECOM | 在生后的前两年内出现全血细胞减少症 −到目前为止，MDS 已在老年人中有所报道 | AD | MECOM/EVI1 | MDS, MDS/MPN | 血小板减少症/全血细胞减少症伴或不伴其他先天性异常 | 肢体形态异常（例如桡尺骨连接）及听力障碍 | 尚不明确 | −GS | −尚不明确 |

AD, 常染色体显性遗传；AML, 急性髓系白血病；AR, 常染色体隐性遗传；B-ALL, B 淋巴母细胞白血病/淋巴瘤；BMF, 骨髓衰竭；CNS, 中枢神经系统；MECOM: MDS1 和 EVI1 复合位点；MPN: 骨髓增殖性肿瘤；XLR: X 连锁隐性遗传；GS: 基因测序；MDS: 骨髓增生异常综合征。

表 19.3　胚系突变检测的样本类型

| 组织类型 | 胚系检测的适用性评估 |
| --- | --- |
| 皮肤成纤维细胞的体外培养 | 胚系样本采集的金标准 |
| 指甲剪屑和毛囊样本 | 可作为胚系样本的可靠来源 |
| 外周血和骨髓样本 | 并非理想的胚系来源材料<br>由于可能存在造血细胞中的体细胞突变 |
| 唾液样本和口腔黏膜拭子 | 常受到外周血污染，因此不适合作为胚系检测的优选样本 |

排除具有高 VAF 的体细胞突变的可能性。倘若怀疑胚系突变，可借助源自胚系的 DNA 来对胚系突变进行确认。此外，携带相同突变的生物学相关的父母或兄弟姐妹也能够支持该突变的遗传性质。

## 二、携带胚系 CEBPA 基因突变的急性髓系白血病

CEBPA 基因定位于染色体 19p13.1，编码一种核心结合转录因子，此因子对于髓系细胞的成熟发挥着关键作用。2004 年，Smith 及其同事报道了，主要在 5' 区的胚系突变的家族性 AML 相关[5]。AML 的发生与野生型 CEBPA 等位基因 3' 区的第二次获得性突变相关。约 7% ~ 11% 的 CEBPA 基因突变 AML 患者携带胚系突变。故而，在鉴定具有双等位基因 CEBPA 突变的 AML 患者时，应将可能存在胚系 CEBPA 基因突变纳入考虑[6, 7]。有报告指出，AML 中位发病年龄为 25 岁，其年龄区间为 2 ~ 50 岁[8]。通常情况下，患者表现 AML 的症状，且无前期的骨髓增生异常或血细胞减少。

形态学及免疫表型特征与携带 CEBPA 基因突变的散发性 AML 相仿，包括伴或不伴成熟的 AML（图 19.1）、Auer 小体的存在、CD7 的异常表达以及正常核型。携带胚系 CEBPA 基因突变的 AML 整体预后良好，然而，极有可能以新的 AML 克隆复发，表现为新的白血病类型。

## 三、携带胚系 DDX41 基因突变的髓系肿瘤

DDX41 基因位于染色体 5q35 区，编码一类 DEAD 盒 RNA 解旋酶。2015 年，DDX41 基因的胚系突变首次在患有 MDS/AML 的家庭中报道[9]。与本章所探讨的大多数基因相异，血液恶性肿瘤的产生通常见于成年晚期（中位年龄为 62 岁），而非儿童或年轻人。当携带胚系 DDX41 基因突变的患者发展为 MDS/AML 时，往往表现为骨髓细胞减少且伴有显著的红细胞生成不良。有关淋巴恶性肿瘤已有相关报道[10]。然而，其外显率尚未完全明确。

## 四、携带胚系 RUNX1 突变的髓系肿瘤

RUNX1 基因（此前被称为 CBFA2 或 AML1）位于染色体 21q22，编码核心结合转录因子的一个亚基，该转录因子调控着若干对造血具有关键意义基因的表达，并且对于巨核细胞的成熟和血小板前体的形成尤其重要。RUNX1 基因是急性白血病染色体易位中最常涉及的基因之一。RUNX1 基因的胚系突变最初在具有急性髓系白血病倾向的家族性血小板疾病（FDP/AML）家族中报道。此病表现为血小板减少及血小板功能异常，患 MDS/AML 的风险增高，抑或较少见的 T 淋巴母细胞白血病。RUNX1 基因突变呈常染色体显性遗传，具有不完全外显率，并导

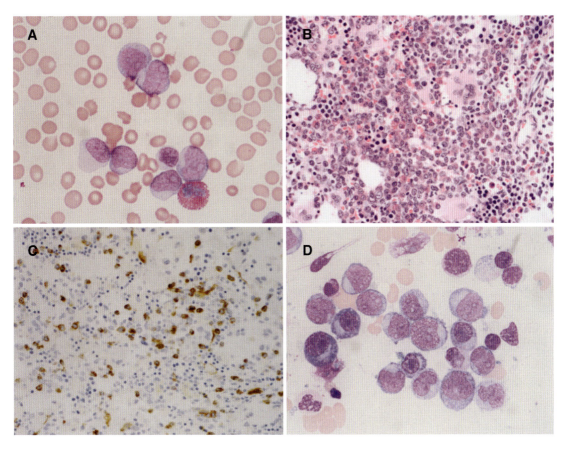

图 19.1 CEBPA。患者，男，19 岁，有瘀伤、胸痛以及夜间盗汗病史。全血细胞计数结果显示白细胞显著的增多，其主要由大的原始细胞组成，N:C 比值较高，核仁明显，在外周血涂片上染色质呈分散状态（A，Wright–Giemsa 染色，1000 倍放大）。骨髓常规活检表现为细胞过度增殖（B，H&E 染色，400 倍放大），其中不成熟前体细胞数量增多，此情况通过 CD34 的免疫组化染色（C，免疫组化染色，400 倍放大）得以显示。穿刺样本显示 43% 为髓母细胞（D，Wright–Giemsa 染色，1000 倍放大）。分子学研究证实 CEBPA 基因存在双等位基因致病性突变，涉及 N 末端与 C 末端，变异等位基因频率（VAF）分别达 50% 和 56%，并且检测到 NRAS 基因的致病性突变。通过颊黏膜拭子分析显示存在 N 端突变（解释为胚系突变）；在颊黏膜拭子样本中未检测到 C 端 CEBPA 基因突变和 NRAS 基因突变。相关图像由 Rena Xian 医生提供。

致单倍体不足。患者于年轻时可能会出现不同程度的出血倾向。发展为 MDS/AML 的风险估计为 30% ~ 40%，发病年龄的中位数为 33 岁，年龄范围较广，甚至包括非常年幼的儿童 [11]。在 MDS 发病前，骨髓表现为对应年龄的细胞减少或正常细胞数量，存在小的低分叶核巨核细胞，其核偏心位于基部 [12]。向 MDS 的转化通常与细胞的过度增殖、多系发育不良状况、原始细胞数量增多或者细胞遗传学异常相关 [13]（图 19.2）。

## 五、携带胚系 ANKRD26 基因突变的髓系肿瘤

ANKRD26 基因位于染色体 10p12.1，对 TPO/MPL 途径的信号调节发挥着关键作用。于 2011 年，在患有家族性血小板减少症且 MDS/AML 发病风险增高的家庭中，发现了该基因 5'UTR 的胚系杂合突变。受累个体通常表现为中度血小板减少，且伴

221

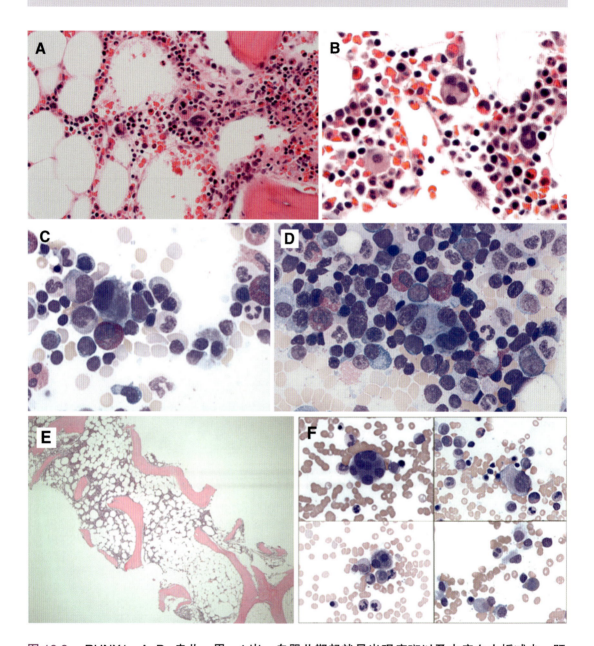

图 19.2　RUNX1。A–D. 患儿，男，4 岁，自婴儿期起就易出现瘀斑以及中度血小板减少，既往被确诊为特发性血小板减少性紫癜（ITP），但对类固醇治疗无反应。家族中存在血小板减少症病史因此母亲和儿子均接受检测，最终结果显示他们在 RUNX1 基因上存在胚系突变。骨髓活检结果显示，骨髓处于低细胞状态，常见巨核细胞（A，H&E 染色，500 倍放大），部分巨核细胞核分叶减少或核叶分离（B–D，Wright–Giemsa 染色，1000 倍放大）。E–F. 患儿，男，15 岁，其有血小板减少症病史及胚系 RUNX1 基因突变，发展为全血细胞减少。骨髓常规活检结果表明，骨髓处于低细胞状态（E，H&E 染色，40 倍放大）。穿刺涂片显示大量发育异常的巨核细胞，核叶分离且呈单核形式，同时伴骨髓造血异常，包括少量假 pelgeroid 样细胞（F，1000 倍放大，右下角图）。细胞遗传学分析显示 5 号染色体缺失（del(5q)）。该患儿被确诊为存在胚系 RUNX1 基因突变的 MDS。第二个病例系 Karen Chisholm 医生所提供。

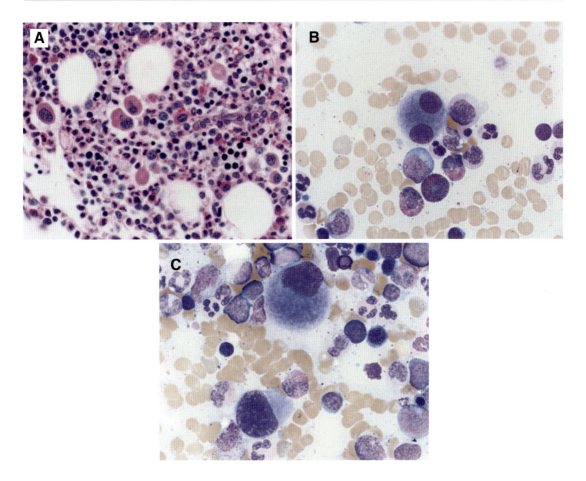

图 19.3　ANKRD26。19 岁男性患者的骨髓图像，该患者于 4 岁时诊断为孤立性血小板减少症，其血小板计数为 30 ～ 40×10⁹/L。其父亲在 9 岁时被确诊罹患免疫性血小板减少性紫癜（ITP），且从未缓解。一位同胞兄弟 / 姐妹被诊断罹患血液系统恶性肿瘤。此家庭携带 ANKRD26 基因的胚系突变。常规活检显示细胞丰富，多见小的分叶不全的巨核细胞（A，H&E 染色，500 倍放大）。骨髓穿刺样本可见非典型巨核细胞，其核叶呈分离状（B，Wright–Giemsa 染色，1000 倍放大）以及单叶形式（C，Wright–Giemsa 染色，1000 倍放大）。图像由 Mark Fleming 医生提供。

有轻度或者无出血表现。血小板的大小正常，且可能存在 α 颗粒减少。研究表明，ANKRD26 基因的胚系突变属于功能获得性突变，可导致 TPO/MPL 信号增强以及血小板前体形成缺陷。基线骨髓通常表现为巨核细胞数量增多，其中包含具有核分叶减少的小巨核细胞以及微巨核细胞[1]。与 RUNX1 家族性血小板疾病类似，病理学家在面对孤立性血小板减少和巨核细胞生成异常时，应避免将其诊断为 MDS（见图 19.3）。向 MDS 的转变通常与其他血细胞减少、多系发育不良或者细胞遗传学异常相关。

## 六、携带胚系 ETV6 基因突变的髓系肿瘤

ETV6 基因编码 ETS 家族的一种转录因子，其位于 12 号染色体的 p13.2。2015 年，多个家族被报道出现血小板减少症，同时 B–ALL、MDS/AML、CMML、浆细胞骨髓瘤及其他癌症的发病率升高。此类胚系突

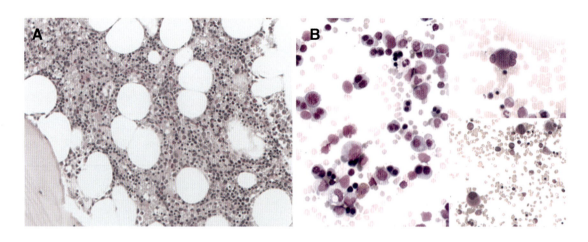

图 19.4　ETV6。患儿，女，17 岁，自幼年时期便存在易瘀伤以及血小板减少病史。其血小板计数低至（5 ～ 10）×10⁹/L，且于青春期出现严重的月经过多症状，需借助口服避孕药抑制月经。家族病史包括其姐姐患血小板减少症和 B 淋巴母细胞性白血病，其母亲于四十多岁时罹患结肠癌。该患儿发展为全血细胞减少症。就其年龄而言，骨髓细胞轻度减少（A，500 倍放大），且伴有红细胞生成不良（B，左图 500 倍放大）、巨核细胞的非典型性 / 发育不良（右图）以及 7%的原始细胞。该患儿被确诊为 MDS–EB 1 型。细胞遗传学分析结果显示，在 20 个中期分裂相中，有 8 个呈现出异常核型，即 t(X;5)(p11.2; q22)。于该患儿及其家庭成员中，鉴定出携带 ETV6 基因的胚系突变。相关图像系由 Keith Loeb 医生和 Akiko Shimamura 医生提供。

变表现为常染色体显性遗传，且存在一种显性负性机制，此机制降低了野生型 ETV6 与 DNA 的结合，进而致使转录抑制作用受损以及血小板相关基因的表达降低。血小板减少症的遗传外显率颇高，无论是否伴有贫血及中性粒细胞减少。当前，肿瘤形成的风险尚未得到明确。一般来说，骨髓通常在基线时表现为巨核细胞生成异常，其表现为小且低分叶的巨核细胞，同时伴或不伴红细胞生成障碍（图 19.4）。此外非血液系统相关疾病也有报道，包括结直肠腺癌、皮肤癌、肌病以及胃食管反流病（GERD）[16]。

## 七、携带胚系 GATA2 基因突变的髓系肿瘤

GATA2 基因编码一种对造血调控起关键作用的转录因子，位于染色体 3q21.3。胚系杂合突变会引发单倍体不足，进而产生一系列表型，称为 GATA2 缺乏症。家族病例表现为常染色体显性遗传；然而，新发的胚系突变亦较为常见。患者可能呈现单核细胞、B 细胞、NK 细胞以及树突状细胞的缺失，伴有严重的免疫缺陷，对鸟分枝杆菌复合群（MAC）、严重且呈播散性的人乳头瘤病毒（HPV）感染、巨细胞病毒和 / 或 EB 病毒（EBV）感染，及其他机会性感染易感[17]。其他全身性表现可能包括淋巴水肿、失聪、肺泡蛋白沉积症以及噬血细胞性淋巴组织细胞增生症。发展为 MDS、AML、CMML 或 BMF 的易感性明显增强（见图 19.5）。尤其是儿童患者可能出现 MDS 或 AML，但无免疫缺陷的全身表现或免疫细胞群的显著减少。于一项针对 400 余例欧洲儿童 / 青少年 MDS 病例的大型研究[18]中，35% 的 7 号染色体单体病例存有胚系 GATA2 基因突变，并且 75% 的 7 号染色体单体青少年 MDS 患者被证实携带胚系 GATA2 基因突变。与常表现为单核细

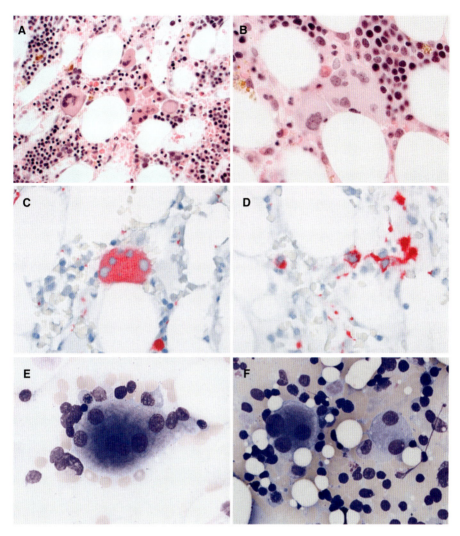

图 19.5　GATA2。儿童及青少年的 GATA2 缺乏症可表现出低增生性 MDS 的骨髓特征。巨核细胞呈簇状（A，H&E 染色，500 倍放大），而异常巨核细胞核叶分离（B，1000 倍放大）。在常规活检中，CD61 染色显示核叶分离的非典型 / 发育异常的巨核细胞（C，CD61 染色，1000 倍放大）以及微巨核细胞（D，CD61 染色，1000 倍放大）。非典型巨核细胞同样在穿刺涂片（E-G）中可见。髓系发育不良有可能存在。图 19.5H 显示了一个双核的髓系前体细胞（Wright-Giemsa 染色，1000 倍放大）。红细胞发育不良（见图 19.5I，1000 倍放大）也可能表现为核出芽或双核。部分患者可能初始表现为再生障碍性贫血，此情况正如在这位 17 岁男性的骨髓中所看到的那样。该患者表现为严重的全血细胞减少，骨髓细胞显著减少，且伴有三系发育不良（图 19.5J，H & E 染色，200 倍放大）。该患者接受了类固醇治疗，然而未获显著改善。一年后，患者进展为伴有 7 号染色体单体的 MDS-EB1（图 19.5K，常规活检，H&E 染色，500 倍放大），继而转化为 AML（图 19.5L，免疫组化染色，500 倍放大），CD34 阳性的原始细胞数量增多。存在发育异常的巨核细胞（图 19.5M，涂片，1000 倍放大），同时存在超过 30% 的原始细胞，其核质比（N:C）偏高、染色质呈分散状态、核仁显著，部分细胞有颗粒（图 19.5N，涂片，1000 倍放大）；涂片中能够观察到颗粒减少的粒细胞。部分患者可能会呈现出明显的非典型骨髓，如图中 12 岁男性病例所示，有全血细胞减少、全身性 MAC 感染以及疣病史。骨髓呈现显著的细胞减少，伴有间质损伤（图 19.5O，100 倍放大）、非典型巨核细胞（图 19.5P，1000 倍放大），并且网状纤维染色（图 19.5Q，500 倍放大）和三色染色（图 19.5R，500 倍放大）显示显著的纤维化。细胞遗传学分析表明，该患者及其同样罹患 MDS 的兄弟存在 7 号染色体单体，同时还检测出胚系 GATA2 基因突变。

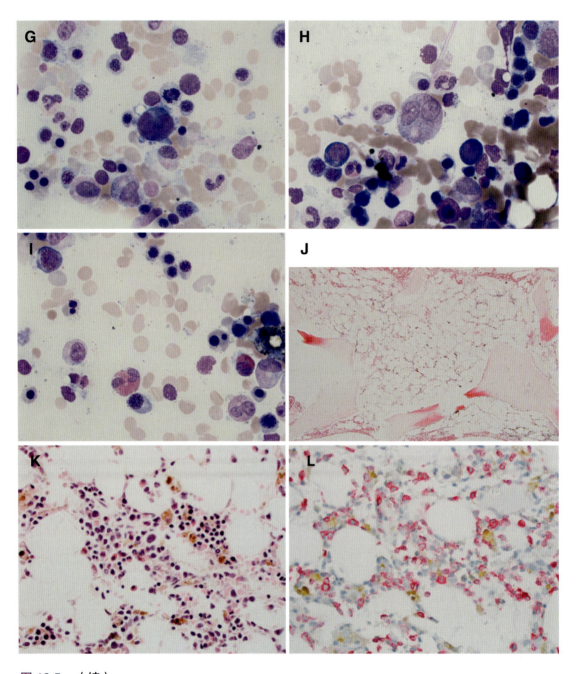

图 19.5 （续）

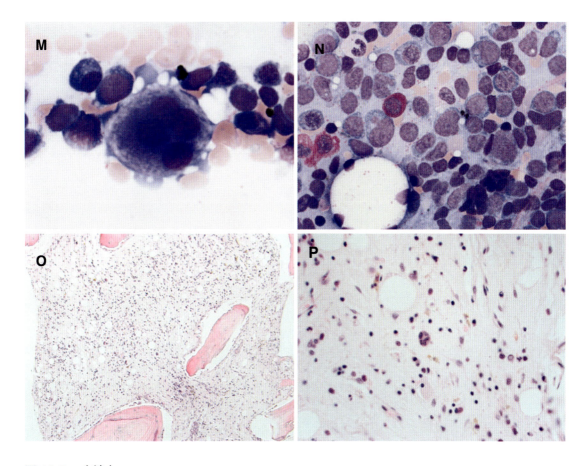

图 19.5 （续）

胞减少症的成人 GATA2 缺乏症病例不同，诸多儿童病例表现为单核细胞数量充足或增多。在一项关于欧洲儿童 GATA2 基因缺乏症的研究中，通过骨髓流式细胞计量分析，发现最为常见的特征是 B 细胞前体的缺失[19]。尽管存在 B 细胞及前体细胞缺失，然而近乎所有病例中的浆细胞均得以保存。同样地，尽管单核细胞缺失，然而组织巨噬细胞和组织细胞却数量丰富。一部分青少年和成年病例或许会发展为单核细胞增多症、CMML 或 MDS/MPN。

在 GATA2 基因缺失症的家庭中，发生突变的健康的儿童可受益于对进行性血细胞减少症的严密监测以及疾病进展的监测。鉴于其对病毒感染的易感性显著增强，故推荐接种 HPV 疫苗。

## 八、李 – 佛美尼综合征

李 – 佛美尼综合征（LFS）是一种因遗传杂合性 TP53 基因突变而诱发的癌症易感性疾病，以常染色体显性模式遗传[20]。具有此类突变的个体易罹患多种实体瘤以及血液系统恶性肿瘤。于 LFS 而言，其最常见的血液系统肿瘤当属 B 淋巴母细胞白血病（相关内容将于第 20 章进一步论述）。髓系肿瘤于 LFS 之中亦颇为常见（图19.6）。髓系肿瘤常常在既往治疗之后出现，并且通常存在复杂的染色体核型异常。对于怀疑罹患 LFS 的患者，提示性线索包括癌症的早发、一生中癌症的多发以及癌症家族病史。肿瘤早期检测的监测计划和筛

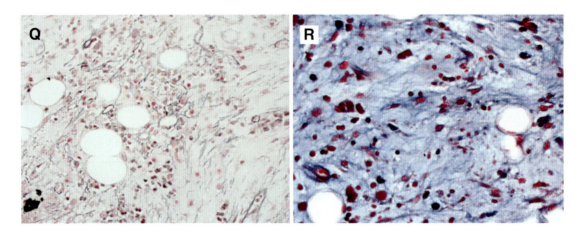

图 19.5 （续）

查检测极具重要性。

## 九、端粒疾病，包括先天性角化不良以及 TERC 和 TERT 基因突变相关综合征

先天性角化不良与端粒病属于遗传性骨髓衰竭（BMF）综合征，系由参与端粒形成或稳定基因的胚系突变所致[21]。端粒系位于染色体末端的核苷酸重复序列以及蛋白质复合物，对于染色体的稳定性而言是必不可少的。每次细胞分裂时，端粒均会缩短，这是因DNA3′端复制不完全所致。借由这种方式，端粒能够对衰老细胞的增殖及进一步分裂起到阻止作用。端粒病的特征体现为黏膜皮肤的症状（如皮肤色素沉着、指甲发育异常、口腔黏膜白斑）、肺纤维化、肝脏疾病、食管狭窄、实体恶性肿瘤以及骨髓衰竭[22]。端粒生物相关基因包括DKC1（编码dyskerin）、TERT（编码端粒酶逆转录酶）以及其RNA（TERC）。导致先天性角化不良的其他病理性变异能够出现在端粒保护复合体的组分TINF2、ACD、POT1、DNA解旋酶RTEL1以及编码端粒蛋白的基因NAF1和STN1之中。运用流式荧光原位杂交（flow-FISH）和基因测序技术，对总白细胞和/或白细胞亚群中的端粒长度进行分析，对于确诊具有重要意义。患者有可能出现血细胞减少并伴有红细胞巨幼样变。骨髓通常呈现出与年龄不相匹配的细胞减少状况（图 19.7），并且伴有不同程度的三系发育不良。

## 十、范可尼贫血

范可尼贫血（FA）是一种具有异质性的疾病，其显著特征为骨髓衰竭（BMF）、易罹患实体瘤和髓系恶性肿瘤，以及对DNA交联剂的高度敏感[23]。此外，先天性异常也很常见，例如咖啡牛奶斑、身材矮小、骨骼畸形（拇指异常、桡骨缺失）、心脏或肾脏异常以及代谢缺陷等，然而也可能不存在或表现不明显。若超过 15 个 FANC 基因中的任何一个基因出现遗传缺陷，均有可能导致染色体脆性增加、畸形以及BMF这一经典三联征的发生。FANC 基因编码的蛋白质在 DNA 修复、细胞周期调控、活性氧物质的解毒、能量代谢以及细胞因子稳态等方面发挥着举足轻重的作用。骨髓衰竭往往在 5 ～ 10 岁的早期阶段出现，其特征为骨髓细胞减少以及全血细胞减少。

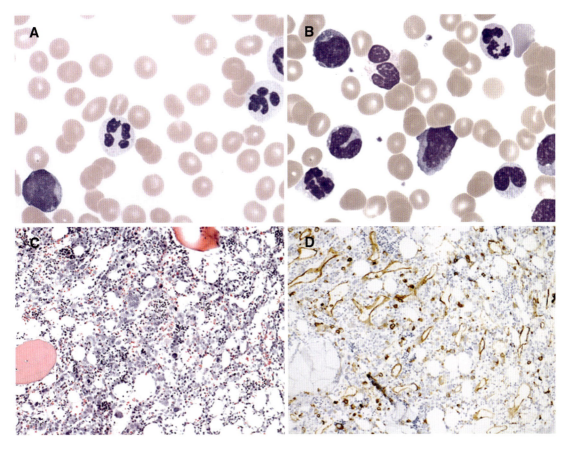

图 19.6　TP53。A–B. 患儿，女，17 岁，在针对其肋骨尤文肉瘤治疗的 22 个月后，患治疗相关的 MDS。血涂片（A，200 倍放大）显示白细胞增多，其中 60% 为循环内的原始细胞，发育不良的中性粒细胞核分叶异常以及细胞质颗粒减少（B，Wright–Giemsa 染色，1000 倍放大）。骨髓检查（C，Wright–Giemsa 染色，1000 倍放大）发现，原始细胞中含有两个细长的 Auer 小体。细胞遗传学结果显示存在 t(11;19)(q23; p13.1) 染色体易位，同时伴有 KMT2A 基因重排。最终，她被确诊为李 – 法美尼综合征。D–F（均为 100 倍放大）。患者，男，19 岁，患有李 – 法美尼综合征，36 个月前确诊骨肉瘤，会发展为治疗相关的、伴有大量原始细胞的 MDS。这些原始细胞属于巨核细胞系，CD34 染色（E）呈阴性，然而 CD117 染色（E）和 CD61 染色（F）则呈阳性。染色体分析结果表明为复杂核型。

在 BMF 阶段，相关特征表现为胎儿血红蛋白（HbF）含量的上升以及巨幼红细胞症。随着时间的推移，患者有可能逐步进展为 MDS/AML（图 19.8）。与普通人群相较而言，FA 患者罹患 AML 的发病风险提高了 700 倍，罹患 MDS 的发病风险提高了 6000 倍。鉴于此，确诊后应即刻启动对造血功能监测以及针对形态变化与克隆演化的监测。有时，患者唯有在被诊断出罹患恶性肿瘤之后，才发现患有范可尼贫血症。

FA 的诊断借由针对周边血淋巴细胞或皮肤成纤维细胞的染色体脆性试验确认。当与 DNA 交联剂相接触时，染色体会发生过度断裂。通过对相关突变进行基因测序，能够明确特定的分子缺陷。诊断为 FA 的 MDS/AML 患者通常伴有细胞遗传学异常，包括 1q、3q 扩增、7 号染色体单体、7q、20q、11q 缺失，或者 RUNX1 重排。

造血干细胞移植为最佳治疗选择，理想情形下应于细胞减少症进展之后、高风险异常出现之前或 AML 形成之前进行。范可尼贫血患者有可能对 DNA 损伤剂产生严

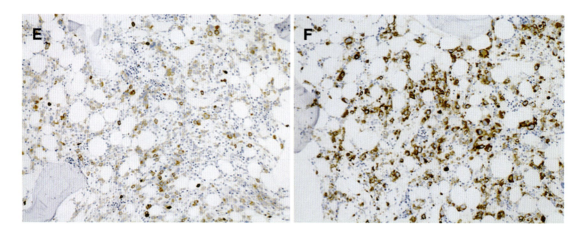

图 19.6　（续）

重甚至致命的反应，通常需要应用低强度治疗方案。

# 十一、Shwachman-Diamond 综合征

Shwachman-Diamond 综合征（SDS）是一种罕见的常染色体隐性先天性疾病，由位于染色体 7q11 的 SBDS 基因突变所引发的核糖体生物合成异常所导致[24]。SBDS 基因还可以对有丝分裂期间的基因组的不稳定起到预防作用。

患者有可能在婴儿期或青年期表现出血细胞减少以及外分泌胰腺功能不全的症状。其他非血液学的表现包括身材矮小和骨骼异常。在所有细胞减少症之中，中性粒细胞减少症最为常见，并且与频繁感染相关。血小板减少和大细胞性贫血较少发生。

在 Schwachman-Diamond 综合征中，骨髓细胞数量从少至多不等（图 19.9），而且骨髓细胞数量或许与外周血的细胞减少程度相关性较差。髓系细胞通常核左移，并且中性粒细胞谱系的基线形态学异常较为常见，包括核分叶减少以及胞质颗粒减少。鉴于此，准确识别（而非过度解读）轻度形态异常极为重要。然而，在 SDS 中，基线红系发育不良鲜少出现，若出现则需警惕 MDS，特别是在伴有骨髓细胞进行性增多的情形下[24]。在 SDS 内，随着时间的推移，可能出现获得性细胞遗传学异常（例如 7q–、20q– 等臂染色体 7q 以及 7 号染色体单体）。

# 十二、Diamond-Blackfan 贫血症

Diamond-Blackfan 贫血症（DBA）是一种罕见的先天性疾病，由核糖体生物合成和 / 或功能的异常所导致，其致病原因是以下基因中的任意一种发生突变：RPS19（最为常见）、RPS17、RPS24、RPL35A、RPL5、RPL11、RPS7、RPS26、RPS10、GATA1 以及 TSR2。DBA 的诊断标准包括：年龄小于 1 岁，大细胞性贫血且无显著的其他血细胞减少，网织红细胞减少，以及骨髓细胞数量正常或近乎正常但红系前体细胞缺乏[25]（图 19.10）。然而，若存在红细胞再生障碍等其他特征，即便存在其他血细胞减少，也不能排除 DBA 的诊断。支持 DBA 诊断的主要标准包含此前所述的核糖体蛋白编码基因中的基因突变以及阳性

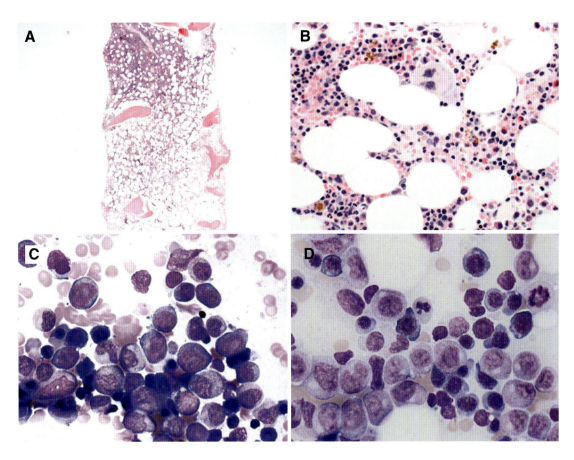

图 19.7　端粒相关疾病。A–B. 患儿，男，9 岁，表现为肝炎及血细胞减少，同时伴有红细胞巨幼样变，其端粒长度低于同龄人群的 1%。经检测，他携带的胚系 TERT 基因突变。骨髓存在不同程度的细胞减少（A，H&E 染色，100 倍放大），其中红系细胞占优势，且有罕见的非典型巨核细胞（B，H&E 染色，500 倍放大）。患儿，男，10 岁，罹患 DKC，可能进展为 MDS，涂片显示 7 号染色体单体、原始细胞轻度增多以及红细胞发育不良（C、D，1000 倍放大）。

家族史。次要诊断标准包含先天性异常（颅面、眼、拇指、心脏、泌尿生殖系统）、胎儿血红蛋白（HbF）水平的升高以及红细胞腺苷脱氨酶活性的升高。

## 十三、重度先天性中性粒细胞减少症

重度先天性中性粒细胞减少症（SCN）乃是一种遗传异质性 BMF 综合征[26]，其显著特征为中性粒细胞计数低于 $0.5 \times 10^9$/L。在临床上，由于侵袭性细菌感染（脐炎、皮肤脓肿、肺炎或败血症）以及真菌

感染，患者在生命早期即出现症状，并且依据所涉及的基因，呈现出多种遗传模式。最为常见发生突变的基因为位于 19q13 的 ELANE（ELA2）基因，然而，在近乎 40% 的 SCN 病例中，其遗传基础依旧未明。其他临床特征不常见，但包括神经系统、内分泌系统以及免疫系统异常。中性粒细胞计数与功能均存在缺陷。骨髓检查显示，由于早幼粒细胞或中幼粒细胞成熟停滞，致使成熟粒细胞显著减少（图 19.11）。就形态学而言，趋于成熟的中性粒细胞呈现显著的胞质空泡化以及异常的嗜天青颗粒。功能异常包括迁移缺陷、杀菌功能缺陷，

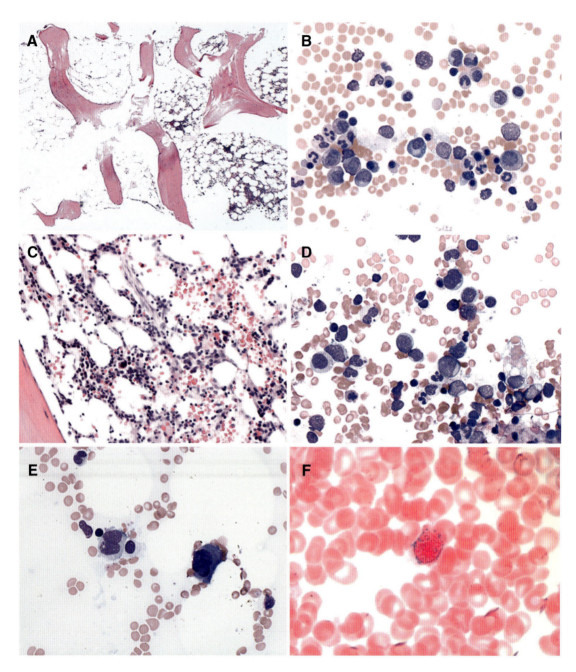

图 19.8　范可尼贫血。患儿，女，16 岁，罹患范可尼贫血。骨髓检测表明，存在斑片状造血，然而就其年龄而言，细胞数量严重减少（A，40 倍放大）。患儿，男，8 岁，因疲乏与贫血行骨髓检测。就年龄而言骨髓细胞数量减少（C，200 倍放大），但原始细胞增多（D，Wright–Giemsa 染色，400 倍放大）、可见巨核细胞发育异常、核分叶减少、微巨核细胞（E，Wright–Giemsa 染色，400 倍放大）以及大量环状铁粒幼细胞（F，普鲁士蓝染色，1000 倍放大）。

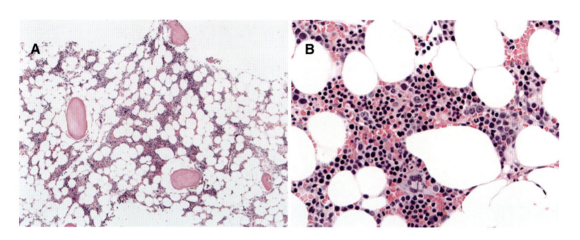

图 19.9　Schwachman–Diamond 综合征。通常呈现出与年龄不符的细胞减少的骨髓（A，40 倍放大），正如这位 17 岁患有中性粒细胞减少症、轻度血小板减少症以及外周血大细胞增多症的男性所示。骨髓呈现出红系细胞占优且髓系发育不良的状况（B，500 倍放大）。

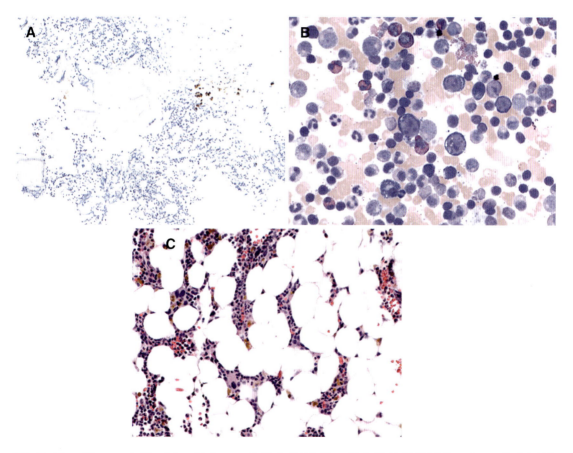

图 19.10　Diamond–Blackfan 贫血。一位患有 DBA 的 7 岁女孩的骨髓图像。CD71 染色可见红细胞前体细胞，显示显著的红细胞发育不良，仅见少量阳性细胞（A，免疫组化染色，100 倍放大）。骨髓穿刺样本呈现红系发育不良，嗜碱性正成红细胞数量稀少，几乎没有中幼红细胞或更为成熟的红系前体细胞（B，1000 倍放大）。偶尔红系祖细胞中可见稀疏细微的细胞质空泡。通常可见，因反复输血所致的骨髓细胞减少、红细胞发育不良以及铁负荷过重（C，200 倍放大）。

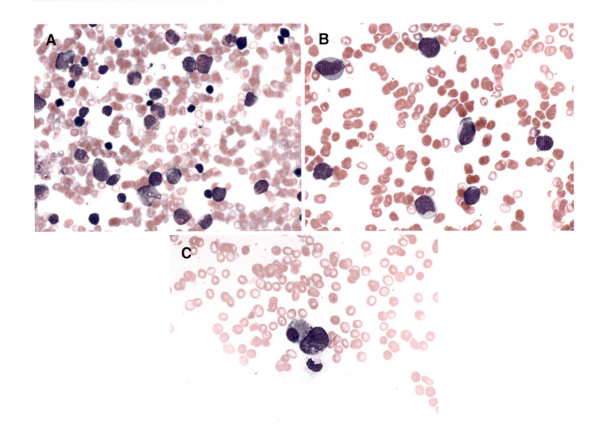

图 19.11　重度先天性中性粒细胞减少症。患儿，男，12 周，诊断为中性粒细胞减少症。骨髓图像显示，中性粒细胞成熟停滞（A，400 倍放大），其特点在于偶见原始粒细胞和早幼粒细胞，然而嗜酸性粒细胞和嗜碱性粒细胞完全成熟。此患者患有 SCN，携带胚系 ELANE 基因突变。第二例患者于接受粒细胞 – 集落刺激因子长期治疗期间发展为 MDS，其后转化为 AML。请留意骨髓中的原始粒细胞（B，Wright–Giemsa 染色，500 倍放大）数量增多以及微巨核细胞（C，500 倍放大）；异常细胞遗传学包括 EVI1 重排。

以及细胞凋亡倾向增大。在转化为 AML 之前，可检测到诸如 7 号染色体单体以及 21 号染色体扩增，及 CSF3R 基因或 RUNX1 基因的体细胞突变[22]。

### SAMD9/SAMD9L

2016 年，MIRAGE 综合征率先在携带 SAMD9 基因胚系突变的患者中被报道，其症状表现为伴有 7 号染色体单体的骨髓增生异常、感染、生长受限、肾上腺发育不全、生殖器表型异常以及肠病[27]。同年，另一独立团队报告了相关基因 SAMD9L 的胚系

突变。SAMD9L 基因的突变与共济失调 – 全血细胞减少综合征相关，此综合征包括骨髓衰竭（BMF）和伴有 7 号染色体单体的骨髓增生异常综合征（MDS）[28]。此后，其他研究团队于患有 BMF 及 7 号染色体单体的 MDS 的儿科患者中，发现了 SAMD9/SAMD9L 胚系突变[29]。SAMD9 及 SAMD9L 位于第 7 号染色体。其突变属于功能获得性突变，导致细胞增殖性降低以及造血功能损害。在一个称作"通过非整倍体适应"的过程里，含有突变等位基因的染色体有可能缺失，导致 7 号染色体单体以及 MDS/

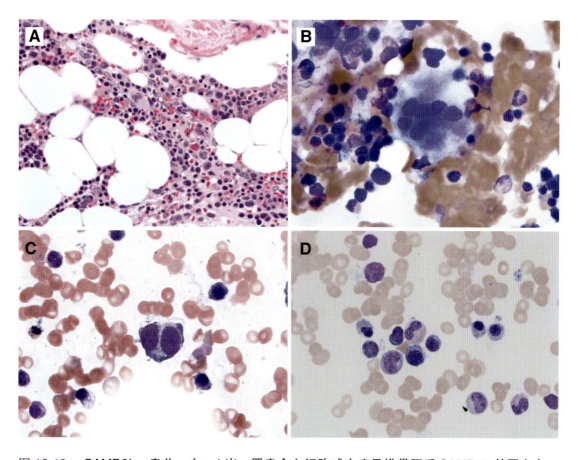

图 19.12　SAMD9L。患儿，女，4 岁，罹患全血细胞减少症且携带胚系 SAMD9L 基因突变，骨髓常规活检呈现细胞减少（A，H&E 染色，500 倍放大），骨髓穿刺液中可见核叶分离的异常巨核细胞（B，Wright–Giemsa 染色，1000 倍放大），以及红细胞发育异常（C–D，Wright–Giemsa 染色，1000 倍放大）；细胞遗传学分析表明在 12 个中期分裂相中，有 8 个存在 7 号染色体单体。另一例患者 11 月龄，因中性粒细胞减少（ANC 500/μL）及血小板减少（74×10⁹/L）就诊。其家族病史显示，存在一位患有 MDS 且呈现 7 号染色体单体异常的姐姐。外周血涂片显示偶有低分叶及少量颗粒减少的粒细胞。骨髓（F，400 倍放大）内尚存在部分粒细胞，核低分叶、胞质颗粒减少或者颗粒分布不均。颇为有趣的是，在常规活检样本（G，100 倍放大）中可见显著的间质损伤。细胞遗传学分析以及 MDS FISH 检测结果均正常。一个月后，骨髓显示再生特征，血液中血细胞减少逐渐缓解。然而，在随后的两个月里，尽管未出现血细胞减少、显著的发育不良或者原始细胞增多，并且就其年龄而言细胞总量（H，100 倍放大）正常，但是间期 FISH 研究表明，5.5% 的细胞核中存在 7 号染色体单体。该男孩及其姐姐最终被发现携带 SAMD9L 基因的胚系突变。

AML 的出现。骨髓通常表现为与年龄不相符的细胞减少。就 7 号染色体单体病例来说，多系发育不良较为显著，提示 MDS。部分患者于骨髓内通过 7 号染色体的单亲二体性实现体细胞修复，从而获得两个野生型基因拷贝，进而促使骨髓恢复，外周血计数亦实现正常化。其他患者可能呈现不同程度的血细胞减少但染色体核型正常的情况，借助荧光原位杂交（FISH）可检测到低水平的 7 号染色体单体，且仅存在少量或轻度的发育异常证据（图 19.12）。

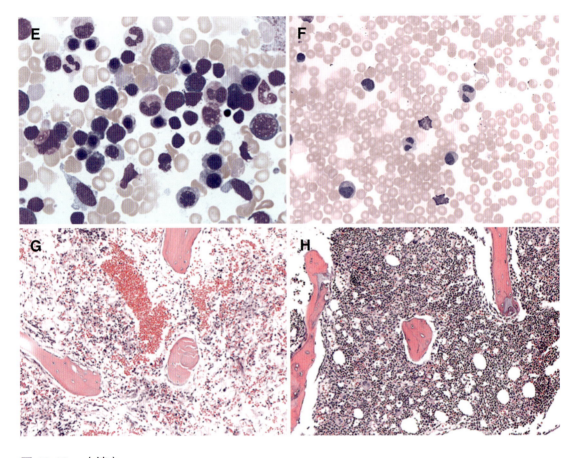

图 19.12　（续）

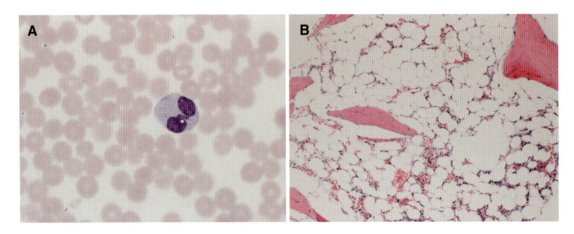

图 19.13　MECOM。MECOM 基因的杂合突变与异质性骨髓衰竭综合征相关，其通常于婴儿期表现为无巨核细胞性血小板减少症（伴有或不伴骨骼异常）。该患儿骨髓象显示细胞减少（A，H&E 染色，200 倍放大），且无巨核细胞。此病例由 Xiayuan Liang 医生提供。

## 十四、与 MECOM 相关的综合征

近期 MECOM（MDS1 与 EVI1 复合基因座）的胚系杂合突变已被证实与一种异质性骨髓衰竭综合征相关。该综合征最初的特征表现为先天性无巨核细胞性血小板减少症及桡尺骨融合；不过，其临床表现还可能包括指弯曲、心脏和肾脏畸形、B 细胞缺陷以及听力受损[30]。外显率不一，部分患者可能仅呈现出骨髓衰竭的症状（图 19.13）。患者罹患髓系恶性肿瘤的风险增加，然而该风险水平尚未明确。

## 十五、与唐氏综合征相关的髓系增生

在 21- 三体综合征（唐氏综合征，DS）患者中，经常出现多种血液学异常[31-33]。在新生儿期，高达 80% 的病例会出现中性粒细胞增多，高达 66% 的病例可观察到血小板减少，高达 34% 的病例有红细胞增多症。有时还会出现一种与叶酸或维生素 B12 缺乏无关的特征性大红细胞增多症。DS 患者有可能出现一种被称为短暂性异常髓系造血（TAM）的独特的髓系增殖，其特征表现为胎儿肝脏及外周血中未成熟巨核祖细胞的积聚，并且与 GATA1 基因的体细胞突变相关。其于 5% ~ 10% 的唐氏综合征新生儿中发病，诊断时的中位年龄为 3 ~ 7 天。部分患者无症状，且某些罹患此病的胎儿可能在子宫内死亡。TAM 在表型正常或仅轻微畸形的 21- 三体嵌合的新生儿患者中，也有罕见报道。TAM 可能伴有显著的白细胞增多（左移）以及循环中的原始细胞。尽管 TAM 通常会在未予以治疗的情形下自行缓解，然而对其予以识别并适当随访极为重要，原因是 20% ~ 30% 的患者后续会发展为髓系白血病（ML-DS），且需要在生后 4 年内接受治疗。ML-DS 通常属于急性巨核细胞白血病（FAB M7 亚型）。白血病的发生源自 GATA1 基因突变的细胞获得额外突变，包括编码黏连蛋白、表观遗传调节因子和信号通路的基因，和 / 或诸如 +8、dup(1q)、del(6q)、del(7p)、dup(7q)、+11 和获得性 +21 等染色体异常。5 岁以后，急性淋巴细胞白血病（ALL）占主导地位（图 19.14）。唐氏综合征（DS）患者中 ALL 的发病率较非 DS 患者高 20 倍。1% ~ 2% 的 DS 患者最终会罹患 ALL。

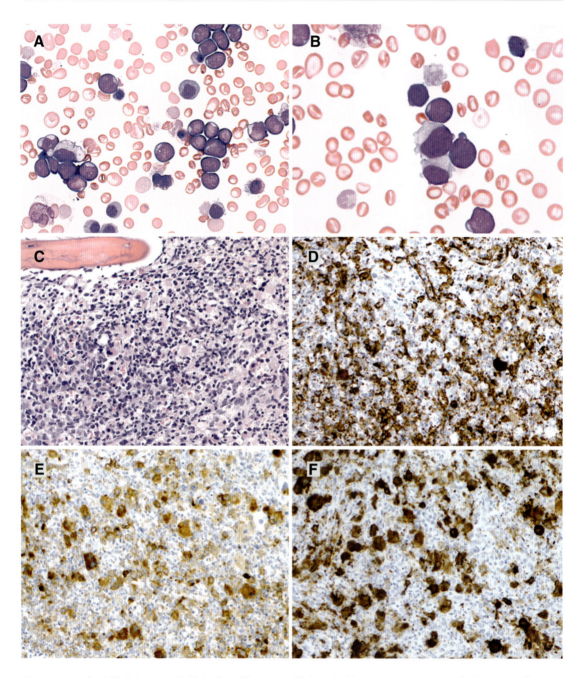

图 19.14　唐氏综合征。一位伴有先天性 21– 三体综合征的婴儿，TAM 患儿涂片显示显著白细胞增多（272 K WBC/μL）、循环原始细胞占比达 75%（A，500 倍放大；B，1,000 倍放大，外周血涂片经白蛋白预处理），其表型与巨核母细胞相符（CD45 弱阳性，CD34、CD4 弱阳性，CD7、CD13、CD33、CD38、CD58、CD41、CD61 [ 部分 ] 和 CD71 呈阳性，CD56 和 HLA–DR 表达呈异质性，髓过氧化物酶和 CD15 呈阴性）。患儿，女，22 个月大，罹患唐氏综合征（DS）及急性髓细胞白血病（AML）（C，200 倍放大）以及 CD34（D，200 倍放大）图像显示背景信号较强，然而原始细胞和成熟巨核细胞呈阳性。CD117（E，200 倍放大）染色显示原始细胞和增多的巨核细胞，CD61（F，200 倍放大）染色同样呈阳性。

# 参考文献

1. Swerdlow SH, Campo E, Pileri SA, Harris NL, Stein H, Siebert R, et al. The 2016 revision of the World Health Organization classification of lymphoid neoplasms. Blood. 2016; 127(20): 2375–90.

2. Babushok DV, Bessler M, Olson TS. Genetic predisposition to myelodysplastic syndrome and acute myeloid leukemia in children and young adults. Leuk Lymphoma. 2016; 57(3): 520–36.

3. Weinberg OK, Kuo F, Calvo KR. Germline predisposition to hematolymphoid neoplasia. Am J Clin Pathol. 2019; 152(3): 258–76.

4. Song WJ, Sullivan MG, Legare RD, Hutchings S, Tan X, Kufrin D, et al. Haploinsufficiency of CBFA2 causes familial thrombocytopenia with propensity to develop acute myelogenous leukaemia. Nat Genet. 1999; 23(2): 166–75.

5. Smith ML, Cavenagh JD, Lister TA, Fitzgibbon J. Mutation of CEBPA in familial acute myeloid leukemia. N Engl J Med. 2004; 351(23): 2403–7.

6. Pabst T, Eyholzer M, Haefliger S, Schardt J, Mueller BU. Somatic CEBPA mutations are a frequent second event in families with germline CEBPA mutations and familial acute myeloid leukemia. J Clin Oncol. 2008; 26(31): 5088–93.

7. Taskesen E, Bullinger L, Corbacioglu A, Sanders MA, Erpelinck CA, Wouters BJ, et al. Prognostic impact, concurrent genetic mutations, and gene expression features of AML with CEBPA mutations in a cohort of 1182 cytogenetically normal AML patients: Further evidence for CEBPA double mutant AML as a distinctive disease entity. Blood. 2011; 117(8): 2469–75.

8. Tawana K, Rio-Machin A, Preudhomme C, Fitzgibbon J. Familial CEBPA-mutated acute myeloid leukemia. Semin Hematol. 2017; 54(2): 87–93.

9. Maciejewski JP, Padgett RA, Brown AL, Müller-Tidow C. DDX41-related myeloid neoplasia. Semin Hematol. 2017; 54(2): 94–7.

10. Lewinsohn M, Brown AL, Weinel LM, Phung C, Rafidi G, Lee MK, et al. Novel germ line DDX41 mutations define families with a lower age of MDS/AML onset and lymphoid malignancies. Blood. 2016; 127(8): 1017–23.

11. Schlegelberger B, Heller PG. RUNX1 deficiency (familial platelet disorder with predisposition to myeloid leukemia, FPDMM). Semin Hematol. 2017; 54 (2): 75–80.

12. Chisholm KM, Denton C, Keel S, Geddis AE, Xu M, Appel BE, et al. Bone marrow morphology associated with germline RUNX1 mutations in patients with familial platelet disorder with associated myeloid malignancy. Pediatr Dev Pathol. 2019; 22(4): 315–28.

13. Kanagal-Shamanna R, Loghavi S, DiNardo CD, Medeiros LJ, Garcia-Manero G, Jabbour E, et al. Bone disorder with propensity for myeloid malignancy and germline RUNX1 mutation. Haematologica. 2017; 102 (10): 1661–70.

14. Pippucci T, Savoia A, Perrotta S, Pujol-Moix N, Noris P, Castegnaro G, et al. Mutations in the 5' UTR of ANKRD26, the ankirin repeat domain 26 gene, cause an autosomal-dominant form of inherited thrombocytopenia, THC2. Am J Hum Genet. 2011; 88(1): 115–20.

15. Hock H, Shimamura A. ETV6 in hematopoiesis and leukemia predisposition. Semin Hematol. 2017; 54(2): 98–104.

16. Zhang MY, Churpek JE, Keel SB, Walsh T, Lee MK, Loeb KR, et al. Germline ETV6 mutations in familial thrombocytopenia and hematologic malignancy. Nat Genet. 2015; 47(2): 180–5.

17. Spinner MA, Sanchez LA, Hsu AP, Shaw PA, Zerbe CS, Calvo KR, et al. GATA2 deficiency: A protean disorder of

hematopoiesis, lymphatics, and immunity. Blood. 2014; 123(6): 809–21.

18. Wlodarski MW, Hirabayashi S, Pastor V, Starý J, Hasle H, Masetti R, et al. Prevalence, clinical characteristics, and prognosis of GATA2-related myelodysplastic syndromes in children and adolescents. Blood. 2016; 127(11): 1387– 97; quiz 518.

19. Nováková M, Žaliová M, Suková M, Wlodarski M, Janda A, Froňková E, et al. Loss of B cells and their precursors is the most constant feature of GATA-2 deficiency in childhood myelodysplastic syndrome. Haematologica. 2016; 101(6): 707–16.

20. Valdez JM, Nichols KE, Kesserwan C. Li-Fraumeni syndrome: A paradigm for the understanding of hereditary cancer predisposition. Br J Haematol. 2017; 176(4): 539–52.

21. Dokal I. Dyskeratosis congenita. Hematology Am Soc Hematol Educ Program. 2011; 2011: 480–6.

22. Savage SA, Bertuch AA. The genetics and clinical manifestations of telomere biology disorders. Genet Med. 2010; 12(12): 753–64.

23. Alter BP. Fanconi anemia and the development of leukemia. Best Pract Res Clin Haematol. 2014; 27 (3-4): 214-21.

24. Burroughs L, Woolfrey A, Shimamura A. Shwachman- Diamond syndrome: A review of the clinical presentation, molecular pathogenesis, diagnosis, and treatment. Hematol Oncol Clin North Am. 2009; 23(2): 233–48.

25. Vlachos A, Ball S, Dahl N, Alter BP, Sheth S, Ramenghi U, et al. Diagnosing and treating Diamond Blackfan anaemia: Results of an international clinical consensus conference. Br J Haematol. 2008; 142(6): 859–76.

26. Skokowa J, Dale DC, Touw IP, Zeidler C, Welte K. Severe congenital neutropenias. Nat Rev Dis Primers. 2017; 3: 17032.

27. Narumi S, Amano N, Ishii T, Katsumata N, Muroya K, Adachi M, et al. SAMD9 mutations cause a novel multisystem disorder, MIRAGE syndrome, and are associated with loss of chromosome 7. Nat Genet. 2016; 48(7): 792–7.

28. Chen DH, Below JE, Shimamura A, Keel SB, Matsushita M, Wolff J, et al. Ataxia pancytopenia syndrome is caused by missense mutations in SAMD9L. Am J Hum Genet. 2016; 98(6): 1146–58.

29. Davidsson J, Puschmann A, Tedgård U, Bryder D, Nilsson L, Cammenga J. SAMD9 and SAMD9L in inherited predisposition to ataxia, pancytopenia, and myeloid malignancies. Leukemia. 2018; 32(5): 1106–15.

30. Germeshausen M, Ancliff P, Estrada J, Metzler M, Ponstingl E, Rütschle H, et al. MECOM-associated syndrome: A heterogeneous inherited bone marrow failure syndrome with amegakaryocytic thrombocytopenia. Blood Adv. 2018; 2(6): 586–96.

31. Ahmed M, Sternberg A, Hall G, Thomas A, Smith O, O'Marcaigh A, et al. Natural history of GATA1 mutations in Down syndrome. Blood. 2004; 103(7): 2480–9.

32. Khan I, Malinge S, Crispino J. Myeloid leukemia in Down syndrome. Crit Rev Oncog. 2011; 16 (1–2): 25–36.

33. Labuhn M, Perkins K, Matzk S, Varghese L, Garnett C, Papaemmanuil E, et al. Mechanisms of progression of myeloid preleukemia to transformed myeloid leukemia in children with Down syndrome. Cancer Cell. 2019; 36(2): 123–38.e10.

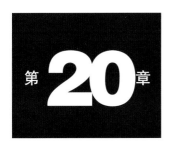

# 具有胚系易感性的淋巴样肿瘤

Katherine R. Calvo, Nisha Patel, Alina Dulau-Florea, Kristian T. Schafernak

## 一、概述

　　尽管已知多种胚系基因突变与髓系恶性肿瘤易感性相关，然而人们对于导致淋巴系统肿瘤易感性的基因的认知仍在持续提高。本章对与淋巴系统肿瘤胚系易患性相关的特定基因展开论述。本章所探讨的基因与家族性 B 淋巴母细胞白血病（B-ALL）[1]、一般性癌症易患综合征以及原发性免疫缺陷综合征（PID）相关（表 20.1）。因胚系遗传缺陷、病毒癌基因、免疫监视功能受损以及慢性抗原刺激之间的复杂交互作用，罹患 PID 的患者更易产生淋巴细胞增殖[2]。尤需指出的是，许多 PID 患者发生的 B 细胞淋巴增殖，通常呈现 EB 病毒（EBV）阳性，并且具有累及结外组织的趋向。

　　识别具有胚系易患性的患者，恰当的患者管理对造血干细胞移植（HSCT）筛选相关供体以及进行遗传咨询起着关键作用。鉴于新一代测序技术的不断发展以及检测的普及，在不远的将来，与淋巴系统肿瘤胚系易感性相关基因的数量或许将会增多。

## 二、伴有胚系 PAX5 基因突变的急性淋巴细胞白血病

　　PAX5 基因位于 9 号染色体编码一种转录因子，此因子对于 B 细胞的发育起着关键作用。2013 年，PAX5 基因的遗传性突变首次于 B 淋巴母细胞白血病（B-ALL）发病率较高的家庭中被报道，其遗传模式呈常染色体显性遗传。白血病细胞常表现出 9 号染色体短臂（9p）缺失这一特征，进而导致杂合性缺失，并保留 9p13 处的突变 PAX5 等位基因。于携带此突变的家庭当中，发展成 B-ALL 的外显率存在差异。在这些病例中，B-ALL 的形态学和免疫表型特征与散发性 B-ALL 相重叠（图 20.1）。约 30% 的散发性 B-ALL 存在 PAX5 基因突变。

## 三、伴有胚系 IKZF1 基因突变的急性淋巴细胞白血病

　　IKZF1 基因编码转录因子 IKAROS，该因子在淋巴细胞中表达。IKZF1 基因的体细胞突变与 B 淋巴母细胞白血病相关，尤其是在伴有 BCR-ABL1 的 B-ALL 以及类似 BCR-ABL1 的 B-ALL 中，并且提示预后不良。近期，有报道指出，部分家族存在 IKZF1 基因的胚系突变，表现为常见变异型免疫缺陷，伴淋巴细胞生成受损、B 细胞缺失、自身免疫表现以及 B-ALL 发病率增高[4]。

## 四、伴有胚系 ETV6 基因突变的急性淋巴细胞白血病

　　ETV6 基因编码 ETS 转录因子家族中的

表 20.1 具有胚系易感性的髓系肿瘤（以及其他综合征）

| | 发病年龄/确诊年龄 | 遗传方式 | 基因 | 相关血液系统肿瘤 | 临床表型 | 特定非血液系统异常 | 辅助诊断检测 | 淋巴瘤风险 |
|---|---|---|---|---|---|---|---|---|
| 携带胚系 PAX5 基因突变的 ALL | 婴幼儿（1个月至8岁） | AD | PAXS | B-ALL | B-ALL | 未知的关联 | - 基因序列测定<br>- 细胞遗传学/FISH | ND |
| 伴有胚系 IKZF1 突变的急性淋巴细胞白血病 | 不定；可出现在婴儿期至成年期 | AD | IKZF1 | - B-ALL<br>- B 细胞功能缺陷<br>- 自身免疫性血细胞减少 | - 无症状<br>- 感染<br>- B-ALL | 自身免疫性疾病[特发性血小板减少性紫癜（ITP）、免疫球蛋白A（IgA）血管炎、系统性红斑狼疮（SLE）] | - 基因序列测定<br>- 细胞遗传学/FISH | ND |
| 携带胚系 ETV6 基因突变的急性淋巴细胞白血病 | 幼儿：3~7岁 | AD | EVT6 | - B-ALL<br>- 混合表型急性白血病（MPAL）<br>- DLBCL | - 轻度出血倾向；易出现瘀斑、月经过多<br>- B-ALL | 尚不明确（在罕见病例中可见关节炎、骨骼异常以及学习障碍） | - 基因序列测定<br>- 细胞遗传学/FISH | ND（约30%的携带者罹患恶性血液系统恶性肿瘤） |
| 李-法美尼综合征 | 白血病：年龄中位数为12岁 | AD | TP53 | - B-ALL（多为亚二倍体）<br>- 同时存在罹患 MDS/AML、CML 的风险 | - 早发癌症（多种癌症）、肿瘤家族病史 | 软组织肉瘤、骨肉瘤、乳腺癌、中枢神经系统肿瘤以及肾上腺皮质癌 | - 基因序列测定<br>- 细胞遗传学/FISH | 白血病风险 2%~4% |
| DS-ALL | 其发病年龄稍高于非 DS-ALL（ALL），至青春期 | 通常为体质性 | ??? | B-ALL | B-ALL | 与唐氏综合征相关的体质异常 | - 细胞遗传学/FISH | 20 倍风险 |
| ALPS | 通常发生于儿童（但在成年阶段亦有发病可能） | AD | TNFRSF, FASLG, | - 慢性非恶性淋巴细胞增殖<br>- 非霍奇金淋巴瘤和霍奇金淋巴瘤的发病风险提高 | - 淋巴结肿大和/或脾肿大<br>- 症状性血细胞减少 | 自身免疫性疾病（包括肝炎、肾小球肾炎、浸润性细胞疾病以及脊髓炎） | - 基因序列测定<br>- 淋巴细胞凋亡缺陷检测<br>- FASL、IL-10、维生素 B₁₂ 以及 IL-18 水平升高<br>- DNT 细胞计数<br>- 定量血清免疫球蛋白水平 | HL：较普通人群高 50倍<br>NHL：增加 14 倍 |
| PI3K δ 过度活化综合征 | 幼儿期至成年期 | AD | PIK3 CD, PIK3R1 | - 良性淋巴细胞增生<br>- B 细胞淋巴瘤<br>- 免疫性血细胞减少 | 淋巴结肿大、肝脾肿大、自身免疫性血细胞减少、感染 | 呼吸道、肺感染、支气管扩张、头痛病毒血症 | 基因序列测定 | 据报道，其发病率高达13% |
| CTLA4 单倍不足 | 不定，从婴儿期至成年人 | AD | CTLA4 | - 自身免疫性血细胞减少、T细胞、B细胞和 NK 细胞淋巴细胞减少症<br>- 非恶性淋巴细胞增生<br>- B 细胞淋巴瘤（EBV 阳性常见） | 淋巴结肿大、血细胞减少、免疫失调和低丙种球蛋白血症 | 不定：甲状腺炎、糖尿病、银屑病、关节炎、呼吸道感染、胃癌以及肠病 | 基因序列测定 | ND |

| | 发病年龄/确诊年龄 | 遗传方式 | 基因 | 相关血液系统肿瘤 | 临床类型 | 特定非血液系统异常 | 辅助诊断检测 | 淋巴瘤风险 |
|---|---|---|---|---|---|---|---|---|
| SCID | 出生后早期 | XLR AR | IL-2 Rγ RAG1 RAG2 ADA JAK3 IL-7R | - 淋巴瘤不明确<br>- 在 X 连锁重症联合免疫缺陷(X-linked SCID)患者中接受逆转录病毒基因治疗的部分患者中,发生 T 细胞淋巴细胞增生(T-cell LPD)<br>- 自身免疫性血细胞减少 | 免疫缺陷<br>严重复发性感染、暴发性传染性单核细胞增多症<br>重症联合免疫缺陷 | 自身免疫性疾病(白癜风、银屑病、吉兰-巴雷综合征)<br>肉芽肿、生长发育不良 | 用于研究 T 细胞、B 细胞和 NK 细胞谱系的流式细胞术 | ND |
| XLP-1 | 任往在儿童早期至青年期 | XLR | SH2D1A | - 淋巴瘤(常见的为 EBV+ B-cell NHL) | - 暴发性传染性单核细胞增多症<br>- HLH<br>- 低丙种球蛋白血症<br>- 再生障碍性贫血<br>- 淋巴瘤(常为结外型) | - 血管炎 | 基因序列测定 | 30% |
| 共济失调-毛细血管扩张症 | 儿童早期 | AR | ATM (11q22.3) | - B 细胞淋巴瘤(NHL 和 HL)、T 细胞淋巴瘤以及白血病(特别是 T-ALL 和 T-PLL) | 进行性小脑共济失调、眼皮肤毛细血管扩张、胸腺发育不良、放射敏感、不同程度的免疫缺陷 | 小脑萎缩、毛细血管扩张、肺部疾病、乳腺癌、食管癌、胃癌和肝癌的发病风险增高 | 基因序列测定 | 恶性肿瘤的累计终身患病风险大约为 25%(其中多数为血液淋巴系统的恶性肿瘤) |
| Wiskott-Aldrich综合征 | 通常在婴儿期 | XLR | WAS (Xp11.22) | 常见 B 细胞 NHL | 严重免疫缺陷、微小血小板减少症以及湿疹 | - 湿疹<br>- 自身免疫性疾病、IgA 肾病<br>- 感染(病毒感染、细菌感染) | 基因序列测定 | 约 20% |

AD, 常染色体显性遗传; ALPS, 自身免疫性淋巴细胞增生综合征; AML, 急性髓系白血病; B-ALL, B 淋巴母细胞白血病/淋巴瘤; CML, 慢性髓系白血病; CNS, 中枢神经系统; CTLA4, 细胞毒性 T 淋巴细胞抗原 4; DNT, 双阴性 T 细胞; DS, 唐氏综合征; DS-ALL, 唐氏综合征相关的淋巴母细胞白血病; EBV, EB 病毒; FISH, 荧光原位杂交; HL, 霍奇金淋巴瘤; HLH, 噬血细胞淋巴组织细胞增生症; HPV, 人乳头瘤病毒; IKZF1, IKAROS 家族锌指蛋白 1; ITP, 免疫性血小板减少性紫癜; MDS, 骨髓增生异常综合征; ND, 未明确; NHL, 非霍奇金淋巴瘤; PI3Kδ, 磷脂酰肌醇 3-激酶 δ; SCID, 重症联合免疫缺陷; SLE, 系统性红斑狼疮; T-PLL, T 细胞幼淋巴细胞白血病; WAS, Wiskott-Aldrich 综合征; XLP-1, X 连锁淋巴增殖综合征 1 型; XLR, X 连锁隐性遗传。

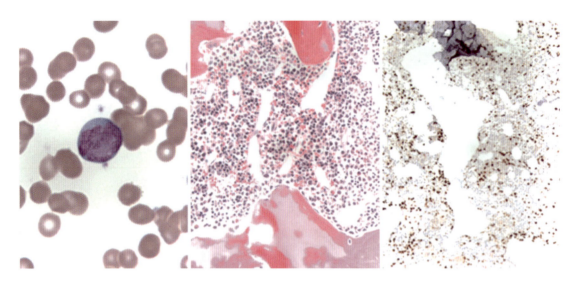

图 20.1　伴有 PAX5 基因胚系突变的急性 B-ALL。患儿，女，18 个月。外周血（PB）与骨髓（BM）的图像如上所示。患儿因发热和全血细胞减少前来就医。家族史中有三名家庭成员在儿童期罹患 B-ALL；经检测发现存在胚系 PAX5 基因突变。外周血中可见循环原始细胞（左图，1000 倍放大）、骨髓细胞增多（中图，200 倍放大）以及 TdT 阳性细胞增多（右图，200 倍放大）。图片由 Bachir Alobeid 提供。

一种转录抑制因子，并且在造血过程中起着关键作用[5]。ETV6 在造血干细胞以及巨核细胞 – 红系祖细胞中呈现高表达。携带胚系 ETV6 基因突变的患者，存在轻度血小板减少，且红细胞平均体积（MCV）处于正常或升高的水平，同时表现出轻微的出血倾向，易发展为 B 细胞前体 ALL[6] 或髓系恶性肿瘤（MDS、AML，详见第 19 章）。弥漫性大B 细胞淋巴瘤（DLBCL）虽然较为少见但也可能发生。淋巴系统肿瘤的诊断年龄因疾病类型而有所不同：B 细胞急性淋巴细胞白血病（B-ALL）的诊断年龄为 3 ~ 7 岁，未特指的白血病的诊断年龄为 38 ~ 45 岁。未患白血病的携带者的骨髓通常呈现轻度红细胞生成不良和分叶减少的巨核细胞[7]。

图 20.2　LFS。患儿，男，14 岁，罹患 B-ALL（a，Wright–Giemsa，200 倍）且核型呈亚二倍体：37, XY, -2, -3, -4, -7, -12, -13, -15, -16, -17[11]/35, sl, -Y, -9[3]/68~72, slx2[cp3]/46, XY [8]。基因检测结果证实存在 TP53 基因的胚系致病突变，符合 LFS 的诊断。

## 五、李 – 法美尼综合征

李 – 法美尼综合征（Li-Fraumeni syndrome，LFS）是一种因胚系杂合 TP53 基因突变而致的癌症易患性疾病，以常染色体显性方式遗传。TP53 基因作为一种肿瘤抑制基因（位于 17p13.1 号染色体），负责编码 TP53 蛋白，此蛋白属于一种转录因子，在应对 DNA 损伤时参与细胞周期的调控、细胞凋亡、DNA 修复以及衰老等过程。携带这种突变的患者易患多种实体肿瘤以及血液系统恶性肿瘤。在 LFS 中，最常见的血液系统肿瘤是 B-ALL。淋巴瘤较为少见。白血病（中位年龄为 12 岁）与淋巴瘤（中位年龄为 13 岁）的发病年龄较为接近[8]。LFS 患者中所发生的 B-ALL 通常表现为"低"超二倍体核型，即白血病细胞包括 32 ~ 39 条染色体（图 20.2）。低超二倍体核型的识别具有极为重要的意义，原因在于多数病例携带 TP53 和 / 或 RB1 基因的功能缺失突变，并且部分 TP53 基因突变存在于生殖细胞中，这提示可能患有 LFS[9]。髓系白血病（AML、CML）以及 MDS 于 LFS 中亦颇为常见，常发生于既往治疗后，且通常具有复杂的核型异常（第 19 章）。

LFS 的相关症状包括早发癌症、一生中多发癌症以及癌症家族病史。在 LFS 之中，癌症发病年龄在连续几代中存在遗传早现现象。应对患者及其家庭成员进行遗传检测及咨询，包括考虑作为 HSCT 供体的人。肿瘤早期发现的监测计划与筛查检测意义重大。

# 六、唐氏综合征

唐氏综合征（DS），亦称作 21- 三体综合征，其在活产婴儿中的发生概率约为 1/700。唐氏综合征（DS）患者易患淋巴细胞肿瘤和髓系肿瘤。新生儿期常见的短暂性异常骨髓造血（TAM），及 DS 中的

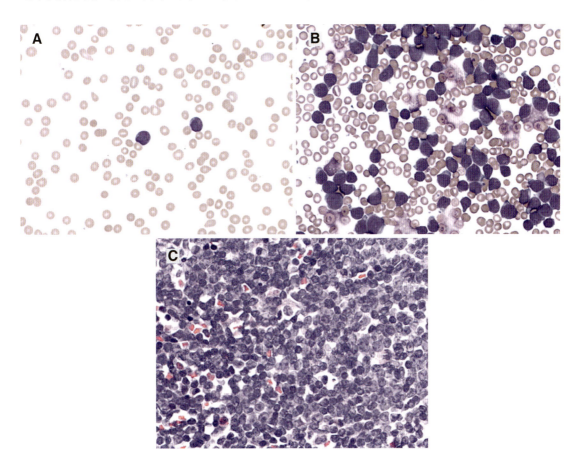

图 20.3　DS。患儿，女，13 岁。有严重的贫血及显著的血小板减少，且外周血循环中白血病 B 淋巴母细胞占比达 55%（A，Wright-Giemsa 染色，400 倍放大）。骨髓穿刺样本（B，Wright-Giemsa 染色，400 倍放大）及活检样本（C，H&E 染色，400 倍放大）之中，绝大多数细胞皆为原始细胞。综合基因检测结果显示为 B 淋巴母细胞白血病，呈 BCR-ABL1 样，且伴有 CRFL2 基因重排。

MDS/AML 在第 19 章中已论述。在四岁之后，最为常见的恶性肿瘤为 B-ALL。DS 患儿罹患 B-ALL 的风险提高了 20 倍[10]，且 1%～2% 的 DS 患者最终将罹患 B-ALL（图 20.3）。于 DS 中，约 50% 的 ALL 病例能够检测出 CRLF2 基因重排。

## 七、自身免疫性淋巴细胞增生综合征

自身免疫性淋巴细胞增生综合征（ALPS）是一种与 FAS、FASL 以及 CASP10 的基因胚系突变相关的淋巴细胞凋亡缺陷疾病。ALPS 表现为慢性淋巴结肿大、肝脾肿大以及自身免疫性血细胞减少[11, 12]。通常情况下，淋巴组织会呈现显著的滤泡增生，伴有反应性生发中心，同时存在因 CD4、CD8 双阴性 T 细胞以及多克隆浆细胞增多所引发的明显的副皮质增生（图 20.4）。ALPS 患者出现 B 细胞淋巴瘤的风险增大，其中包括 Burkitt 淋巴瘤、经典型霍奇金淋巴瘤（不论 EBV 阳性与否）、边缘区淋巴瘤以及其他 B 细胞淋巴瘤（图 20.5）。患者有可能表现为淋巴细胞增多，且伴有 α-β 双阴性 T 细胞（DNT 细胞）（$CD3^+/CD4^-/CD8^-$）增多（图 20.6）。血清生物标志物，如维生素 $B_{12}$、IL-10、IL-18、sFASL 与 IgG 等均升高。骨髓有可能

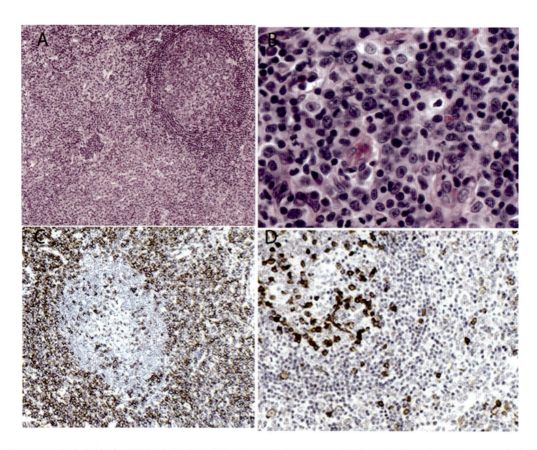

图 20.4　自身免疫性淋巴细胞增生综合征（ALPS）。A–D. 携带 FAS 基因突变的 ALPS 患者的反应性增生的典型特征。淋巴结内存在反应性生发中心和扩大的副皮质区（A，H&E 染色，200 倍放大）。副皮质区内存在由小淋巴细胞、免疫母细胞、浆细胞以及组织细胞构成的混合淋巴细胞浸润（B，H&E 染色，400 倍放大）。副皮质区的 T 细胞的 CD3 呈阳性（C，免疫组化，200 倍放大），但 CD45 RO 呈阴性（D，免疫组化，200 倍放大），此乃未成熟 T 细胞的特征。由 Elaine Jaffe 医生提供。

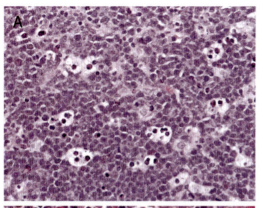
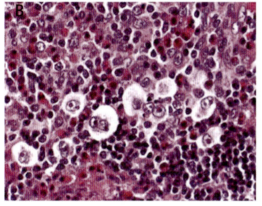

图 20.5　ALPS。A 和 B. 罹患 ALPS 患者的 B 细胞淋巴瘤的发病率增高。两个具代表性的病例分别为 Burkitt 淋巴瘤（A，H&E 染色，400 倍放大）与经典型霍奇金淋巴瘤（B，H&E 染色，400 倍放大），由 Elaine Jaffe 医生提供。

呈现淋巴细胞增多、DNT 增多以及红细胞增多。针对 T 细胞克隆性的 T 细胞受体基因重排研究，显示几乎均为多克隆性。有相关报道称患者可能出现伴有巨大淋巴结肿大的窦组织细胞增生症（Rosai–Dorfman 病）。

## 八、因 PIK3CD 基因功能获得性胚系突变所诱发的 PI3Kδ 过度活化综合征

磷脂酰肌醇 –3– 羟基激酶（PI3K）为

一类脂质酶，分为三个亚类。I A 类 PI3K 是由催化亚基 p110 与调节亚基 p85 所构成的异源二聚体。催化亚基包含三种亚型，即 p110α、p110β 和 p110δ，它们分别由 PIK3CA、PIK3CB 及 PIK3CD 基因编码。p110δ 亚型主要在淋巴细胞中表达，且在淋巴细胞的发育和激活过程中发挥着重要作用。编码 PI(3)K 催化亚基 p110δ 的 PIK3CD 基因中的常染色体显性功能获得性突变会导致一种联合免疫缺陷综合征，同时 EB 病毒（EBV）阳性 B 细胞淋巴瘤的发病率增加[13]。患者表现为反复发生的鼻窦及肺部感染、支气管扩张、疱疹家族病毒（巨细胞病毒和 EB 病毒）血症、淋巴细胞增殖以及自身免疫性血细胞减少。免疫表型包括 CD4+ 幼稚 T 淋巴细胞减少、终末分化或耗竭的 T 细胞增多、循环中过渡型 B 细胞增多以及类别转换型记忆 B 细胞减少等。PIK3CD 基因突变患儿的骨髓往往呈现显著的造血前体细胞增生，且伴有非典型的 B 细胞成熟模式，该模式经流式细胞术分析可见（图 20.7）[14]。淋巴结活检结果显示，存在显著的滤泡性增生，且伴有生发中心套区或被膜消失。结节性淋巴增生有可能出现在气道和胃肠道黏膜中。

## 九、CTLA4 单倍体功能不全

细胞毒性 T 淋巴细胞抗原 –4（CTLA4）编码一种通常于调节性 T 细胞上表达的受体。CTLA4 基因的胚系杂合突变会造成 CTLA4 单倍体不足，从而引发严重的系统性免疫失调，以及一系列包括细胞减少、伴有组织浸润的淋巴细胞增生、淋巴结肿大、EB 病毒感染、反复呼吸道感染、淋巴细胞性结肠炎、1 型糖尿病、血清 IgM 水平升高和进行性淋巴细胞减少等的自身免疫和免疫缺陷症状[15, 16]。部分 CTLA4 缺陷患

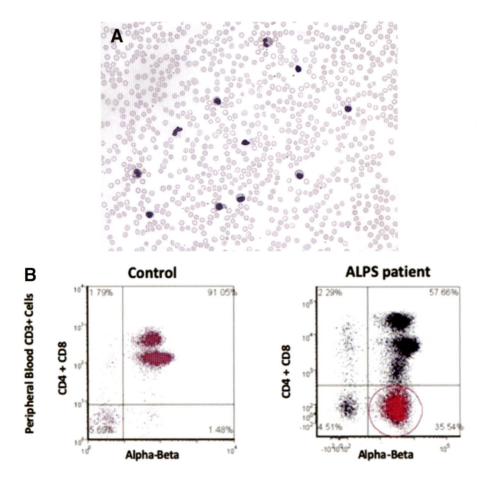

图 20.6　ALPS。患儿，女，1岁，因白细胞增多并伴有淋巴细胞增多的症状。A. 外周血涂片异常（Wright–Giemsa 染色，200 倍放大）、贫血以及腹股沟淋巴结肿大就诊。B. 流式细胞术免疫表型分析结果显示，T 细胞中 63.2% 为 CD4/CD8 双阴性、TCR α/β 阳性的 T 细胞（正常值：< 2.6% 的 T 细胞）。通过对 FAS（TNFRSF6）基因的突变分析，发现了一种全新的致病性剪接位点突变。

者最初的表现类似 ALPS，特别是自身抗体介导的细胞减少、淋巴结肿大（图 20.8a）以及脾肿大。在儿科病例之中，淋巴细胞或许浸润脑组织（图 20.8b–f）、肺组织（图 20.8g–k）、胃肠道以及其他组织中。部分患者可能会出现全血细胞减少，且伴有明显的骨髓低细胞性，与再生障碍性贫血和骨髓衰竭重叠（图 20.8l）；于此类病例中，有可能在骨髓中观察到由 T 细胞构成的非典型淋巴细胞聚集，同时骨髓 B 细胞减少（图 20.8l–q）。此外，有可能观察到细胞增多的骨髓象，其中间质 T 细胞显著增多，

或者呈现出免疫性血小板减少性紫癜特征的骨髓表现。B 细胞淋巴瘤的发病风险增高，其或许为 EBV 阳性。

# 十、重症联合免疫缺陷

重症联合免疫缺陷（SCID）包括一组异质性疾病，其特征表现为 T 细胞发育异常、严重的 T 淋巴细胞减少，以及缺乏抗原特异性 T 细胞和 B 细胞免疫应答[17, 18]。大多数呈常染色体隐性遗传，唯有与白介素 –2 受体 γ（IL2RG）基因突变相关的

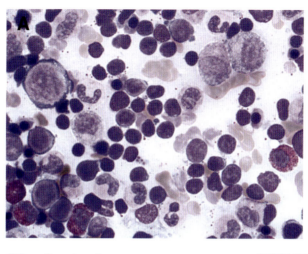

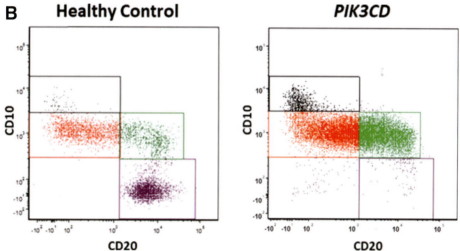

图 20.7　PI3K 过度活化综合征。患儿，男，6 岁、PIK3CD 基因存在胚系突变。骨髓穿刺样本，显示淋巴细胞增多（A，1000 倍放大）。针对该患者骨髓中 CD19⁺ 进行检测，并与流式细胞术分析健康儿童骨髓中 CD19⁺ 细胞比较（B）。结果显示早期 B 细胞前体细胞丰富，它们经由晚期造血干细胞或过渡期 B 细胞阶段（CD19⁺/CD10⁺/CD20⁺）成熟，但是成熟 B 细胞（CD19⁺/CD20⁺/CD10⁻）的数量显著减少甚至缺失，提示 B 细胞成熟受损。

疾病属于 X 连锁遗传。基于免疫缺陷的不同，重症联合免疫缺陷症（SCID）分为几种免疫学表型。T 细胞阴性、B 细胞阳性、NK 细胞表型的 SCID，其特征包括外周血中 T 细胞缺失、NK 细胞减少，B 细胞数量处于正常至偏高范围，且免疫球蛋白生成大幅减少。尽管 B 细胞数量充足，但在缺少 T 细胞辅助的情形下，其无法产生免疫球蛋白。属于这种免疫学表型的疾病包括因 IL2RG 基因突变导致的 γc 缺陷（常见 γ 链 SCID）以及 Janus 激酶 3（JAK3）缺乏症。在白介素 −7（IL−7）受体缺乏症中，能够观察到一种存在细微差异的表型，即常染色体隐性遗传的重症联合免疫缺陷症（SCID），其典型特征为选择性缺乏 T 细胞，然而 B 淋巴细胞和 NK 细胞的数量则处于正常水平。

T⁻B⁻NK⁺SCID，是另一种免疫学表型，

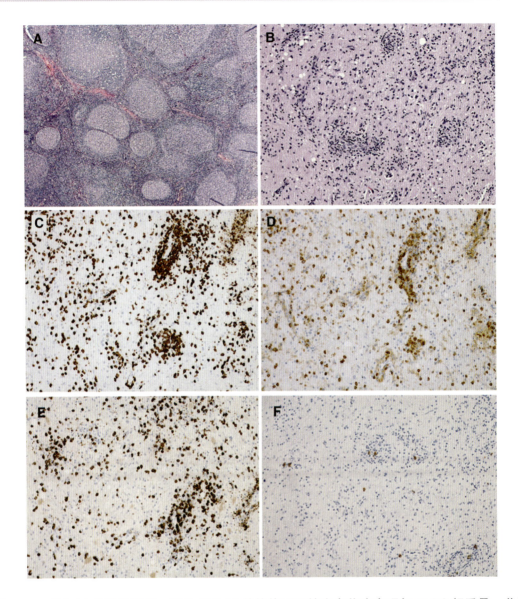

图 20.8　　CTLA4 单倍体不足。部分 CTLA4 单倍体不足的患者临床表现与 ALPS 相重叠。此男性患者存在 CTLA4 缺陷，于 7 岁时呈现显著的血小板减少，骨髓中巨核细胞增生以及淋巴结肿大（A，H & E 染色，20 倍放大），淋巴结结构保留，伴有明显的滤泡增生、滤泡内浆细胞样细胞（IgM 和 IgG 呈不同程度存在）以及显著的 PD-1 阳性滤泡间 T 辅助细胞，外套区变薄，髓索中的浆细胞大幅减少。

（B-K）患儿，男，17 岁，既往有 6 年前因 EBV 感染引发的颈部淋巴结肿大、低丙种球蛋白血症、血小板减少症、哮喘、湿疹以及嗜酸性食管炎等病史。此次因头痛和短暂性眩晕前来就医，经检查发现其左颞叶和小脑存有病灶。脑活检显示，在胶质增生的背景下，存在血管周围及实质内的淋巴细胞浸润（B，H & E 染色，100 倍放大）。淋巴细胞以 T 细胞为主（C，CD3 免疫组化染色，100 倍放大），同时并存有 CD4 阳性辅助细胞（D，免疫组化染色，100 倍放大）和 CD8 阳性细胞毒性 / 抑制细胞（E，免疫组化染色，100 倍放大），B 细胞数量极少（F，CD20 免疫组化染色，100 倍放大）。进一步影像学检查结果显示，存在数量众多的肺结节，伴有炎症浸润（G，H & E 染色，20 倍放大；H，H & E 染色，100 倍放大），其由淋巴细胞以及浆细胞组成（I，H & E 染色，400 倍放大）。于整个切片中（J，CD3 免疫组化染色，100 倍放大），T 细胞占据主导，B 细胞单个呈分散分布，同时亦形成小的聚集（K，CD20 免疫组化染色，100 倍放大）。大脑与肺部的检查所得结果同潜在的免疫缺陷 / 失调相关，最终诊断为 CTLA4 缺乏症。

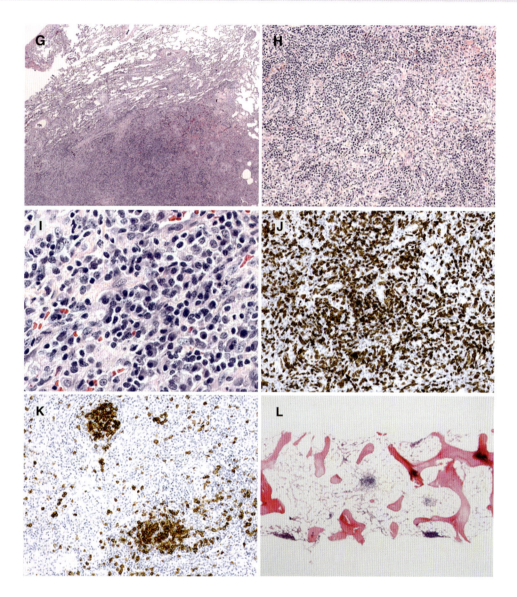

图 20.8 （续）

（L–O）患儿，男，16 岁，有血细胞减少、低丙种球蛋白血症以及淋巴细胞性结肠炎病史，因疑似患有再生障碍性贫血而接受评估。全外显子测序结果表明存在 CTLA4 基因的胚系突变。骨髓呈现显著的细胞减少，并伴有非典型淋巴细胞聚集（L，H&E 染色，40 倍放大；M，H&E 染色，500 倍放大），主要由 CD3 阳性的 T 细胞（N，免疫组化染色，40 倍放大）构成，同时 B 细胞数量极少（O，免疫组化染色，40 倍放大）。

其显著特征为 T 细胞和 B 细胞缺失或者数量极其稀少、免疫球蛋白水平降低，同时 NK 细胞数量处于正常范围。最常见的疾病包括重组酶激活基因（RAG1 和 RAG2 基因）缺陷，分别由 RAG1 和 RAG2 的基因缺陷引起。在 RAG 完全缺陷的状况下，由于无效突变，V(D)J 重组活性丧失，导致 T 细胞受体的组装及信号传导缺陷。于腺苷脱氨酶（ADA）缺乏症表现为更为严重的 T⁻B⁻NK⁻型 SCID 表型，此乃由 ADA 基因突变所引发。在 ADA 缺乏时，淋巴细胞（以及其他细胞谱系）的细胞凋亡异常增多，其临床

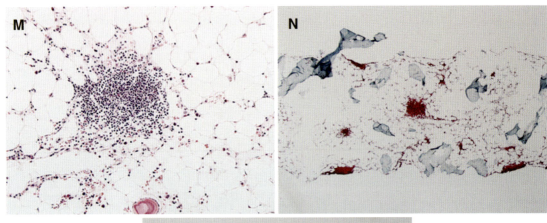

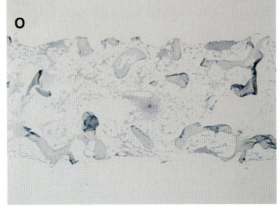

图 20.8 （续）

表现包括自婴儿期起的严重免疫缺陷与感染、神经发育迟缓、听力障碍、肝功能异常、肺泡蛋白沉积症、骨骼缺陷、肿瘤（淋巴瘤、肝癌）发病风险增高以及自身免疫性症状。

于原发性免疫疾病中，T 细胞对 EB 病毒（EBV）监控的缺陷乃是诸多淋巴细胞增殖的根本原因。在 SCID 中，淋巴瘤多数为 B 细胞系（图 20.9），通常与 EB 病毒（EBV）相关，缘由在于 T 细胞对 EBV 监控存在缺陷。

## 十一、X 连锁淋巴组织增殖性疾病 1 型

X 连锁淋巴组织增殖性疾病（XLP）-1 是一种罕见的免疫缺陷疾病，由 SH2D1A 基因突变导致[19, 20]。XLP 以 X 染色体隐性方式遗传，且常与 EB 病毒（EBV）驱动的疾病相关。多数携带杂合突变的女性患者无临床症状。罹患 XLP1 的男性患者易患暴发性传染性单核细胞增多症、噬血细胞性淋巴组织细胞增生症、淋巴瘤以及低丙种球蛋白血症。淋巴瘤通常源自非霍奇金 B 细胞，且常有结外表现[21]（图 20.10）。当 Burkitt 淋巴瘤在长期缓解后疑似复发，或者当 Burkitt 淋巴瘤男性患者的家族史中其他男性同胞（或男性表亲）罹患 Burkitt 淋巴瘤时，应考虑 XLP1。其他的临床症状表现包括再生障碍性贫血以及血管炎。该疾病潜在的发病机理仍有待全面阐释。EBV 免疫监测的缺失或许与该疾病的表现相关。然而，一部分症状似乎与既往的 EBV 感染

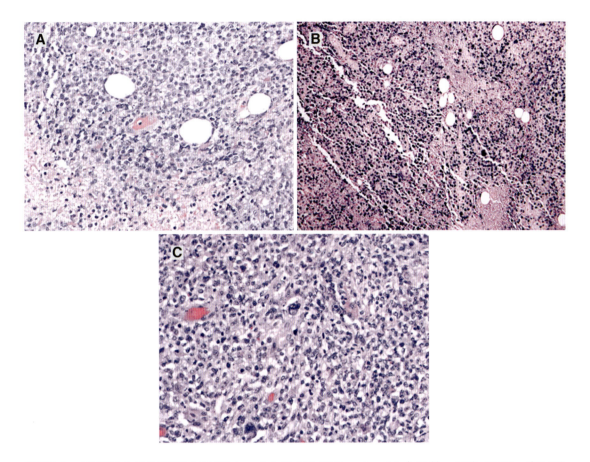

图 20.9　重症联合免疫缺陷（SCID）。（A 及 B）患儿，女，14 个月龄，罹患 SCID，有口腔念珠菌感染、严重尿布性皮炎、肺炎、反复发作的中耳炎、癫痫、粗大运动技能及语言发育迟缓病史，同时伴有持续 7 周的发热、淋巴结肿大以及盗汗。颈部淋巴结活检结果显示为弥漫性大 B 细胞淋巴瘤（A，H&E 染色，200 倍放大），同时 EBER 荧光原位杂交（FISH）检测呈阳性（B，显色原位杂交，100 倍放大）。染色体微阵列分析揭示了 16p11.2 缺失，此缺失与发育迟缓相关，并且为 CORO1A 基因的位点。此外，该患儿于未缺失的另一个等位基因中携带有错义突变（纯合突变），进而致使 Coronin–1A 缺失，从而导致即便有胸腺组织但仍出现严重的外周 T 细胞淋巴细胞减少。

无关。XLP1 的诊断检测包括流式细胞术检测 SAP（信号淋巴细胞激活分子 [SLAM] 相关蛋白）缺失和 / 或 SH2D1A 突变分析。XLP1 的治疗通常依据急性疾病的表现予以个体化治疗。归根结底，异基因 HSCT 仍是当下唯一的根治性治疗方式。

# 十二、共济失调 – 毛细血管扩张症

共济失调 – 毛细血管扩张症（AT）是一种罕见的常染色体隐性遗传病，由位于染色体 11q22.3 上的共济失调毛细血管扩张症突变（ATM）基因发生遗传性双等位基因突变所引发，其特征在于 DNA 修复存在缺陷[22]。AT 的临床表现具有显著的异质性，包括进行性小脑共济失调、眼皮肤毛细血管扩张、程度不一的免疫缺陷，以及实体瘤和造血淋巴系统恶性肿瘤发病风险的增高。

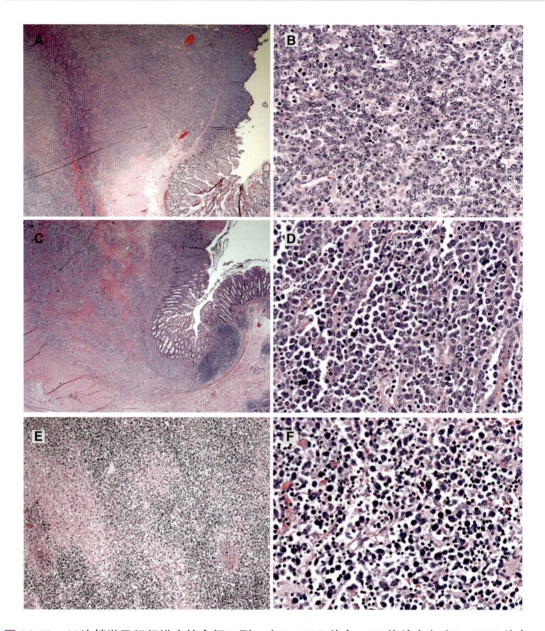

图 20.10　X 连锁淋巴组织增生综合征 1 型。（A，H&E 染色，20 倍放大）（B，H&E 染色，200 倍放大）患儿，男，3 岁，因腹痛就诊，诊断为回盲部 Burkitt 淋巴瘤，存在 t(8;9)（q24.1;p13）染色体易位，且伴有 MYC 基因重排。三年后"复发"时（C，20 倍放大，D，200 倍放大），仅有两个可供分析的中期细胞，其中一个正常，另一个为更常见的 t(8;14)(q24.1;q32) 染色体易位。二者皆为 EBV 阴性，不过此次复发实则为在基因层面不同的第二种淋巴瘤。在化疗获得完全缓解之后，他接受了自体干细胞移植。在 9 岁时，他因原发性 EBV 感染伴发噬血细胞性淋巴组织细胞增生症（HLH）死亡。E 图（H&E 染色，100 倍放大）与 F 图（H&E 染色，400 倍放大）乃是尸检图像，可见存在众多免疫母细胞但不存在淋巴瘤的坏死性 EBV 感染的淋巴结。（G–J）另一例 XLP1 患者：此 4 岁男童起初被诊断患有川崎病，并接受了相应治疗。因持续发热，遂开展病毒学研究，结果表明其罹患急性 EBV 感染。外周血涂片呈现白细胞增多，伴有绝对淋巴细胞增多，存在诸多反应性淋巴细胞（G，Wright–Giemsa 染色，400 倍放大）；与此同时，骨髓（H，H&E 染色，200 倍放大）特征为显著的淋巴细胞成分（T 细胞 > B 细胞；细胞毒性 / 抑制性 T 细胞 > 辅助性 T 细胞）、噬血细胞现象（H 和 I 以及 J，CD68 免疫染色，400 倍放大），偶有 EBV 阳性细胞核（K，EBER CISH，200 倍放大）。

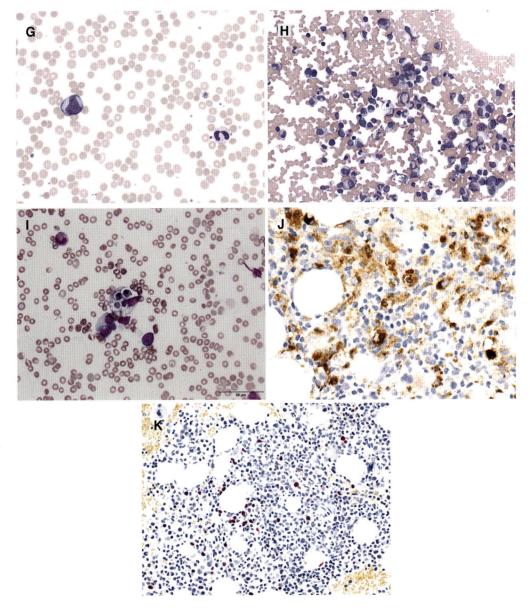

图 20.10　（续）

在 AT 中，原发性免疫缺陷的常见表现通常包括 B 淋巴细胞减少、T 淋巴细胞减少、低丙种球蛋白血症、高 IgM 血症以及选择性 IgA 缺乏。AT 患者或许会频繁感染，其中包括可能于生命早期即出现的上呼吸道和肺部疾病。此外，鉴于 ATM 在 DNA 修复机制中发挥的关键作用，AT 患者对电离辐射的敏感性显著提升。淋巴结的表现呈多样化。淋巴滤泡 / 生发中心可能较大且具反应性，或者相反，也可能较小、呈纤维化，B 细胞缺失且对抗原刺激无反应。于 20 岁以下的 AT 患者中，最为常见的恶性肿瘤系血液淋巴系统恶性肿瘤；而 AT 成年患者的血液淋巴系统肿瘤及实体瘤的发病风险均有所增高[23]。血液淋巴系统恶性肿瘤包含白血病〔尤其是 T-ALL 以及 T 细胞幼淋巴细胞白血病（T-PLL）]、B 细胞淋巴瘤［非霍奇金淋巴瘤（NHL）和霍奇金淋巴瘤（HL）]（图 20.11）以及 T 细胞淋巴瘤。有相关报道称，成年 AT 患者实体瘤的易患性增加，包括乳腺癌、食管癌、胃癌以及肝癌。

# 十三、Wiskott-Aldrich 综合征

Wiskott-Aldrich 综合征（WAS）属于一种 X 连锁原发性免疫缺陷，由位于 X 染色体 Xp11.23 位点的 WAS 基因突变所引发。其经典特征体现为严重免疫缺陷、血小板减少及湿疹三联征[24]。血小板减少症于 WAS 患者中近乎普遍存在，然而其严重程度存有差异。外周血涂片通常显示血小板减少且其体积普遍较小。骨髓中的巨核细胞在数量和形态上均正常。鉴于血小板减少症的存在，患者通常表现为不同程度的出血倾向，诸如瘀点、瘀斑以及鼻衄等。WAS 患者通常存在 T 细胞和 B 细胞的联合缺陷。自身免疫性表现、IgA 肾病以及细菌与病毒感染亦较为常见。在少数已发表的研究中，针对淋巴组织的组织病理学检查显示，淋巴结内的 T 细胞耗竭、脾脏白质普遍缺失以及胸腺发育不全。淋巴瘤是在 WAS 患者中最为常见的恶性肿瘤，通常为 B 细胞 NHL 亚型。在一项针对 50 例

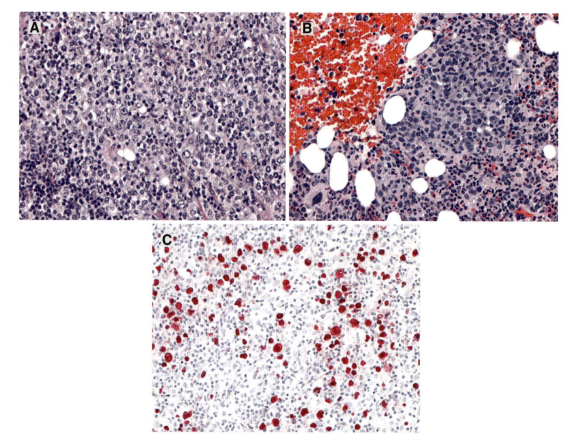

图 20.11　共济失调 - 毛细血管扩张症（AT）。患儿，女，13 岁，有 AT 病史。腋窝淋巴结内存在 EBV 阳性弥漫性大 B 细胞淋巴瘤（A，H&E 染色，200 倍放大）。诊断时骨髓中已存在淋巴瘤（B，凝血切片，H&E 染色，200 倍放大），且在治疗数月后再度复发（C，EBER 原位杂交，200 倍放大）。

Wiskott-Aldrich 综合征患者的研究中，恶 性淋巴瘤的整体发病率约为 20%[25]。

# 参考文献

1. Kratz CP, Stanulla M, Cavé H. Genetic predisposition to acute lymphoblastic leukemia: Overview on behalf of the I-BFM ALL Host Genetic Variation Working Group. Eur J Med Genet. 2016; 59(3): 111–15.

2. Tran H, Nourse J, Hall S, Green M, Griffiths L, Gandhi MK. Immunodeficiency-associated lymphomas. Blood Rev.2008; 22(5): 261–81.

3. Shah S, Schrader KA, Waanders E, Timms AE, Vijai J, Miething C, et al. A recurrent germline PAX5 mutation confers susceptibility to pre-B cell acute lymphoblastic leukemia. Nat Genet. 2013; 45(10): 1226–31.

4. Churchman ML, Qian M, Te Kronnie G, Zhang R, Yang W, Zhang H, et al. Germline genetic IKZF1 variation and predisposition to childhood acute lymphoblastic leukemia. Cancer Cell. 2018; 33(5): 937–48.

5. Hock H, Shimamura A. ETV6 in hematopoiesis and leukemia predisposition. Semin Hematol. 2017; 54(2): 98– 104.

6. Rampersaud E, Ziegler DS, Iacobucci I, Payne-Turner D, Churchman ML, Schrader KA, et al. Germline deletion of ETV6 in familial acute lymphoblastic leukemia. Blood Adv. 2019; 3(7): 1039–46.

7. Noetzli L, Lo RW, Lee-Sherick AB, Callaghan M, Noris P, Savoia A, et al. Germline mutations in ETV6 are associated with thrombocytopenia, red cell macrocytosis and predisposition to lymphoblastic leukemia. Nat Genet. 2015; 47(5): 535–8.

8. Valdez JM, Nichols KE, Kesserwan C. Li-Fraumeni syndrome: A paradigm for the understanding of hereditary cancer predisposition. Br J Haematol. 2017; 176(4): 539–52.

9. Comeaux EQ, Mullighan CG. TP53 mutations in hypodiploid acute lymphoblastic leukemia. Cold Spring Harb Perspect Med. 2017; 7(3): a026286.

10. Brown AL, de Smith AJ, Gant VU, Yang W, Scheurer ME, Walsh KM, et al. Inherited genetic susceptibility to acute lymphoblastic leukemia in Down syndrome. Blood. 2019; 134(15): 1227–37.

11. Lim MS, Straus SE, Dale JK, Fleisher TA, Stetler-Stevenson M, Strober W, et al. Pathological findings in human autoimmune lymphoproliferative syndrome. Am J Pathol. 1998; 153(5): 1541–50.

12. Xie Y, Pittaluga S, Price S, Raffeld M, Hahn J, Jaffe ES, et al. Bone marrow findings in autoimmune lymphoproliferative syndrome with germline FAS mutation. Haematologica. 2017; 102(2): 364–72.

13. Lucas CL, Chandra A, Nejentsev S, Condliffe AM, Okkenhaug K. PI3Kδ and primary immunodeficiencies. Nat Rev Immunol. 2016; 16(11): 702–14.

14. Dulau Florea AE, Braylan RC, Schafernak KT, Williams KW, Daub J, Goyal RK, et al. Abnormal B-cell maturation in the bone marrow of patients with germline mutations in PIK3 CD. J Allergy Clin Immunol. 2017; 139(3): 1032–5.e6.

15. Kuehn HS, Ouyang W, Lo B, Deenick EK, Niemela JE, Avery DT, et al. Immune dysregulation in human subjects with heterozygous germline mutations in CTLA4. Science. 2014; 345(6204): 1623–7.

16. Lo B, Fritz JM, Su HC, Uzel G, Jordan MB, Lenardo MJ. CHAI and LATAIE: New genetic diseases of CTLA-4 checkpoint insufficiency. Blood. 2016; 128(8): 1037–42.

17. Niehues T, Perez-Becker R, Schuetz C. More than just SCID: The phenotypic range of combined immunodeficiencies associated with mutations in the recombinase activating genes (RAG) 1 and 2. Clin Immunol. 2010; 135(2): 183–92.

18. Riaz IB, Faridi W, Patnaik MM, Abraham RS. A systematic review on predisposition to lymphoid (B and T cell) neoplasias in patients with primary immunodeficiencies and immune dysregulatory disorders (inborn errors of immunity). Front Immunol. 2019; 10: 777.

19. Coffey AJ, Brooksbank RA, Brandau O, Oohashi T, Howell GR, Bye JM, et al. Host response to EBV infection in X-linked lymphoproliferative disease results from mutations in an SH2-domain encoding gene. Nat Genet. 1998; 20(2): 129–35.

20. Gaspar HB, Sharifi R, Gilmour KC, Thrasher AJ. X-linked lymphoproliferative disease: Clinical, diagnostic and molecular perspective. Br J Haematol. 2002; 119(3): 585–95.

21. Pachlopnik Schmid J, Canioni D, Moshous D, Touzot F, Mahlaoui N, Hauck F, et al. Clinical similarities and differences of patients with X-linked lymphoproliferative syndrome type 1 (XLP-1/SAP deficiency) versus type 2 (XLP-2/XIAP deficiency). Blood. 2011; 117(5): 1522–9.

22. Amirifar P, Ranjouri MR, Yazdani R, Abolhassani H, Aghamohammadi A. Ataxia-telangiectasia: A review of clinical features and molecular pathology. Pediatr Allergy Immunol. 2019; 30(3): 277–88.

23. Suarez F, Mahlaoui N, Canioni D, Andriamanga C, Dubois d'Enghien C, Brousse N, et al. Incidence, presentation, and prognosis of malignancies in ataxia-telangiectasia: A report from the French national registry of primary immune deficiencies. J Clin Oncol. 2015; 33(2): 202–8.

24. Buchbinder D, Nugent DJ, Fillipovich AH. Wiskott- Aldrich syndrome: Diagnosis, current management, and emerging treatments. Appl Clin Genet. 2014; 7: 55–66.

25. Cotelingam JD, Witebsky FG, Hsu SM, Blaese RM, Jaffe ES. Malignant lymphoma in patients with the Wiskott-Aldrich syndrome. Cancer Invest. 1985; 3(6): 515–22.

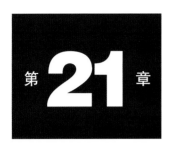

# 肥大细胞增多症与伴有嗜酸粒细胞增多的髓系淋巴肿瘤

Karen M. Chisholm, Tracy I. George

## 一、肥大细胞增多症

　　肥大细胞增多症被定义为一个或多个器官系统内肿瘤性肥大细胞的克隆性增殖。其大致可分为两类，分别为皮肤肥大细胞增多症和系统性肥大细胞增多症，而后者可能存在皮肤受累。在 2016 年世界卫生组织（WHO）的造血和淋巴组织肿瘤分类中，肥大细胞增多症因其临床表现具有异质性而被单独列为一类 [1, 2]。其临床表现范围广泛，从儿童皮肤型肥大细胞增多症中可自行消退的皮肤病变，到如肥大细胞白血病这类侵袭性强、生存期短且累及多器官的恶性疾病。

　　虽然在儿科领域中皮肤肥大细胞增多症相对常见，但是骨髓受累的情况却极为罕见 [3]。借助等位基因特异性定量聚合酶链反应对患有皮肤肥大细胞瘤的儿童外周血中的 KIT D816V 基因予以检测，能够预测全身性累及状况，其敏感性达 85.2%，特异性为 100%；这种检测方法可用于判断皮肤肥大细胞增多症患者何时需要进行骨髓活检 [4]。诚然，并非所有罹患系统性肥大细胞增多症的儿童均存在 KIT D816V 基因突变，因而诸如器官肿大等其他特征有助于提示何时开展骨髓活检 [5]。倘若骨髓受累，只要符合以下所列举的单一主要标准以及至少一项次要标准，抑或三个及以上的次要标准中的任何一种，便符合系统性肥大细胞增多症的诊断标准 [6]。

### （一）主要标准

　　骨髓和 / 或其他皮肤外器官中存在 ≥ 15 个肥大细胞的多灶性密集浸润。

### （二）次要标准

1. 在骨髓或其他皮肤外器官内，超过 25% 的肥大细胞呈纺锤形或具备非典型形态。抑或在骨髓涂片样本之中，超过 25% 的肥大细胞皆为非典型或未成熟型。
2. 在血液、骨髓或者其他皮肤外器官内，检测出 KIT 基因第 816 密码子的激活点突变。
3. 在骨髓、血液或者皮肤外器官的肥大细

| "B" 类表现（疾病负担） | "C" 类表现（需要进行细胞减灭） |
| --- | --- |
| 骨髓肥大细胞负荷 >30%，并且血清总类胰蛋白酶 >200 ng/mL | 由肿瘤性肥大细胞浸润引发的骨髓功能障碍，伴 ≥ 1 种血细胞减少（绝对中性粒细胞计数 < $1.0 \times 10^9$/L、血红蛋白 < 10 g/dL 和 / 或血小板计数 < $100 \times 10^9$/L） |
| 在非肥大细胞谱系中出现发育不良或骨髓增殖，同时伴有外周血细胞计数正常或轻度异常 | 可触及的肝肿大并伴有肝功能损害、腹水或者门静脉高压 |
| 肝肿大、脾肿大或者淋巴结肿大，且无肝功能损害或者脾功能亢进 | 骨骼受累并伴有大面积溶骨性损害 / 病理性骨折 |
| | 可触及的脾肿大伴脾功能亢进 |
| | 因胃肠道肥大细胞浸润所致的吸收不良及体重减轻 |

259

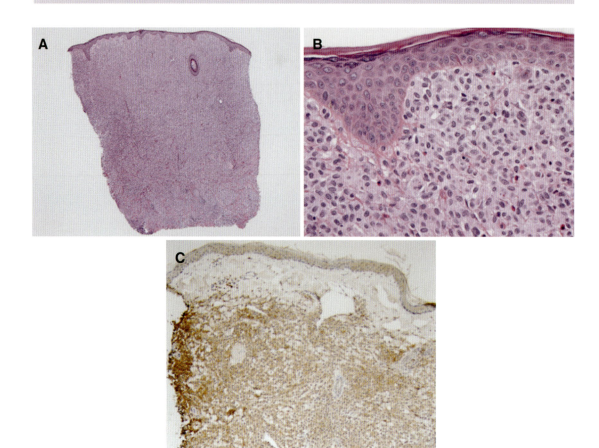

图 21.1　皮肤肥大细胞瘤。
（A–C）患儿，男，2 个月。孤立结节的钻孔活检样本显示，密集的肥大细胞浸润占据了整个真皮层，并延伸至活检组织的边缘（A，H & E 染色，皮肤，4 倍放大）。高倍镜显示存在成片的非典型肥大细胞，其细胞质丰富、嗜酸性，细胞核呈椭圆形；此外，还可见少量嗜酸性粒细胞。请注意表皮未受伤（B，H & E 染色，皮肤，60 倍放大）。CD25 染色可以显示这些肥大细胞（C，CD25 染色，皮肤，10 倍放大）。

胞表达 CD25，伴或不伴 CD2 的表达。

4. 血清总类胰蛋白酶持续 > 20 ng/mL（除非伴有髓系肿瘤）。

系统性肥大细胞增多症的变异型可依据 B 和 C 两类表现加以区分[6]：

皮肤肥大细胞增多症包含以下几种类型[3]（图 21.1–21.3）：

1. 斑丘疹型皮肤肥大细胞增多症（包括色素性荨麻疹）。

2. 弥漫性皮肤肥大细胞增多症。

3. 皮肤肥大细胞瘤。

依据 WHO 的分类，系统性肥大细胞增

多症的亚型包括[6]：

①惰性全身性肥大细胞增多症（≤ 1 项 B 类表现，且无 C 类表现）。

②骨髓肥大细胞增多症（仅骨髓受累）。

③缓慢进展型系统性肥大细胞增多症（≥ 2 个 B 类表现但无 C 类表现）。

④伴有相关血液系统肿瘤的系统性肥大细胞增多症（典型病例包括急性髓系白血病 [AML]、骨髓增生异常综合征 [MDS]、骨髓增殖性肿瘤 [MPN] 以及骨髓增生异常/骨髓增殖性肿瘤 [MDS/MPN]）。

⑤侵袭性系统性肥大细胞增多症（≥ 1

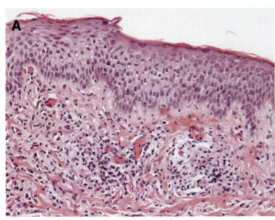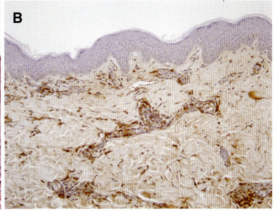

**图 21.2　色素性荨麻疹 / 斑丘疹性皮肤肥大细胞增多症。**
（A−B）患儿，男，4 岁，表现为斑疹，活检显示真皮层存在非典型浸润，由梭形肥大细胞与少量淋巴细胞混合构成（A，H&E 染色，皮肤，30 倍放大）。相应的类胰蛋白酶免疫染色显示集中分布于血管周围但同时也散在分布于真皮内的肥大细胞（B，类胰蛋白酶染色，皮肤，20 倍放大）。

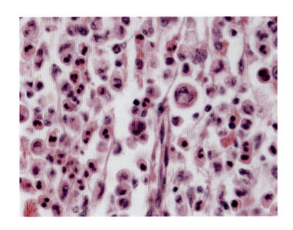

**图 21.3　肥大细胞肉瘤。**
患儿，2 岁。表现为颅骨底部侵蚀性软组织肿块。活检显示成片的多形性细胞（H & E 染色，颅骨肿块，100 倍放大）。一系列免疫组化染色显示其为肥大细胞谱系，其中包括类胰蛋白酶的表达（未显示）。基于肿瘤细胞极度的细胞形态学的异型性，确诊为肥大细胞肉瘤。

个 C 类表现）。

　　⑥肥大细胞白血病（骨髓中肥大细胞占比≥ 20%）。

　　在儿科学范畴内，惰性系统性肥大细胞增多症系常见的系统性肥大细胞增多症亚型之一（图 21.4 和 21.5）。然而，为数

不多的儿科病例系列报道指出，伴有 t(8;21) 易位的系统性肥大细胞增多症与 AML 相关，即可能在确诊白血病时 [7 − 9]，也可能在治疗之后才发现 [10]（图 21.6 和 21.7）。

# 二、慢性嗜酸性粒细胞白血病，未特指型

　　慢性嗜酸性粒细胞白血病，未特指型（CEL，NOS）属于一种骨髓增殖性肿瘤（MPN），其特征是嗜酸性粒细胞的克隆性增殖。依据 2016 年世界卫生组织（WHO）的分类，需要满足以下五项诊断标准 [11]。

1. 嗜酸性粒细胞计数≥ $1.5 \times 10^9$/L。

2. 不符合世界卫生组织（WHO）对于其他 MPN、慢性粒单核细胞白血病以及 BCR−ABL1 阴性非典型慢性粒细胞白血病的诊断标准。

3. 无 PDGFRA、PDGFRB 或 FGFR1 基因重排，无 PCM1−JAK2、ETV6−JAK2 或 BCR−JAK2 融合。

4. 在外周血和骨髓中，原始细胞 < 20%，无 inv(16)(p13.1.q22)、t(16;16)(p13.1;q22)、

261

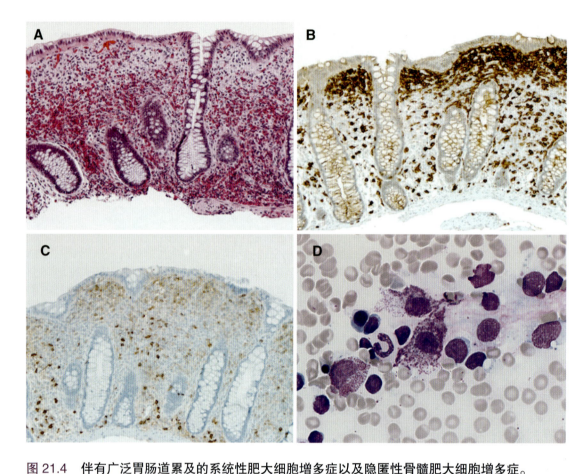

图 21.4 伴有广泛胃肠道累及的系统性肥大细胞增多症以及隐匿性骨髓肥大细胞增多症。
（A–D）患儿，女，5 岁，表现为腹痛与腹泻的症状。结肠活检结果显示，在固有层内存在密集的肥大细胞浸润，且伴有大量的嗜酸性粒细胞（A，H & E 染色，结肠，20 倍放大）。CD117 免疫组化染色结果显示，呈带状浸润（B，CD117 染色，结肠，20 倍放大）区域中有明显增多的肥大细胞。相反，在带状浸润区域的肥大细胞中，胰蛋白酶免疫组化染色呈阴性或弱阳性。肥大细胞同样表达 CD25（未显示）。因此，CD117 被认为是胃肠道活检中肥大细胞的更好的筛查标志物（C，胰蛋白酶染色，结肠，20 倍放大）。
值得关注的是，骨髓穿刺涂片显现罕见的纺锤形肥大细胞，其中有两个处于图像中心，与正常肥大细胞相比，其颗粒含量较少。同时可见三系造血（D，Wright–Giemsa 染色，骨髓穿刺涂片，60 倍放大）。然而，骨髓活检仅显示少量散在的正常圆形肥大细胞（未显示）。

t(8;21)(q22;q22.1) 以及其他急性髓系白血病的诊断特征。

5. 存在克隆性细胞遗传学或分子遗传学异常或者原始细胞在外周血细胞中占比 ≥ 2%，或在有核骨髓细胞中占比 ≥ 5%。

该病的嗜酸性粒细胞可能表现出异常的颗粒化（细胞质中存在无颗粒的区域）、细胞质空泡化、核分叶减少或者增多以及

细胞体积增大。鉴于嗜酸性粒细胞释放出细胞因子、酶以及其他蛋白质，CEL，NOS 中通常会产生终末器官损伤[11]。在儿科范畴内，CEL，NOS 必须与特发性嗜酸性粒细胞增多综合征（iHES）相鉴别，而后者不存在克隆性（图 21.8）。此外，在无克隆性且无终末器官损伤的病例当中，使用"特发性嗜酸性粒细胞增多症"这一术语，必须排除继发性嗜酸性粒细胞增多的原因。

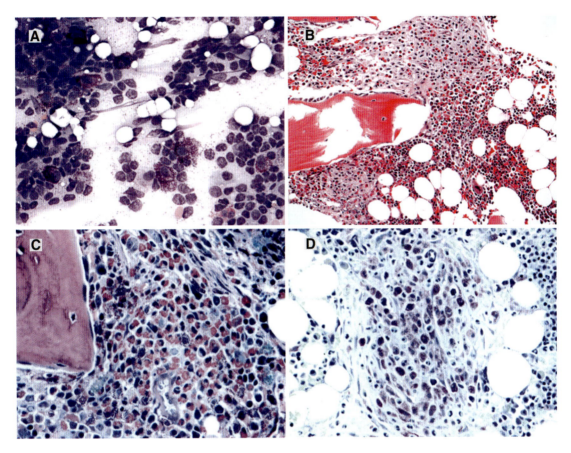

**图 21.5　惰性系统性肥大细胞增多症。**
（A–D）于骨髓穿刺涂片中，肥大细胞往往在骨髓小粒内部及其紧邻区域被识别出来，如图所示，患儿，男，12 岁。有色素性荨麻疹病史，其食管和胃活检中肥大细胞增多，并且类胰蛋白酶水平＞ 200 ng/mL。这些肥大细胞具有圆形或细长的细胞核，其细胞质内存在大量颗粒（A，Wright–Giemsa 染色，骨髓穿刺涂片，400 倍放大）。于其骨髓活检显示小梁旁肥大细胞聚集，包括部分纺锤形细胞，与嗜酸性粒细胞混合存在，并伴有纤维化（B，H&E 染色，骨髓活检，200 倍放大）。这些肥大细胞中的异染性颗粒通过 Giemsa 染色（C，Giemsa 染色，骨髓活检，400 倍放大）以及甲苯胺蓝染色（D，甲苯胺蓝染色，骨髓活检，400 倍放大）突显出来。

## 三、髓系 / 淋巴系肿瘤伴嗜酸性粒细胞增多及 PDGFRA、PDGFRB 或 FGFR1 基因重排，或伴 PCM1–JAK2 融合

　　此类伴有上述基因重排的髓系和 / 或淋巴系肿瘤在临床上归为异质性疾病。多数病例与嗜酸性粒细胞增多相关，其中的细胞可能表现出与 CEL 相似的异常，然而亦有报道指出部分病例存在无嗜酸性粒细胞增殖。确诊的时候，该肿瘤可能表现为典型的骨髓增殖性肿瘤（MPN）、非典型慢性髓性白血病（CML）、慢性粒–单核细胞白血病（CMML）、慢性嗜酸性粒细胞白血病（CEL）、急性髓系白血病（AML），以及 T 细胞或 B 细胞淋巴母细胞白血病 / 淋巴瘤[12]。其起源细胞系为多能淋巴 / 髓系干细胞[13]。总体来讲，这类疾病由涉

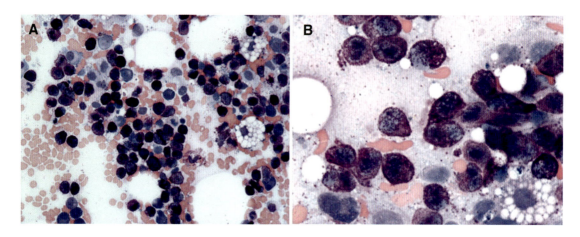

图 21.6　伴有相关血液系统肿瘤（急性髓系白血病，伴有 t(8;21)(q22;q22.1) 易位；RUNX1 – RUNX1T1）的系统性肥大细胞增多症。

（A – B）患儿，男，10 岁。诊断为伴有 t(8;21) 染色体易位的 AML。在他诱导治疗末期的骨髓穿刺涂片中，未显现出残留 AML 的证据，但含有约 50% 的肥大细胞（A，Wright–Giemsa 染色，骨髓穿刺涂片，400 倍放大）。于高倍镜下可见，这些肥大细胞处于未成熟状态，其细胞核细长且凹陷，符合前肥大细胞的特征（B，Wright–Giemsa 染色，骨髓穿刺涂片，1000 倍放大）。流式细胞术显示，肥大细胞表达 CD2、CD25，CD117，呈强阳性。

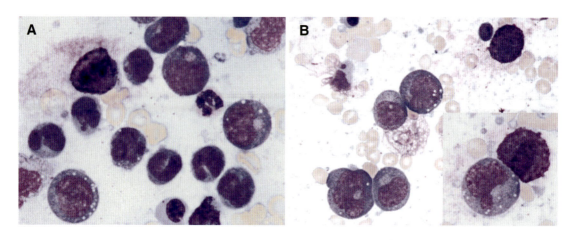

图 21.7　伴有相关血液系统肿瘤（慢性粒 – 单核细胞白血病）的系统性肥大细胞增生症，进展为伴有骨髓增生异常相关改变的急性髓系白血病。

（A–B）患儿，女，12 岁。骨髓涂片如图所示，患儿有混合性生殖细胞肿瘤病史，在接受化疗后出现哮喘、心动过速及潮红等症状。其血清类胰蛋白酶水平升高。鉴于出现全血细胞减少，遂实施了骨髓穿刺检查，检查结果显示增多的原始细胞和早幼粒细胞，符合慢性粒 – 单核细胞白血病 –2 的诊断标准，正如图像所示，非典型单核细胞和早幼粒细胞增多。在左上角，可见一个未成熟的肥大细胞（前肥大细胞），其形态呈圆形，细胞核存在凹陷。此时，肥大细胞占全部有核细胞的 5%，CD117 和类胰蛋白酶免疫组化染色并结合活检显示肥大细胞占 10% ~ 15% 且伴有 CD25 共表达。KIT D816H 呈阳性，染色体核型为复杂核型，并伴有 12p 等臂染色体（A，Wright–Giemsa 染色，骨髓穿刺涂片，200 倍放大）。四个月后，后续的骨髓穿刺检查结果表明，原始细胞和早幼单核细胞占比为 24%，肥大细胞占 7%，这意味着该患者的相关血液肿瘤已进展为伴有骨髓增生异常相关改变的急性髓系白血病。骨髓穿刺的结果显示，原始细胞和原始细胞样细胞数量增多，在右上角以及插图（B，Wright–Giemsa 染色，骨髓穿刺，125 倍放大；插图 200 倍放大）中存在一个未成熟的肥大细胞。

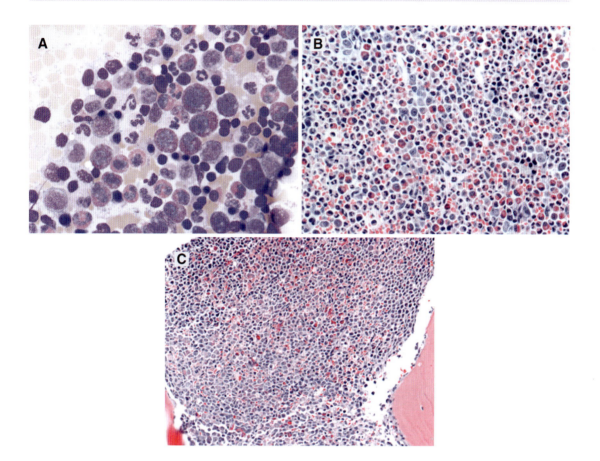

图 21.8　嗜酸性粒细胞增多症。

（A）患儿，女，15 岁。骨髓穿刺涂片显示，骨髓嗜酸性粒细胞显著增多，占骨髓成分的 30%，其中包括成熟的嗜酸性粒细胞和嗜酸性粒细胞。偶尔可见发育异常的特征，其中包括细胞核的过度分叶。患者所有基因检测结果皆呈阴性，并且嗜酸性粒细胞增多被认为是反应性的（Wright–Giemsa 染色、骨髓穿刺涂片，100 倍放大）。

（B）患儿，女，16 岁。有高血压危象、慢性肾功能不全、心脏功能异常以及嗜酸性粒细胞增多症超过一年的病史，其骨髓活检显示骨髓细胞增生过度，伴有显著的嗜酸性粒细胞增多，其中包括颗粒稀疏的非典型嗜酸性粒细胞。红细胞生成以及髓系造血功能正常。在排除嗜酸性粒细胞增多病因后，她被诊断为特发性嗜酸性粒细胞增多综合征（H&E 染色，骨髓活检，400 倍放大）。

（C）在随后的五年随访中，图 21.8B 中的患者出现了更为严重的疲劳和厌食症状。她的白细胞计数升高至 $176.5 \times 10^9$/L，其中嗜酸性粒细胞占 61%，原始细胞仅占 3%。骨髓穿刺涂片显示，髓系和嗜酸性粒细胞增生伴发育异常、轻度红细胞生成不良，且髓系原始细胞数量增加，计数达 17%。在常规活检中，她的骨髓细胞增多，其中未成熟细胞和嗜酸性粒细胞增加。再次经由染色体核型分析、荧光原位杂交（FISH）和分子检测，均未发现遗传异常，故而诊断为"CEL，NOS"（H&E 染色，骨髓活检，400 倍放大）。

及 PDGFRA、PDGFRB、FGFR1 或 PCM1–JAK2 的融合产物予以定义。若伴有嗜酸性粒细胞增多的肿瘤未出现涉及这些基因的重排，那么它们将被归类为慢性嗜酸性粒细胞白血病未特指型（CEL，NOS）。[11, 13]

于大多数具有 PDGFRA 基因重排的病例而言，具有由 CHIC2 基因缺失所导致的隐匿性 FIP1L1–PDGFRA 融合，从而致使酪氨酸激酶持续激活；其他病例或许存在变异的 PDGFRA 融合或者 PDGFRA 的激

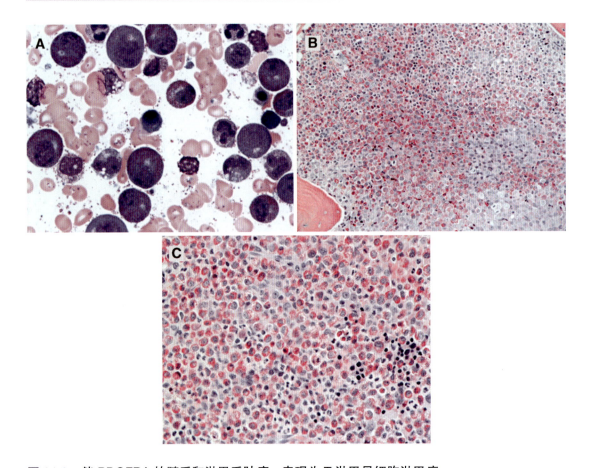

图 21.9 伴 PDGFRA 的髓系和淋巴系肿瘤，表现为 T 淋巴母细胞淋巴瘤。
（A－C）患儿，男，17 岁，有外周血白细胞增多及嗜酸性粒细胞增多（7.53×10⁹/L）病史，近期出现体重减轻及腹股沟淋巴结肿大。淋巴结活检的组织学评估显示为 T 淋巴母细胞淋巴瘤。分期骨髓检查表明，骨髓呈现粒细胞增生，有许多成熟的嗜酸性粒细胞，而形态学或流式细胞术检测，未见淋巴母细胞增多（A，Wright–Giemsa 染色，骨髓穿刺液，1000 倍放大）。骨髓常规活检同样显示细胞过度增殖，嗜酸性粒细胞显著增多，并且粒细胞出现核左移（H&E 染色，骨髓活检，B－200 倍放大，C－400 倍放大）。通过对骨髓穿刺涂片的荧光原位杂交检测可知，84% 的细胞存在 4q12 缺失，这与因 CHIC2 缺失进而生成 FIP1L1–PDGFRA 融合产物相符合。

活突变。通常存在外周血嗜酸性粒细胞增多，骨髓细胞增多，包含成熟及未成熟的嗜酸性粒细胞；通常不存在显著的病态造血，且原始细胞通常不增多[14-16]。极少数病例表现为无嗜酸性粒细胞增多，但表现为 T 淋巴母细胞白血病或淋巴瘤[17]（图 21.9）。

目前已确定有 30 多种基因可与 PDGFRB 发生融合[18]。此类情况的唯一例外是，若融合伴侣基因导致出现类似 BCR－ABL1 的 B 淋巴细胞白血病，则应按此类白血病进行分类。目前仅报道了极少数有关儿童髓系／淋巴系肿瘤中 PDGFRB 重排的病例，其融合伴侣包括 CCDC88C、GOLGA4、BIN2 以及 TPM3 等基因[19-21]。这些病例的骨髓表现为嗜酸性粒细胞增多，但无病态造血（图 21.10）。嗜中性粒细胞增多和／或单核细胞增多的情形亦有可能存在。有一病例同时罹患骨髓增殖性肿瘤（MPN）与淋巴结 T 淋巴母细胞淋巴瘤[20]。

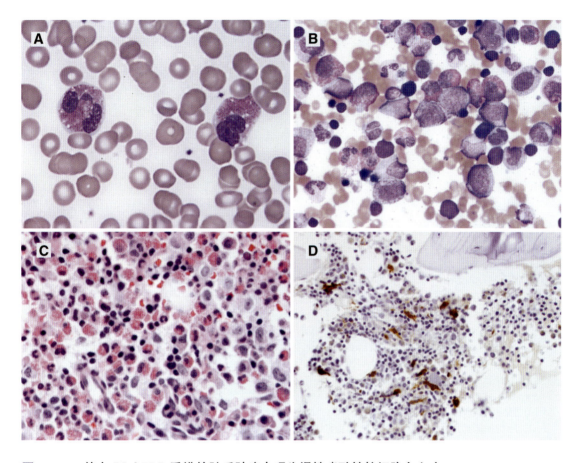

**图 21.10 伴有 PDGFRB 重排的髓系肿瘤表现为慢性嗜酸性粒细胞白血病。**

（A）患儿，男，3 岁。表现为肝脾肿大、白细胞计数正常、轻度正细胞性贫血以及血小板计数正常，但其嗜酸性粒细胞绝对值高达 1.43×10⁹/L。外周血涂片可见非典型的成熟嗜酸性粒细胞，其嗜酸性颗粒分布不均匀，细胞质内存在小空泡，并且核分叶异常。通过荧光原位杂交（FISH）对 PDGFRB 进行检测的结果显示，6.5% 的细胞出现了重排（Wright-Giemsa 染色，外周血，200 倍放大）。

（B）骨髓穿刺涂片显示存在三系造血，嗜酸性粒细胞数量增多，其中包括部分具有单核叶状核的未成熟大细胞。此外，还可见少量含嗜碱性颗粒（花斑细胞）的细胞。M:E 比值处于正常范围（Wright-Giemsa 染色，骨髓穿刺，100 倍放大）。

（C）骨髓活检结果表明，细胞密度为 90%，三系造血正常，嗜酸性粒细胞增多（H&E 染色，骨髓活检，100 倍放大）。

（D）类胰蛋白酶免疫组化染色，显示了分散的纺锤形肥大细胞，且未形成簇集。存在 CD25 表达（未展示）。在 PDGFRA、PDGFRB 或 FGFR1 发生重排的髓系和淋巴系肿瘤中，可能会发现 CD25 阳性的肥大细胞（类胰蛋白酶染色，骨髓活检，50 倍放大）。

　　具有 FGFR1 重排的髓系/淋巴系肿瘤，又称为 8p11 骨髓增殖综合征，在儿科范畴中属于异质性疾病，可表现为 MPN、MDS/MPN、AML、混合表型急性白血病，或者 T 细胞或 B 细胞淋巴母细胞淋巴瘤/白血病。FGFR1 拥有多个融合伴侣，包括 BCR、ZMYM2（亦称 ZNF198）以及 CNTRL 基因 [22-26]。在儿科病例中，存在白细胞增多且伴有嗜酸性粒细胞增多，伴或不伴单核细胞增多或中性粒细胞增多 [23-26]。此类儿科病例表现为 MPN、MDS/MPN、CMML、非典型 CML 以及 AML。T 淋巴母细胞淋巴瘤更常见于 ZMYM2-FGFR1 融合中[27]。

伴有 PCM1 - JAK2 的髓系 / 淋巴系肿瘤是 2016 年世界卫生组织（WHO）分类中的一种暂定病种，也可能包括如 ETV6 - JAK2 或 BCR - JAK2 等变异融合情况[13]。这些融合会导致 JAK2 的酪氨酸激酶结构域持续激活。这些肿瘤通常表现为外周血和骨髓嗜酸性粒细胞增多。虽然大多数病例发生在成年人中，且具有不典型慢性髓系白血病（CML）、急性髓系白血病（AML）和慢性嗜酸性粒细胞白血病（CEL）的特征，但也有一例儿童急性红系白血病的病例被报道[28]。

# 参考文献

1.  Arber DA, Orazi A, Hasserjian RP, Brunning RD, Le Beau MM, Porwit A, et al. Introduction and overview of the classification of myeloid neoplasms. In Swerdlow SH, Campo E, Harris NL, Jaffe ES, Pileri SA, Stein H, et al., eds. WHO classification of tumours of haematopoietic and lymphoid tissues. Lyon: IARC Press; 2017:16–27.
2.  Vardiman JW, Brunning RD, Arber DA, Le Beau MM, Porwit A, Tefferi A, et al. Introduction and overview of the classification of the myeloid neoplasms. In Swerdlow SH, Campo E, Harris NL, Jaffe ES, Pileri SA, Stein H, et al., eds. WHO classification of tumours of haematopoietic and lymphoid tissues. Lyon: IARC Press; 2008:18–30.
3.  Hartmann K, Escribano L, Grattan C, Brockow K, Carter MC, Alvarez-Twose I, et al. Cutaneous manifestations in patients with mastocytosis: Consensus report of the European Competence Network on Mastocytosis; the American Academy of Allergy, Asthma & Immunology; and the European Academy of Allergology and Clinical Immunology. J Allergy Clin Immunol. 2016; 137(1): 35–45.
4.  Carter MC, Bai Y, Ruiz-Esteves KN, Scott LM, Cantave D, Bolan H, et al. Detection of KIT D816V in peripheral blood of children with manifestations of cutaneous mastocytosis suggests systemic disease. Br J Haematol. 2018; 183(5): 775–82.
5.  Carter MC, Clayton ST, Komarow HD, Brittain EH, Scott LM, Cantave D, et al. Assessment of clinical findings, tryptase levels, and bone marrow histopathology in the management of pediatric mastocytosis. J Allergy Clin Immunol. 2015; 136(6): 1673–9 e3.
6.  Horny H-P, Akin C, Arber DA, Peterson LC, Tefferi A, Metcalfe DD, et al. Mastocytosis. In Swerdlow SH, Campo E, Harris NL, Jaffe ES, Pileri SA, Stein H, et al., eds. WHO classification of tumours of haematopoietic and lymphoid tissues. Lyon: IARC Press; 2017:62–9.
7.  Gadage VS, Kadam Amare PS, Galani KS, Mittal N. Systemic mastocytosis with associated acute myeloid leukemia with t (8; 21) (q22; q22). Indian J Pathol Microbiol. 2012; 55(3): 409–12.
8.  Johnson RC, Savage NM, Chiang T, Gotlib JR, Cherry AM, Arber DA, et al. Hidden mastocytosis in acute myeloid leukemia with t(8;21)(q22;q22). Am J Clin Pathol. 2013; 140(4): 525–35.
9.  Rabade N, Tembhare P, Patkar N, Amare P, Arora B, Subramanian PG, et al. Childhood systemic mastocytosis associated with t (8; 21) (q22; q22) acute myeloid leukemia. Indian J Pathol Microbiol. 2016; 59(3): 407–9.
10. Mahadeo KM, Wolgast L, McMahon C, Cole PD. Systemic mastocytosis in a child with t(8;21) acute myeloid leukemia. Pediatr Blood Cancer. 2011; 57(4): 684–7.
11. Bain BJ, Horny H-P, Hasserjian RP, Orazi A. Chronic eosinophilic leukaemia, NOS. In Swerdlow SH, Campo E, Harris NL, Jaffe ES, Pileri SA, Stein H, et al., eds. WHO classification of tumours of haematopoietic and lymphoid tissues. Lyon: IARC Press; 2017:54–6.
12. Patterer V, Schnittger S, Kern W, Haferlach T,

Haferlach C. Hematologic malignancies with PCM1-JAK2 gene fusion share characteristics with myeloid and lymphoid neoplasms with eosinophilia and abnormalities of PDGFRA, PDGFRB, and FGFR1. Ann Hematol. 2013; 92(6): 759–69.

13. Bain BJ, Horny H-P, Arber DA, Tefferi A, Hasserjian RP. Myeloid/lymphoid neoplasms with eosinophilia and rearrangement of PDGFRA, PDGFRB or FGFR1, or with PCM1-JAK2. In Swerdlow SH, Campo E, Harris NL, Jaffe ES, Pileri SA, Stein H, et al., eds. WHO classification of tumours of haematopoietic and lymphoid tissues. Lyon: IARC Press; 2017:72–9.

14. Farruggia P, Giugliano E, Russo D, Trizzino A, Lorenzatti R, Santoro A, et al. FIP1L1-PDGFRalpha- positive hypereosinophilic syndrome in childhood: A case report and review of literature. J Pediatr Hematol Oncol. 2014; 36(1): e28–e30.

15. Rathe M, Kristensen TK, Moller MB, Carlsen NL. Myeloid neoplasm with prominent eosinophilia and PDGFRA rearrangement treated with imatinib mesylate. Pediatr Blood Cancer. 2010; 55(4): 730–2.

16. Rives S, Alcorta I, Toll T, Tuset E, Estella J, Cross NC. Idiopathic hypereosinophilic syndrome in children: Report of a 7-year-old boy with FIP1L1-PDGFRA rearrangement. J Pediatr Hematol Oncol. 2005; 27(12): 663–5.

17. Oberley MJ, Denton C, Ji J, Hiemenz M, Bhojwani D, Ostrow D, et al. A neoplasm with FIP1L1-PDGFRA fusion presenting as pediatric T-cell lymphoblastic leukemia/lymphoma without eosinophilia. Cancer Genet. 2017; 216–17: 91–9.

18. Reiter A, Gotlib J. Myeloid neoplasms with eosinophilia. Blood. 2017; 129(6): 704–14.

19. Abraham S, Salama M, Hancock J, Jacobsen J, Fluchel M. Congenital and childhood myeloproliferative disorders with eosinophilia responsive to imatinib. Pediatr Blood Cancer. 2012; 59(5): 928–9.

20. Bielorai B, Leitner M, Goldstein G, Mehrian-Shai R, Trakhtenbrot L, Fisher T, et al. Sustained response to imatinib in a pediatric patient with concurrent myeloproliferative disease and lymphoblastic lymphoma associated with a CCDC88C-PDGFRB fusion gene. Acta Haematol. 2019; 141(2): 119–27.

21. Hidalgo-Curtis C, Apperley JF, Stark A, Jeng M, Gotlib J, Chase A, et al. Fusion of PDGFRB to two distinct loci at 3p21 and a third at 12q13 in imatinib-responsive myeloproliferative neoplasms. Br J Haematol. 2010; 148(2): 268–73.

22. Brown LM, Bartolo RC, Davidson NM, Schmidt B, Brooks I, Challis J, et al. Targeted therapy and disease monitoring in CNTRL-FGFR1-driven leukaemia. Pediatr Blood Cancer. 2019; 66(10): e27897.

23. Chen X, Zhang Y, Li Y, Lei P, Zhai Y, Liu L. Biphenotypic hematologic malignancy: A case report of the 8p11 myeloproliferative syndrome in a child. J Pediatr Hematol Oncol. 2010; 32(6): 501–3.

24. Dolan M, Cioc A, Cross NC, Neglia JP, Tolar J. Favorable outcome of allogeneic hematopoietic cell transplantation for 8p11 myeloproliferative syndrome associated with BCR-FGFR1 gene fusion. Pediatr Blood Cancer. 2012; 59 (1): 194–6.

25. Lv H, Hu S, Lu J, Zhai Q, Zhai Z, Du Z, et al. Precursor T-lymphoblastic lymphoma associated with t(8;9)(p11.2; q33): A case report and review of the literature. Acta Haematol. 2018; 139(3): 176–82.

26. Wong WS, Cheng KC, Lau KM, Chan NP, Shing MM, Cheng SH, et al. Clonal evolution of 8p11 stem cell syndrome in a 14-year-old Chinese boy: A review of literature of t(8;13) associated myeloproliferative diseases. Leuk Res. 2007; 31(2): 235–8.

27. Macdonald D, Reiter A, Cross NC. The 8p11 myeloproliferative syndrome: A distinct clinical entity caused by constitutive activation of FGFR1. Acta Haematol. 2002; 107(2): 101–7.

28. Murati A, Gelsi-Boyer V, Adelaide J, Perot C, Talmant P, Giraudier S, et al. PCM1-JAK2 fusion in myeloproliferative disorders and acute erythroid leukemia with t(8;9) translocation. Leukemia. 2005; 19 (9): 1692–6.

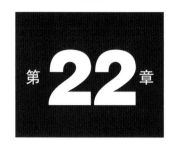

第**22**章　组织细胞病变

Kudakwashe Chikwava

## 一、概述

　　组织细胞病变包括许多罕见的相关及不相关的细胞增殖病变，这些细胞被认为源自巨噬细胞（如噬血细胞性淋巴组织细胞增多症）或者与巨噬细胞具备相同的免疫表型，也有来源于树突状细胞（如幼年性黄色肉芽肿）。这些病变能够累及任何器官，进而引发多种临床表现及预后，范围从局部偶发的自限性病变到多系统的致命性病变，后者需要化疗或其他积极的治疗。近年来，对组织细胞病变的理解所取得的进展，为组织细胞疾病的病理生理学研究注入了新的活力，其揭示了许多不同的病变在 MAPK 通路中存在 BRAF 或其他基因的重叠突变[1]。2016年，组织细胞协会推出了一个修订的分类系统，在此系统中，组织细胞疾病依据临床、放射学、组织病理学、免疫表型以及遗传 / 分子特征被分为五类（汇总于表 22.1）[2]。本章大致依循这一新的分类系统，列举和阐述代表小儿组织细胞病变的主要病变实例。

## 二、朗格汉斯细胞组织
　　细胞增生症

　　朗格汉斯细胞组织细胞增生症（LCH）属于一种细胞克隆性增殖病变，其免疫表型与朗格汉斯细胞相近，且在电子显微镜下可见伯贝克颗粒。目前认为，其细胞起源于骨髓中的髓系祖细胞。局限性 LCH 最为常见的受累部位为骨骼，其次是皮肤、

表 22.1　组织细胞学会提出的组织细胞病变修订分类概要

**1 L组（朗格汉斯病）**
　–朗格汉斯细胞组织细胞增生症（LCH）
　–未定类细胞组织细胞增生症（ICH）
　–Erdheim–Chester 病（ECD）
　–混合型 LCH–ECD

**2 C组（皮肤与黏膜的非朗格汉斯细胞组织细胞增生症）**
　a. 皮肤非朗格汉斯细胞组织细胞增生症（non-LCH）
　　i. 黄色肉芽肿家族
　　　–幼年型黄色肉芽肿
　　　–成年型黄色肉芽肿
　　　–单发性网状组织细胞瘤
　　　–良性头部组织细胞增生症
　　　–全身性发疹性组织细胞增生症
　　　–进行性结节性组织细胞增生症
　　ii. 非黄色肉芽肿家族
　　　–皮肤型 Rosai–Dorfman 病
　　　–坏死性黄色肉芽肿
　　　–其他未特指的皮肤组织细胞增生症
　b. 具有主要系统性成分的皮肤非朗格汉斯细胞组织细胞增生症
　　i. 黄色肉芽肿病家族
　　　–播散性黄色肉芽肿
　　ii. 非黄色肉芽肿家族
　　　–多中心性网状组织细胞增生症

**3 R组［Rosai–Dorfman 病（RDD）］**
　a. 家族性 RDD
　b. 散发性 RDD
　　–经典型（淋巴结型）RDD
　　–结外 RDD
　　–肿瘤相关的 RDD
　　–免疫疾病相关 RDD
　　–未分类 RDD

**4 M组（恶性组织细胞增生症）**
　a. 原发性恶性组织细胞增生症
　b. 继发性恶性组织细胞增生症

**5 H组（噬血细胞性淋巴组织细胞增生症）**
　a. 原发性噬血细胞性淋巴组织细胞增生症（HLH）
　b. 继发性 HLH
　c. 来源不明 / 不确定的 HLH

**表 22.2 噬血细胞淋巴组织细胞增生症诊断标准（2004 年临床试验）**

1 **基因检测确认**与原发性 / 家族性噬血细胞性淋巴组织细胞增生症一致的异常（PRF1、NC13D、STXBP2、RAB27A、STX11、SH2D1A 或 XIAP）或者

2 满足以下五条或更多标准

发热

脾脏肿大

在三个细胞谱系中，有两个受到影响而导致的血细胞减少症
 – 血红蛋白 <90 g/L（<4 周婴儿：<100 g/L）
 – 血小板计数 <100 × 10⁹/L
 – 中性粒细胞 <1.0 × 10⁹/L

高甘油三酯血症或者低纤维蛋白原血症
 – 空腹甘油三酯 ≥ 3.0 mmoL/L（即 ≥ 265 mg/dL）
 – 纤维蛋白原 ≤ 1.5 g/L

骨髓、脾脏或淋巴结中的噬血细胞现象

自然杀伤细胞活性降低或缺失（依据当地实验室参考值）

铁蛋白升高（≥ 500 mg/L）

可溶性 CD25（即可溶性白细胞介素 –2 受体）升高，≥ 2,400 U/mL[4]

HLH 的诊断需要基因确认或者满足以上八项标准中的五项。

---

淋巴结以及肺。多系统疾病倾向于累及骨髓、脾脏和肝脏。LCH 的诊断基于识别病变细胞，这类细胞较大（20 ~ 25 μm）且呈椭圆形，并非像正常朗格汉斯细胞或真皮间质树突状细胞那样呈树突状。细胞核具有典型特征，呈咖啡豆状、有沟槽或呈现折叠状，染色质细腻、核仁不明显。虽然核分裂象数量不等，但通常不存在或者仅有极为轻微的核异型性。细胞质中等量，并且通常呈嗜酸性。LCH 病变的背景多样，并且常常可见到少量到大量的嗜酸性粒细胞。当数量众多时，嗜酸性粒细胞常常引发嗜酸性脓肿和形成夏科 – 雷登晶体。于早期病变中，常见中性粒细胞数量存在差异。浆细胞往往较为稀少。随着时间推移，包含多核病变细胞和破骨细胞样巨细胞在内的巨噬细胞逐渐积聚。LCH 病变的外观

会因所累及器官的不同而有所差异，这一点在本章后续内容（图 22.1 ~ 22.5）中有所体现。近期的研究进展表明，半数以上的病例存在 BRAF V600E 基因突变。那些未出现 BRAF V600E 突变的患者，似乎在 MAP2K1/ERK/ARAF 通路中存在某些其他的突变。患者死亡率最高的当属那些累及骨髓、脾脏以及肝脏等高危器官的病例。

# 三、不确定细胞组织细胞增生症

不确定细胞组织细胞增生症（ICH）属于一种极为罕见且了解甚少的疾病，其组织形态学特征与 LCH 有相似性，但又与之不同。通常认为，此为一种由朗格汉斯细胞前体细胞所构成的肿瘤性增殖。患者通常表现为多发性皮肤病变（诸如丘疹、结节或斑块等），而淋巴结肿大或脾脏疾病较为少见。根据定义，ICH 缺失伯贝克颗粒。伯贝克颗粒的缺失与朗格汉素（Langerin）染色的阴性结果相契合，进而使得该染色法能够作为电子显微镜检查的替代方法。CD1a 呈阳性，S100 的表现不是很好。临床结局的变异性极大，既可自发性缓解，又能发展成侵袭性疾病。

# 四、Erdheim-Chester 病

Erdheim–Chester 病（ECD）是一种组织细胞疾病，其显著特征为播散性病变，与幼年黄色肉芽肿类似，且伴有独特的溶骨性和硬化性骨损害。尽管发病的平均年龄约为 55 岁，但儿科病例已有相关报道。推测起源细胞系真皮树突状细胞。有部分研究表明，在逾 50% 的病例中已确认存在 BRAF V600E 基因的克隆性及激活突变，此情况提示其与 LCH 关系密切。PI3KCA 通路的基因突变以及 NRAS 基因突变分别

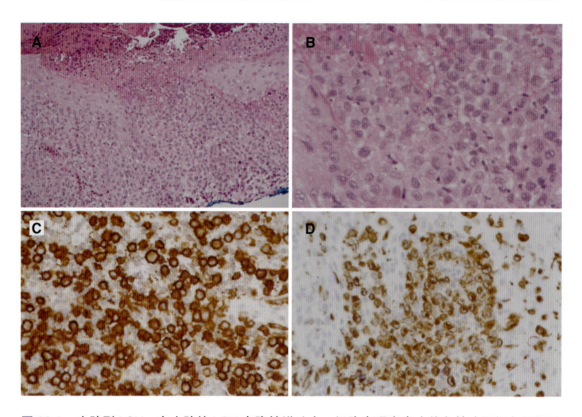

图 22.1    皮肤型 LCH。在皮肤的 LCH 克隆性增殖中，细胞表现出表皮趋向性（即倾向于累及真皮 – 表皮交界区和乳头状真皮层）。A. 该张显微照片显示了表皮趋向性与继发性表皮溃疡，此为在皮肤 LCH 中可能见到的另一特征。B. 病变中的 LCH 细胞大多呈大的圆形至椭圆形，其细胞核为典型的咖啡豆形或沟槽状。背景中往往散在分布着数量不等的嗜酸性粒细胞（400 倍放大）。C. CD1a 免疫组化染色显示为典型的强膜性染色（400 倍放大）。D. Langerin 染色显示膜和细胞质染色，偶尔存在核周小点（400 倍放大）。VE–1 免疫组化阳性（此处未予显示）提示存在 BRAF 基因突变。

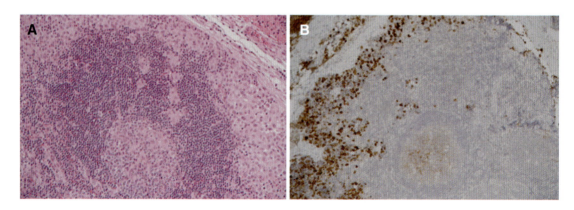

图 22.2    LCH 累及淋巴结。A. 淋巴结 LCH 的早期病变累及被膜下窦。B. CD1a 染色显示副皮质窦中存在 LCH 细胞。随着疾病的进展，最终会因副皮质的扩张而导致淋巴结结构的消失。

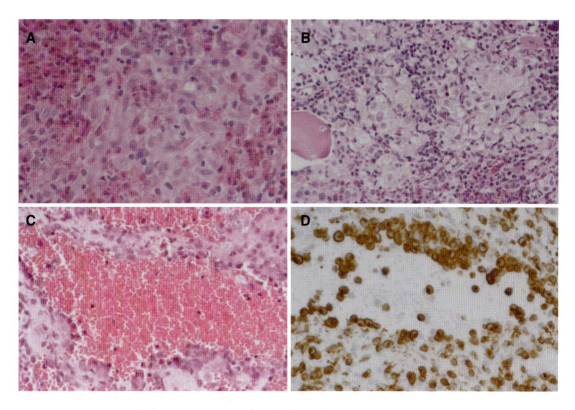

图 22.3　LCH 累及骨骼。A. LCH 细胞被富含嗜酸性粒细胞的背景所掩蔽。当嗜酸性粒细胞为主时,其会形成夏科－雷登晶体。B. 累及骨髓腔(与仅局限于皮质骨的 LCH 相比),会增加复发、对治疗无应答以及死亡的风险。这些病变,连同肝脏和脾脏的病变,均被归类为高风险类别。C. 骨型 LCH 可能出现动脉瘤样骨囊肿样区域。D. 朗格罕素染色显示,LCH 细胞排布于类似动脉瘤样骨囊肿囊性区域边缘。于骨型 LCH 中(此处未予显示),常能见到 CD1a 和朗格罕素阴性的非 LCH 多核破骨细胞样巨细胞。

在 11% 和 4% 的病例中被报道。Erdheim-Chester 病的病灶通常侵及骨骼和心血管系统(所占比例分别为 95% 和 50%)。相对而言,较少受累的区域为后腹膜腔及相关器官(肾脏、胰腺和主动脉)(占比 30%)、中枢神经系统和眼眶周围区域(20% ~ 30%)以及皮肤,尤其是眼睑(图 22.6)。

## 五、幼年型黄色肉芽肿

幼年型黄色肉芽肿(JXG)是最常见的非朗格汉斯细胞组织细胞增生症。其由具有与树突状细胞相一致的免疫表型的细胞增殖所构成。大多数病例表现为皮肤(单发或多发)或深部软组织病变,累及系统性器官(中枢神经系统、眼眶、肝脏、肺部、淋巴结以及骨髓等疾病)的情况较少。就皮肤而言,JXG 通常最先累及头部与颈部。皮肤病变通常表现为小丘疹,而软组织肿块则往往体积更大(图 22.7)。上消化道黏膜的受累通常伴有系统性器官的受累。散发型 JXG 通常于 10 岁发病,其中近半数在 1 岁以内发病。通常认为,播散性 JXG 并非由孤立的皮肤损伤发展而成(图 22.8)。已知其与 1 型神经纤维瘤病存在关联,发现同时患有 LCH 与 JXG 的患者并非鲜见。迄今为止,尚未有关于与 JXG 一致的细胞遗传学或分子遗传学变化的相关报道,并且与 LCH 和 ECD 有所不同的是,在

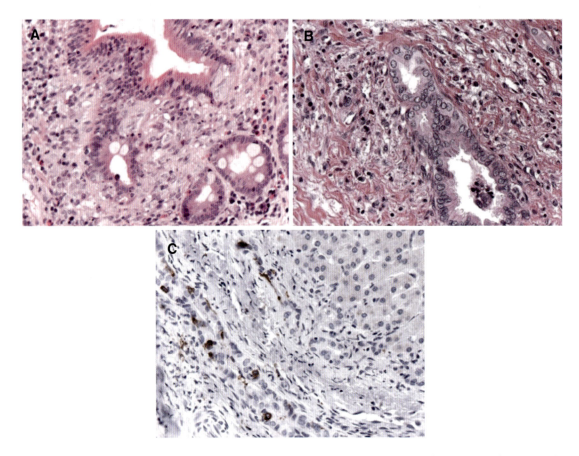

图 22.4　LCH 累及胃肠道。A. 成片的病变细胞大多占据小肠固有层。偶尔可见小巢状或单个细胞穿插于表面或腺上皮细胞与其基底膜之间的空隙（600 倍放大）。B. 早期的肝脏病变极其隐匿，往往容易被漏诊。LCH 细胞最初影响大胆管，导致硬化性胆管炎，最终向胆管系统周边迁移（600 倍放大）。C. 通常需要 CD1a 染色显示位于基底膜与胆管上皮细胞之间那些不明显的 LCH 细胞（600 倍放大）。

JXG 中尚未鉴定出 BRAF 基因突变。通常播散性 JXG 在多数情形下会自行缓解；然而，罹患中枢神经系统（CNS）疾病的患者或许会并发噬血细胞性淋巴组织细胞增生症，且预后不良。

## 六、网状组织细胞瘤

　　由于组织学和免疫表型存在显著重叠，一些人认为网状组织细胞瘤（RH）是幼年黄色肉芽肿（JXG）组织细胞疾病家族的一部分。病变通常表现为孤立的皮肤损害，但在多中心网状组织细胞瘤病例中，也可能累及黏膜和关节面（图 22.9）。

## 七、Rosai-Dorfman 病

　　Rosai-Dorfman 病（RDD）是一种罕见且尚未被充分认识的组织细胞疾病，因其典型的临床表现和淋巴结组织学特征，亦被称为伴巨大淋巴结病的窦组织细胞增生症。虽然许多患者（40%）表现为单纯的淋巴结病变，但其他患者会同时有淋巴结与淋巴结外的病变，抑或单纯的淋巴结外病变。大多数患者初诊时为儿童或青年（平均年龄 =21 岁），并且据相关报道，非洲

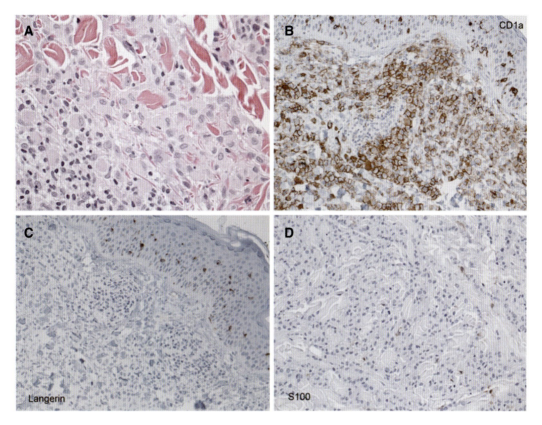

图 22.5　皮肤病变通常累及真皮层并延伸至皮下组织，这与具有表皮趋向特性的 LCH 不同。A.（600 倍放大）病变细胞与 LCH 细胞相仿，核沟及凹陷不规则。细胞质丰富且呈嗜酸性。未观察到嗜酸性粒细胞。在其他病例中，细胞可能呈梭形。有丝分裂率不一。本病例中，免疫组织化学结果显示，病变细胞对 CD1a。B.（400 倍放大）呈阳性反应，而对 Langerin 及 S100（C 和 D，分别为 200 倍和 400 倍）无反应性。

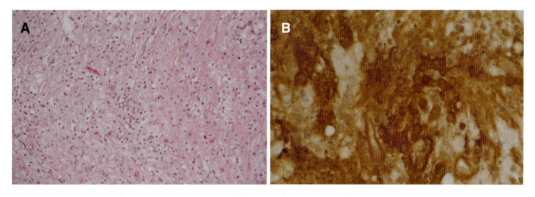

图 22.6　ECD 累及前纵隔。A. ECD 的病变特征表现为：存在组织细胞浸润，其细胞质丰富，呈泡沫状 / 黄瘤样，有时呈嗜酸性，单个小细胞核，无异型性或明显的核仁。Touton 型巨细胞（为一种多核细胞，其细胞核呈马蹄形，细胞质于周边呈泡沫状，于中心呈嗜酸性）通常难以发现。大量的纤维化（位于图片右侧）通常伴随组织细胞浸润，并且还伴有淋巴细胞、浆细胞以及中性粒细胞（200 倍放大）。B. 与 JXG 家族病变相类似，ECD 细胞表达巨噬细胞标志物，包括 CD14、CD68 以及 CD163，同时还表达树突状细胞标志物，诸如 Factor 13a（如图所示）（400 倍放大）和 fascin。CD1a 与 Langerin 呈阴性表达。多数病例中 S100 呈阴性，仅有极少量病例显示局灶性染色。存在 BRAF 基因突变的病例可能对 VE1 染色呈免疫反应性。

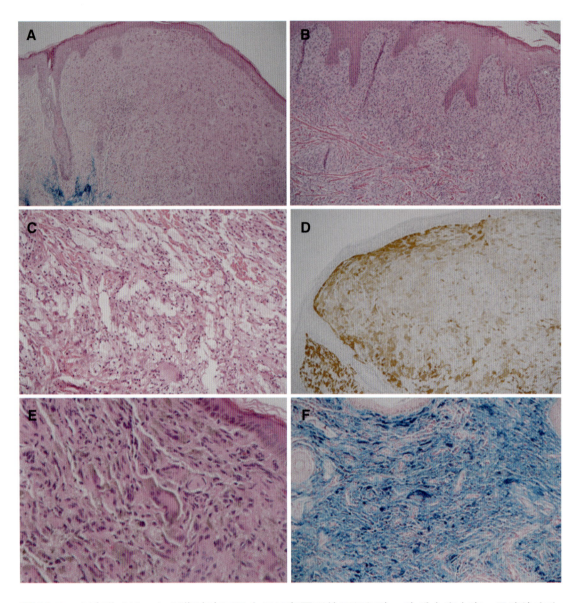

图 22.7　皮肤型 JXG。A. 早期病变可见小且呈卵圆形的组织细胞，胞质中度丰富，呈淡染空泡状，细胞核形态温和，可呈折叠状（但结构不复杂）。约 85% 的病例中可见 Touton 型巨细胞，但该细胞并非诊断必需（100 倍放大）.B. 此例早期 JXG 病变未显示 Touton 型巨细胞（200 倍放大）。　C. 病程较长的 JXG 病变中，部分组织细胞可蓄积脂质，呈现黄色瘤样外观（400 倍放大）。部分病例还可能出现细胞梭形化（本例未展示），需与皮肤纤维瘤鉴别。D. 病变细胞特征性表达 Factor 13a（染色强度不一，通常在病变周边更显著，100 倍放大）。其他阳性标记包括巨噬细胞标志物（CD14、CD68、CD163）。CD1a 和 Langerin 阴性，约 30% 病例中 S100 呈阴性或低表达且异质性明显。JXG 存在多种临床和组织学亚型，包括：含铁血黄素沉积型 JXG（本例所示）、良性头部组织细胞增生症（头颈部多发性皮肤病变）、深部 / 软组织 JXG、"巨大型" JXG（病变直径 > 2cm）、婴儿系统性 / 播散性 JXG。E 和 F 含铁血黄素沉积型 JXG 的 H&E 染色和铁染色切片（分别为 200 倍和 100 倍放大）。

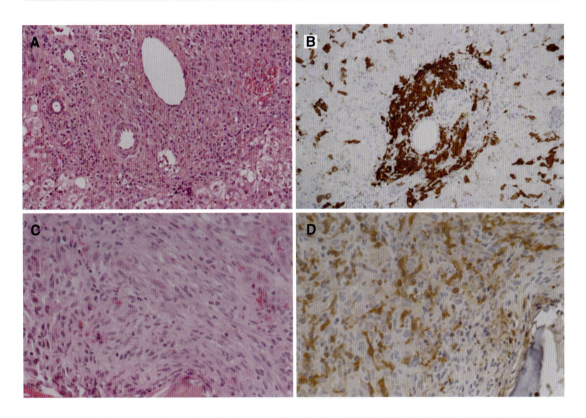

图 22.8 播散性 JXG 累及肝脏和骨髓。A. 大量中等大小的无异常的组织细胞主要浸润门管区，未侵袭胆管（100 倍放大）。B. Factor13a 染色显示门管区以及肝血窦中的组织细胞（200 倍放大）。与 LCH 不同，播散性 JXG 累及肝脏并不会导致硬化性胆管炎。C. 骨髓腔主要被梭形的组织细胞所浸润。在此情形下，病变细胞的细胞核呈现出轻微的多形性，核仁不明显。Touton 型巨细胞于皮肤外的病变中极为罕见，部分病例或可呈现明显的纤维化（200 倍放大）。D. Factor13a 染色清晰地突显了骨髓腔内的组织细胞（200 倍放大）。

裔男性更易患此病[3]。尽管 RDD 的病因尚不明确，但已有家族病例以及具有已知复发性突变病例的相关报道。其他病例已被证实与肿瘤及免疫失调相关。家族性病例中可见携带 SLC29A3 基因（导致 SLC29A3 谱系疾病的基因）和 TNFRSF 基因（引发自身免疫性淋巴增殖综合征的 FAS 基因）的胚系突变（图 22.10–22.11）。

病例（继发性 HS）则继发于淋巴瘤、白血病、骨髓增生异常或生殖细胞肿瘤（尤其是恶性畸胎瘤）。若要对 HS 进行诊断，病变细胞必须表达至少一种巨噬细胞标志物，诸如 CD68、CD163 或溶菌酶，并且朗格汉斯细胞的标志物（CD1a 和 Langerin）阴性。为排除大细胞淋巴瘤及其他恶性肿瘤，诸如黑色素瘤和癌（图 22.12），需进行一系列广泛的免疫组化染色检测。

## 八、组织细胞肉瘤

组织细胞肉瘤（HS）是一种罕见的恶性细胞增殖性疾病，细胞具有巨噬细胞的形态学和免疫表型特征。从婴儿至老年皆可发病。原发性病例为新发病例，而其他

## 九、朗格汉斯细胞肉瘤

朗格汉斯细胞肉瘤（LCS）是一种高度恶性的树突状组织细胞增殖性疾病。细胞具有朗格汉斯细胞表型，大多数病例属

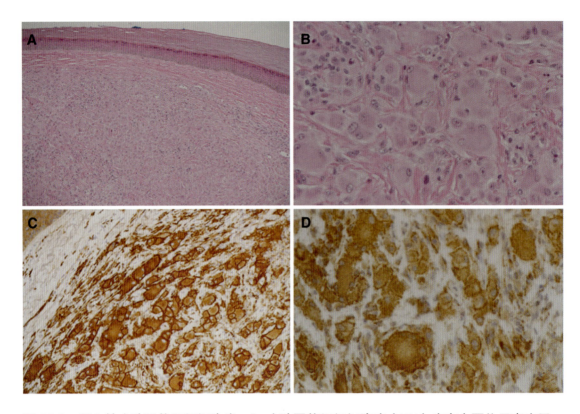

图 22.9　孤立性皮肤网状组织细胞瘤。A. 皮肤网状组织细胞瘤（RH）病变主要位于真皮层，在低倍镜（100 倍放大）下可能与幼年黄色肉芽肿（JXG）相似。B. 病变中的 RH 细胞很大（50～100μm），具有 1～3 个偏心、椭圆形或带有沟槽的细胞核，同时存在大量深嗜酸性、玻璃样、过碘酸－希夫（PAS）阳性、对淀粉酶有抵抗性的 PAS 细胞质（400 倍放大）。病变细胞对 CD163（图 C）和 CD68（图 D）呈阳性反应（分别为 200 倍和 400 倍放大）。

于原发性，而仅有极少数病例源自既往的 LCH 病变或淋巴瘤。大多数患者为中年人，但是儿童病例已有相关报道。大多数病例表现为侵袭性的软组织或淋巴结肿瘤，抑或表现为多器官受累（脾脏、肝脏、肺部以及骨髓等疾病）。预后往往较差（图 22.13）。

## 十、噬血细胞性淋巴组织细胞增生症

　　噬血细胞性淋巴组织细胞增生症（HLH）包括多种免疫紊乱疾病，其显著特征是活化的巨噬细胞和 T 淋巴细胞的不受控制地积聚，并且伴有炎症细胞因

子的上调。无论是家族性的还是散发性的 HLH，鉴于其发病率较低且临床特征不一致，往往难以诊断。1994 年，组织细胞学会制定了标准诊断标准，并于 2004 年予以修订。原发性噬血细胞性淋巴组织细胞增多症（HLH）患者通常是有显著家族病史或已知遗传病因的婴儿或幼儿。不过，成人病例也越来越常见。对于这些患者而言，若不进行造血干细胞移植，长期存活的可能性不大。感染（如巨细胞病毒或 EB 病毒）、恶性肿瘤或接种疫苗可能会引发该病，但触发因素往往并不明确。继发性 HLH 通常呈散发性，大多发生在无 HLH 家族病史或已知遗传病因的大龄儿童或成人中。在病情最为严重的情况下，继发性 HLH 的死

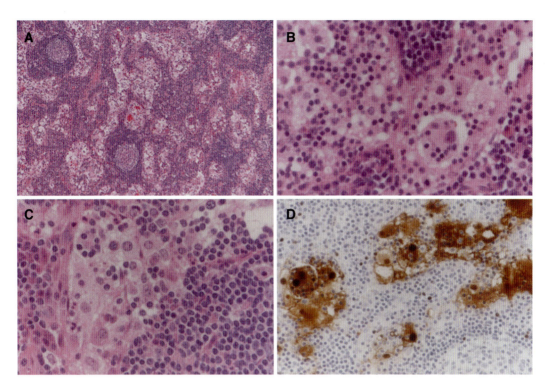

图 22.10　淋巴结 RDD。A. 低倍放大（100 倍）显示淋巴结结构保存，但窦腔明显扩张，内有大量大型组织细胞，其细胞质丰富，呈淡染至透明状（图 B 和图 C）（200 倍和 400 倍放大）。病变细胞体积非常大（直径 >75μm），具有大的偏心性淡染核，核内有单个明显的中央核仁。这些细胞还可见嗜红细胞现象（完整白细胞存在于细胞质空泡内 / 在其中移动），背景中有各种炎症细胞（浆细胞、成熟淋巴细胞和中性粒细胞）。D. 病变细胞 S100 染色强阳性（400 倍）（CD68 和 CD163 染色也呈阳性，但 CD1a 染色阴性）。空泡内的非反应性炎症细胞十分明显。

亡率可能很高，而且复发风险也不明确。通常，某种感染或其他基础病被认为是诱因。最常见的致病因素包括 EB 病毒（EB 病毒相关噬血细胞综合征）、巨细胞病毒、H5N 和 H1N1 流感、恶性肿瘤（恶性肿瘤相关噬血细胞综合征）以及风湿性疾病（巨噬细胞活化综合征）。较少见的诱因包含淋巴细胞增殖性疾病、静脉营养支持以及多器官功能衰竭（图 22.14）。

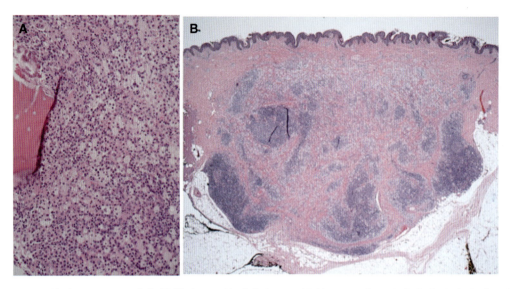

图 22.11 结外 RDD。A. 在低倍镜（200 倍放大）下，骨的 RDD 表现为存在大量含泡沫 / 脂质的巨噬细胞的特征，并且伴有淋巴细胞，容易被误诊为黄色肉芽肿性骨髓炎。B. (100 倍放大) 在皮肤和软组织中，RDD 病变类似于淋巴结，呈现出"窦状模式"或病变组织细胞（浅色）融合聚集体与炎症细胞簇（深色）形成明暗相间的模式。富含中性粒细胞的"脓肿"可能使图像变得复杂。处于晚期或退行阶段的病变中，Rosai-Dorfman 细胞数量较少，而黄瘤细胞和梭形成纤维细胞的数量则相对较多。

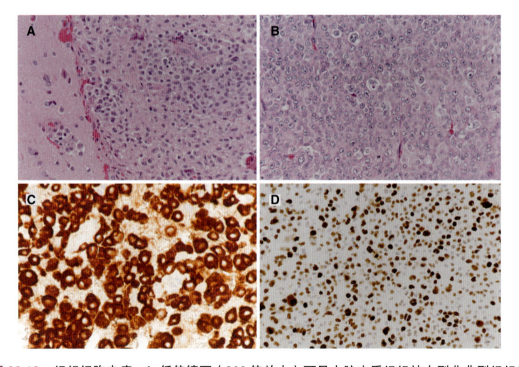

图 22.12 组织细胞肉瘤。A. 低倍镜下（200 倍放大）可见大脑皮质组织被大型非典型组织细胞浸润。大多数组织细胞肉瘤的特征是成片增殖的大型非黏附性细胞（直径 > 20 微米）。病变细胞形态各异，小的呈圆形，大的呈多边形，偶尔可见梭形细胞。高倍镜图像（B）（400 倍放大）显示细胞核呈明显的多形性，为泡状核，有大而突出的核仁。肿瘤细胞中有时可见噬血细胞现象。组织细胞肉瘤的背景中通常可见数量不等的炎症细胞，包括成熟淋巴细胞、浆细胞、嗜酸性粒细胞和非肿瘤性巨噬细胞。C. 病变细胞对巨噬细胞标记物 CD163 呈阳性反应（400 倍放大）。D. 病变细胞 Ki67 增殖指数高（200 倍放大）。

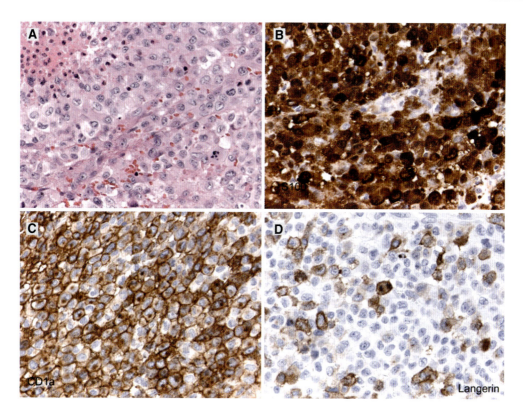

图 22.13　朗格汉斯细胞肉瘤（LCS）。A. 这种具有高度侵袭性的肿瘤细胞，其细胞核的特征类似于 LCH 细胞。然而，核更具多形性，有频繁且非典型的有丝分裂，背景中的炎症细胞数量较少。此幅显微照片显示一种异常的有丝分裂象（箭头所指）以及一处坏死病灶（600 倍放大）。（B 和 C）该病例显示强弥漫性 S100 及 CD1a 阳性反应（600 倍放大）。D. 朗格罕素染色呈强阳性但呈局灶性（600 倍放大）。

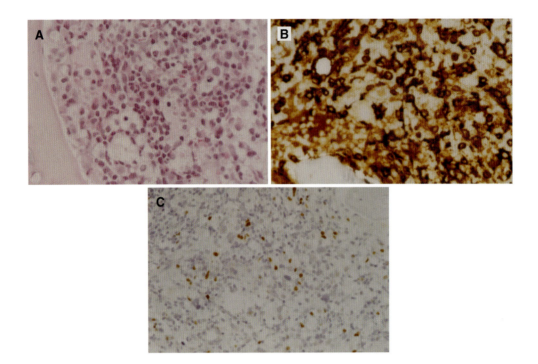

图 22.14　继发性（EB 病毒诱导的）HLH。A. 大量巨噬细胞浸润于骨髓腔，并吞噬凋亡的白细胞和红细胞（噬血细胞现象）（600 倍放大）。该现象对于 HLH 既无敏感性也无特异性，且不能仅凭此现象作出诊断。B. CD68 染色显示骨髓腔隙中有大量巨噬细胞（400 倍放大）。C. EBV（EBER-1）原位杂交染色显示骨髓中有大量阳性细胞（200 倍放大）。

# 参考文献

1. Rollins BJ. Biology and genomics of LCH and related disorders. In Abla O and Janka G, eds. Histiocytic disorders. New York, Springer; 2018:53–71.

2. Emile JF, Abla O, Fraitag S, Horne A, Haroche J, Donadieu J, et al. Revised classification of histiocytoses and neoplasms of the macrophage-dendritic cell lineages. Blood. 2016; 127(22): 2672–81.

3. Foucar E, Rosai J, Dorfman R. Sinus histiocytosis with massive lymphadenopathy (Rosai-Dorfman disease): Review of the entity. Semin Diagn Pathol. 1990; 7(1): 19–73.

4. Henter JI, Horne A, Aricó M, Egeler RM, Filipovich AH, Imashuku S, et al. HLH-2004: Diagnostic and therapeutic guidelines for hemophagocytic lymphohistiocytosis. Pediatr Blood Cancer. 2007; 48(2): 124–31.

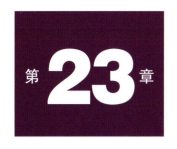

# 第23章 其他导致骨髓病变的疾病

Kristian T. Schafernak, Rachel A. Mariani, Nicole Arva, Jeffrey Jacobsen, Katherine R. Calvo

　　本章将阐述其他章节未介绍的影响骨髓的各种疾病。包括遗传性或获得性贫血、在生殖细胞系疾病中未介绍的骨髓衰竭综合征、治疗相关的变化、转移性恶性肿瘤以及贮积症。

## 一、骨髓衰竭综合征

　　基于世界卫生组织（WHO）修订后的分类标准，大多数骨髓衰竭综合征都被纳入第19章。在此，我们介绍一些在儿童中常见的疾病。

## 二、铁粒幼细胞贫血（获得性和遗传性）

　　铁粒幼细胞贫血是一种红细胞生成障碍性疾病，其血红素的生物合成受损，出现许多"环形铁粒幼细胞"（图23.1），这是由于铁在红细胞前体细胞核周的线粒

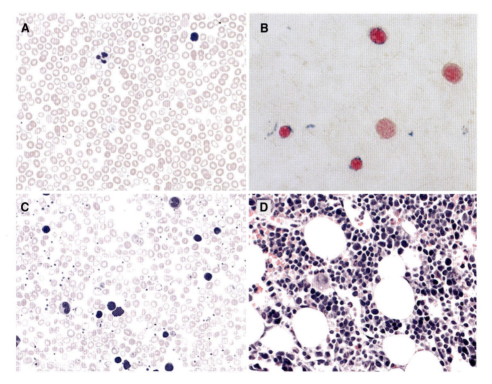

图23.1　血涂片（A：Wright-Giemsa 染色，400 倍放大）显示一个无输血史的双形态的红细胞群。骨髓穿刺涂片显示众多环状铁粒幼细胞（B：普鲁士蓝染色，1000 倍）以及含有帕彭海默小体的含铁血黄素细胞（C：Wright-Giemsa 染色，100 倍放大）。在常规活检（D：H&E 染色，200 倍放大）中，红系增生明显。

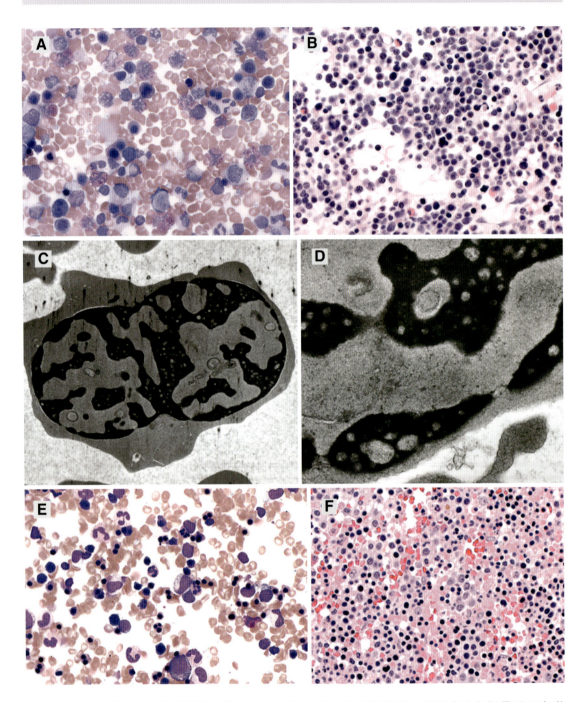

图 23.2　先天性红细胞生成异常性贫血（CDA）。CDA 有四种类型。诊断方法包括骨髓形态学以及基因测序。表 23.1（见本书 300 页）对四种 CDA 的特征进行了归纳总结。如同所有类型的 CDA 那样，他们的骨髓表现为红系增生。CDA 1 型：（A：Wright–Giemsa 染色；B：H&E 染色，均为 400 倍放大）。在电子显微镜（C 和 D）下，可见部分融合的红系前体细胞，其细胞核大小不一。然而，最为显著的特征当属电子透亮的"孔洞"，由于染色质组装的异常，导致暗染的异染色质呈现出海绵状或"瑞士奶酪"样的外观。CDA 2 型是最为常见的 CDA 类型，其诊断年龄往往较晚（5～30 岁，但平均为 18～20 岁）。患者的骨髓（E：Wright–Giemsa 染色，400 倍放大；F：H&E 染色，400 倍放大）表现为正成红细胞性红系增生，伴有双核、三核和多核。

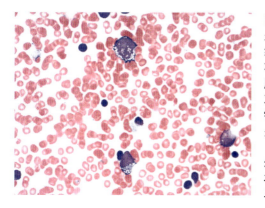

图 23.3　皮尔逊综合征。皮尔逊骨髓－胰腺综合征是一种罕见的先天性线粒体（mt）细胞病，主要由线粒体 DNA（mtDNA）的散发性缺失引起，典型症状在婴儿期出现，表现为生长发育不良，常伴有胰腺外分泌功能不全以及不同程度的肝、肾和内分泌功能衰竭。血液学方面的表现包括严重的大细胞性铁粒幼细胞性贫血、中性粒细胞减少以及血小板减少。髓系和红系前体细胞均可见细胞质空泡（Wright-Giemsa 染色，400 倍放大）[6]。环形铁粒幼红细胞也存在（未显示）。预后不佳，许多患儿在四岁前死亡，有时是因感染引起的乳酸酸中毒所导致。

体中出现异常沉积造成的。环状铁粒幼细胞可见于多种获得性疾病，其中包括髓系肿瘤以及毒素/药物暴露和营养缺乏等。先天性铁粒幼细胞贫血可能因 ALAS2 基因的错义突变引起且呈 X 连锁遗传（图 23.2，图 23.3）[1]。

# 三、治疗相关的变化

见图 23.4 至图 23.9。

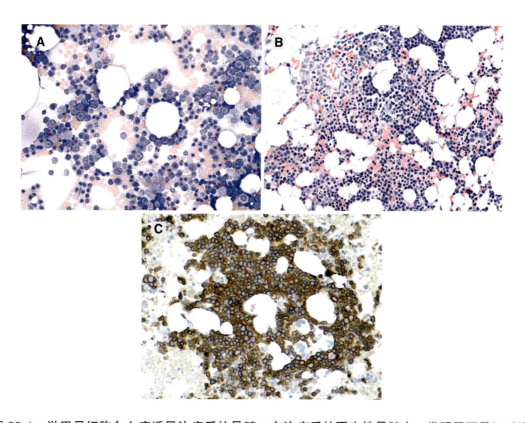

图 23.4　淋巴母细胞白血病诱导治疗后的骨髓。在治疗后的再生性骨髓中，常明显可见红系增生（A：穿刺涂片，Wright-Giemsa 染色，400 倍放大）。有时，会出现以巨幼样成熟形式的红细胞生成异常，同时还有散在的红系前体细胞呈现出不均等的核出芽现象。切片中，红系前体细胞呈簇状分布（B：凝血切片，H&E 染色，200 倍放大；C：CD71，免疫组化染色，200 倍放大）。

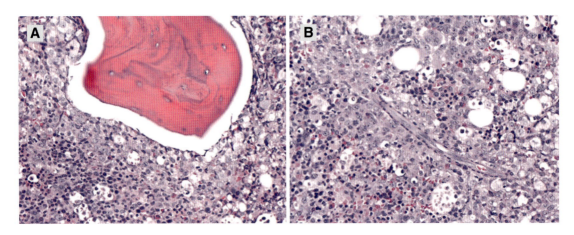

图 23.5　集落刺激因子治疗的效果。正常的三系造血具备正常的分布特征；未成熟的髓系前体细胞定位于小梁旁和小动脉周围，通常形成厚度为一至两个细胞的套状结构。当机体应对感染或接受集落刺激因子治疗时（A：小梁旁；B：小动脉周围；H&E 染色，200 倍放大），该层会稍增厚。

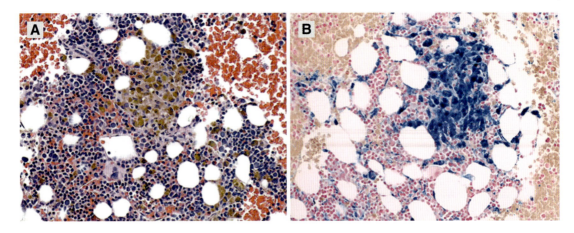

图 23.6　铁过量。该患者因长期输血而产生铁过载状况（A：血栓切片的 H&E 染色，200 倍放大；B：普鲁士蓝染色，200 倍放大）。

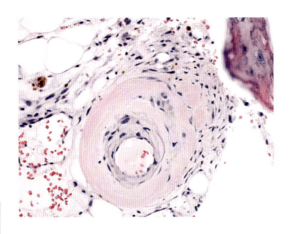

图 23.7　放射治疗的作用。如图所示（H&E 染色，200 倍放大）：一位接受了全身化疗与放疗的盆腔尤文肉瘤患者的血管，显示内膜增厚以及血管壁纤维化。

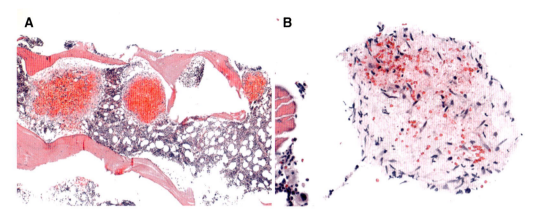

图 23.8 骨髓血栓形成。患儿,男,10 岁。因全血细胞减少症而接受了骨髓检查。该患者自 18 月龄起便一直使用他克莫司治疗局灶节段性肾小球硬化症,且耐受性良好,但是两周前由于担心他克莫司会导致难治性免疫性血小板减少症,已停用该药。常规活检显示多个出血性结节( A: H&E 染色,40 倍放大 )。此外,还存在一个非出血性结节,符合血栓机化的表现( B: H&E 染色,200 倍放大 )。他克莫司和环孢素 A 均与血栓性微血管病相关[7]。

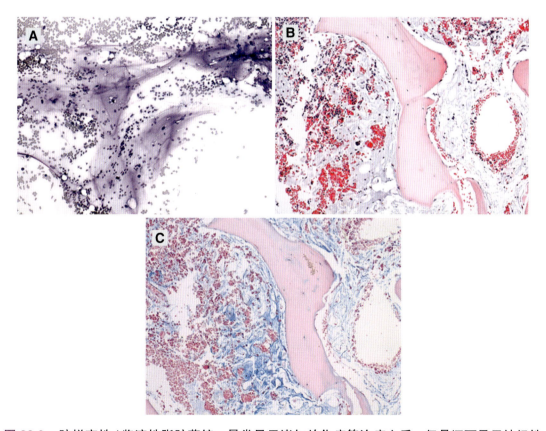

图 23.9 胶样变性 / 浆液性脂肪萎缩,最常见于诸如放化疗等治疗之后。但是还可见于神经性厌食症,以及由感染、恶性肿瘤、自身免疫性疾病、肾或心力衰竭、肠淋巴管扩张症和酒精中毒等慢性消耗性疾病所导致的恶病质[8]。A–C:一位 16 岁营养不良女孩的骨髓活检样本。此穿刺涂片 ( A:Wright–Giemsa 染色 ) 中可见无定形的蓝色物质。常规活检标本 ( B:H&E 染色,100 倍放大 ) 中可见无定形的蓝色、细纤维状 / 颗粒状物质,同时伴有局部脂肪细胞萎缩以及散在的造血现象。如 C 图中所示 ( 阿利新蓝染色,pH2.5,100 倍放大 ),该无定形物质由酸性黏液物质构成。

## 四、间质与骨骼的改变

见图 23.10 至图 23.16。

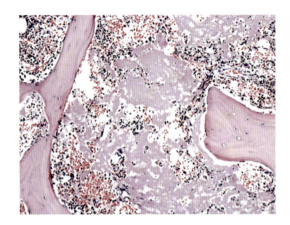

图 23.10　穿刺伪影。常见的伪影是由于常规活检时抽取骨髓时产生的。有时这种情况的发生是因为活检所取的位置离刚刚进行穿刺的位置太近。另一个原因是施加负压时产生的。在 H&E 切片上，可见大面积的纤维蛋白沉积（100 倍放大）。

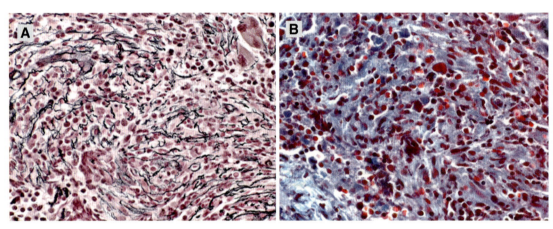

图 23.11　自身免疫性骨髓纤维化。自身免疫性骨髓纤维化常见于患有原发性自身免疫疾病或者具有自身免疫性血清学证据的患者中。患儿，男，12 岁。因中性粒细胞减少症与贫血，于门诊接受骨髓检查。常规活检结果显示淋巴细胞和组织细胞浸润以及细胞"成串排列"。A 与 B 图分别显示网状纤维染色的网状纤维化，和三色染色的胶原纤维化（400 倍放大）。细胞遗传学检查结果为 47, XXY，符合 Klinefelter 综合征。罹患 Klinefelter 综合征的患者，罹患孤独症的风险上升，同时罹患"好发于女性"的自身免疫性疾病的风险亦有所增加。

## 五、骨髓转移性病变

### （一）神经母细胞瘤

神经母细胞瘤（NBL）是儿科骨髓中最常见的实体性肿瘤。其为神经嵴细胞的一种肿瘤性增生，能够在交感链的任何部位发生，不过通常出现在肾上腺。国际神经母细胞瘤标准工作组发布了有关儿童神经母细胞瘤骨髓评估与报告的标准化建议，且成为儿科病理学中的常规实践做法。至少应从两个不同部位获取两份骨髓样本进行分析。在骨髓活检中，转移性肿瘤的浸润程度依据每个活检样本中神经母细胞瘤肿瘤所占据的表面积在可评估骨髓空间的占比来进行估算（例如 0%、<5%、>5% 等）[14]。免疫组织化学

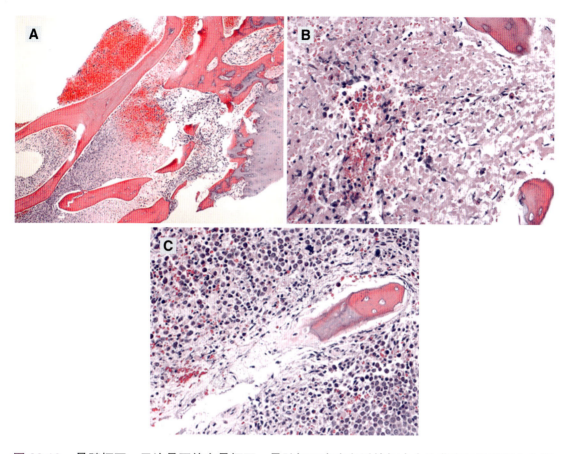

图 23.12　骨髓坏死。无论是否伴有骨坏死，骨髓坏死在定向活检标本中比非定向骨髓标本中更为常见。病因包括恶性肿瘤、感染等[10]。图 A（H-E 染色，40 倍放大）患儿，女，6 岁，患有镰状细胞病。耻骨定向活检结果显示骨髓坏死。进行该活检是为了排除骨髓炎。图 B 和图 C 来自一名有循环母细胞的 7 个月的男婴。最初的骨髓标本（图 B，H-E 染色，200 倍放大）完全坏死。对侧股骨远端骨髓的第二次活检（图 C，H-E 染色，200 倍放大）显示为急性单核细胞白血病。

常被用于提高活检的检测率（图 23.17）。建议所有活检组织的切片数量不少于 3 片，且至少使用两种抗体[14]。NBL 的免疫染色大体上可划分为三组——第 1 组：神经标志物，包括 NSE（神经元特异性烯醇化酶）、PGP9.5（蛋白质基因产物 9.5）、CD56（神经细胞黏附分子，即 NCAM）、嗜铬粒蛋白以及突触素；第 2 组：神经嵴标志物包括 PHOX2B（成对样同源盒 2B）以及 TH（酪氨酸羟化酶）；第 3 组：NB84，似乎是 NBL 特有的标志物，但其确切功能尚不清楚。

就髓母细胞瘤的分期 / 再分期而言，部分做法依赖于诸如突触素这类神经标志物以及诸如 PHOX2B 这类神经嵴标志物的组合，然而目前尚无具体的标准。

## （二）横纹肌肉瘤

横纹肌肉瘤（RMS）是儿童及青少年中最为常见的软组织肉瘤，也是儿童骨髓中第二常见的实体瘤（图 23.18）[18,19]。它是一种源自骨骼肌成肌细胞样细胞的肿瘤。RMS 主要有两种亚型，即胚胎型和腺泡型，

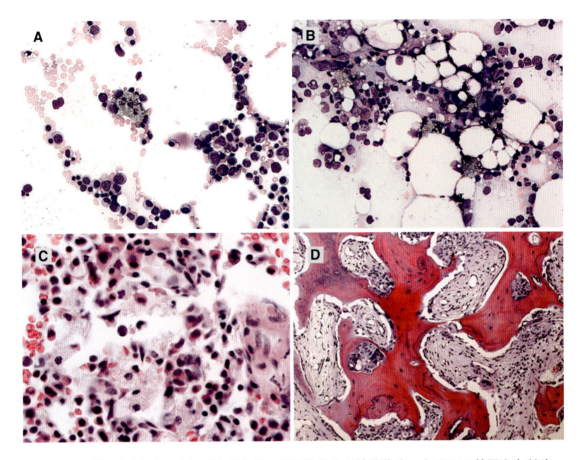

图 23.13　胱氨酸贮积症。胱氨酸贮积症是一种常染色体隐性遗传病，由 CTNS 基因突变所致，致使胱氨酸在溶酶体中形成晶体，对肾脏和 / 或角膜造成损害[11]。图 A 和 B（Wright–Giemsa 染色）以及图 C（H&E 染色）显示巨噬细胞中有无色的多边形晶体。在胱氨酸贮积症或草酸盐沉着症中，骨髓常规活检还会显示出肾性骨营养不良的基质和骨骼变化（D：H&E 染色），其特征为不规则的骨小梁、成骨细胞和破骨细胞增生以及间质纤维化。

具有不同的分子发病机制。RMS 可转移至骨髓，形态学表现类似造血淋巴系统肿瘤。

### （三）尤因肉瘤

尤因肉瘤（ES）是一种极具侵袭性的骨与软组织肿瘤，影响儿童和青少年。其由小而圆的蓝色细胞构成，此类细胞的特征为非随机染色体易位，进而产生融合基因，形成异常转录因子（图 23.19）。最常见的染色体易位是 t(11;22)(qq24;q21)，由此形成基因融合 EWSR1::FLI1。

### （四）促纤维增生性小圆细胞瘤

促纤维增生性小圆细胞瘤（DRSCT）是一种恶性间叶性肿瘤，在间质纤维增生背景下可见小圆形细胞，其特点是反复出现 t(11;22)(p13;q12) 易位，从而导致 EWSR1::WT1 基因融合（图 23.20）。它主要影响儿童和青年人，其中男性居多，表现为腹部和腹膜肿瘤。其细胞学特征与其他小圆细胞肿瘤相似，但其具有独特的多表型免疫特征，即上皮和间叶标记物均呈

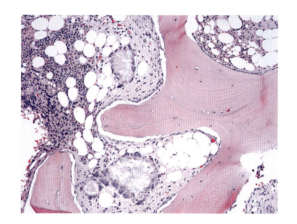

图 23.14 草酸盐沉积症。草酸盐沉积症是指在原发性高草酸尿症（PH）中草酸钙在全身组织的沉积。草酸盐沉积症中的晶体非常大，在骨髓活检样本中，晶体可沉积于基质中，在那里它们会引发异物巨细胞反应，也可沉积于骨基质中（H-E 染色切片可见）。尽管此处未展示，但在抽吸涂片检查中，草酸盐沉积症的晶体会堆叠形成长索状结构[12]。本例由 Girish Venkataraman 医生提供。

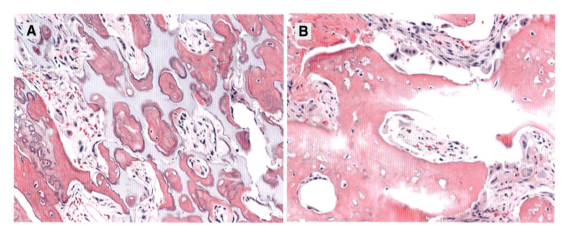

图 23.15 骨硬化症。（A 和 B：H&E 染色）在骨硬化症中，成骨细胞活动过度以及骨吸收减少（破骨细胞可能数量众多，但功能存在缺陷）导致骨骼异常致密且易脆，易于发生骨折[13]。从组织学角度来看，可见骨质显著增厚，伴随间质纤维化，致使骨髓腔消失。因此在这些患者血涂片中可观察到幼粒细胞和幼红细胞。其遗传方式可为常染色体隐性遗传、常染色体显性遗传或 X 连锁遗传。

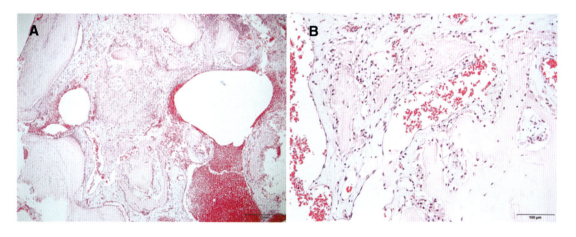

图 23.16 戈勒姆病（Gorham disease）。它也被称为骨消失病，是另一种罕见的骨骼疾病。其特征是由于薄壁骨内血管或淋巴管增生，继而导致骨吸收和骨组织被替代。这种疾病可以局限于一处，也可以扩散到相邻的骨骼或软组织（图 A 和图 B：H-E 染色，400 倍放大）。此病例由 Silvia Bunting 医生提供。

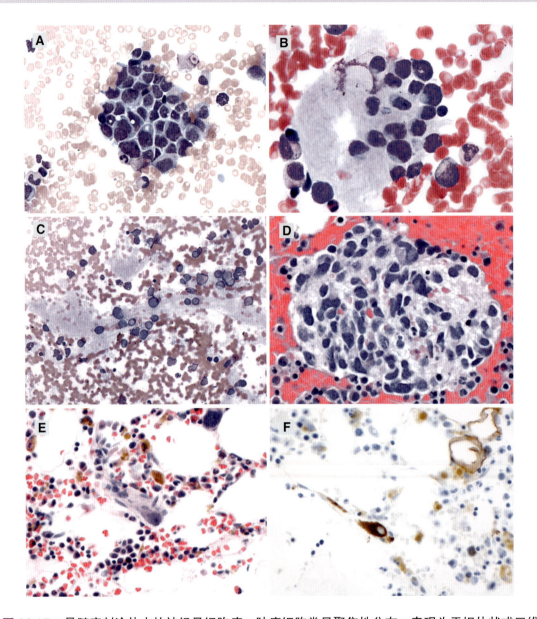

图 23.17　骨髓穿刺涂片中的神经母细胞瘤。肿瘤细胞常呈聚集性分布，表现为平坦片状或三维簇状结构（A 图：Wright-Giemsa 染色，400 倍放大）。有时肿瘤细胞嵌于神经纤维网中，这种纤维基质呈现纤维状结构（B 图：Wright-Giemsa 染色，400 倍放大），与颗粒状破碎的巨核细胞胞质形成对比。少数情况下，涂片中以散在肿瘤细胞为主，可能被误认为白血病原始细胞，但识别神经纤维网的存在可避免这一误判（C 图：Wright-Giemsa 染色，200 倍放大）。注意凝血块切片中肿瘤细胞呈现的 "椒盐样" 点状染色质模式（D 图：H-E 染色，400 倍放大）。神经母细胞瘤细胞可自发成熟或在化疗诱导后分化为神经节细胞（E 图：H-E 染色，400 倍放大；F 图：酪氨酸羟化酶免疫组化，400 倍放大），但不应假定这种分化预示良好预后。当出现成熟细胞时，应报告为分化型神经母细胞瘤细胞[14]。极少数情况下，新生儿胎盘组织中可发现神经母细胞瘤[15]。G 图（H-E 染色，200 倍放大）是一例先天性神经母细胞瘤患儿的胎盘组织，可见绒毛毛细血管（胎儿循环）内的肿瘤细胞。H 图（PGP9.5）、I 图（突触素）、J 图（PHOX2B）、K 图（酪氨酸羟化酶）及 L 图（NB84）均为凝血块切片 400 倍放大图像。其中 PHOX2B 呈现细胞核染色，即使在极低分化的神经母细胞瘤中仍保持阳性。需特别注意，PHOX2B 在嗜铬细胞瘤和副神经节瘤中也常表达，而酪氨酸羟化酶对神经母细胞瘤更具特异性[16]。骨髓中虽存在支持神经突的非髓鞘形成施万细胞，但神经元胞体（神经节细胞）绝不属于骨髓正常成分[17]。

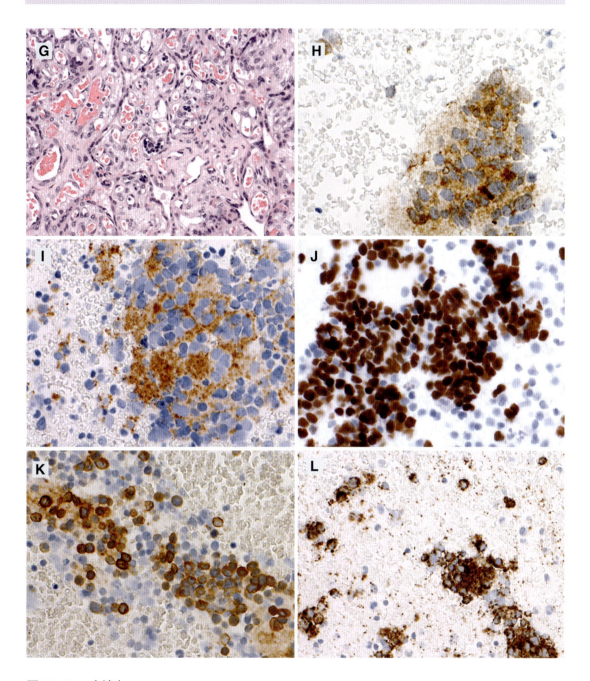

图 23.17 （续）

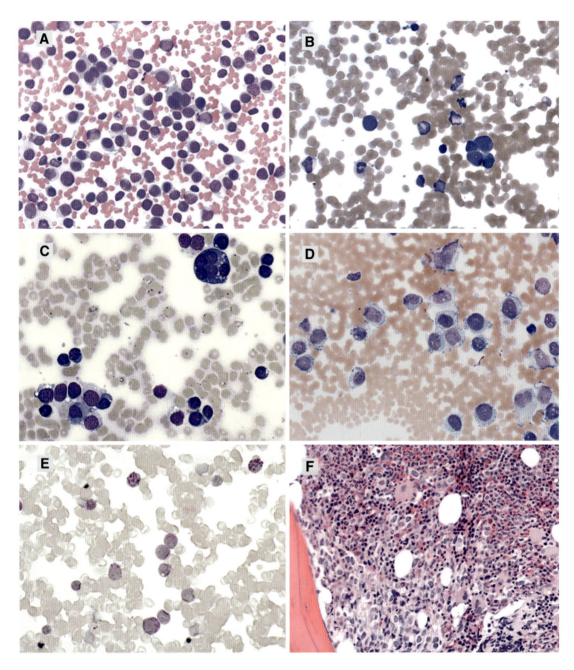

图 23.18 横纹肌肉瘤。在骨髓穿刺涂片里，横纹肌肉瘤（RMS）细胞可能数量繁多且大多呈离散状态（A：Wright–Giemsa 染色），易被误判为造血系统肿瘤。其可能具黏附性（B：Wright–Giemsa 染色，400 倍放大）、多核性（C：Wright–Giemsa 染色，400 倍放大），或者呈空泡状且类似于 Burkitt 淋巴瘤 / 白血病（D：Wright–Giemsa 染色，400 倍放大）。这些空泡所含的是糖原而非脂质（E：过碘酸希夫（PAS）染色阳性，400 倍放大），但 PAS/D 染色中呈阴性（未显示）。图 F 和 G（H&E 染色，200 倍放大）显示了一位新确诊为 RMS 女孩的治疗前的骨髓情况；需要留意的是，在图 G 中，肿瘤细胞位于纤维化基质中，该基质近乎类似于 NBL 的纤维状神经纤维网。在另一例病例中，存在一个大的多核肿瘤巨细胞，肿瘤细胞对结蛋白（H，免疫组化染色，400 倍放大）和肌形成蛋白（I，免疫组化染色，400 倍放大）染色均呈阳性。极为少见的是，肺泡型 RMS 实际上会重现肺中的肺泡结构，正如在骨髓活检中所见（J：H&E 染色，400 倍放大）。与 NBL 一样，治疗后能观察到成熟的细胞（"细胞分化"）[20]。

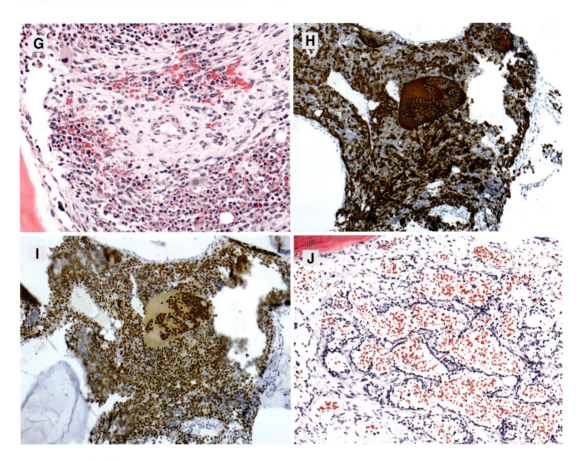

图 23.18 （续）

阳性，以及 WT1 的核染色阳性，使一些人推测其起源细胞／最接近的正常对应细胞可能为间皮细胞或间皮下细胞[22,23]。

### （五）视网膜母细胞瘤

视网膜母细胞瘤是儿童最常见的眼部恶性肿瘤。它是一种具有侵袭性的原始神经外胚层眼内恶性肿瘤，影响婴幼儿，可能致命。其由 RB1 基因突变所致，RB1 基因是首个报道的肿瘤抑制基因（图 23.21）。

### （六）癌症

癌是源自皮肤的上皮组织或覆盖在器官内外表面细胞所形成的肿瘤（图 23.22）。

尽管癌在成人的各类癌症中占比最大，但在儿童中却较为罕见。

### （七）贮积病

见图 23.23 至图 23.27。

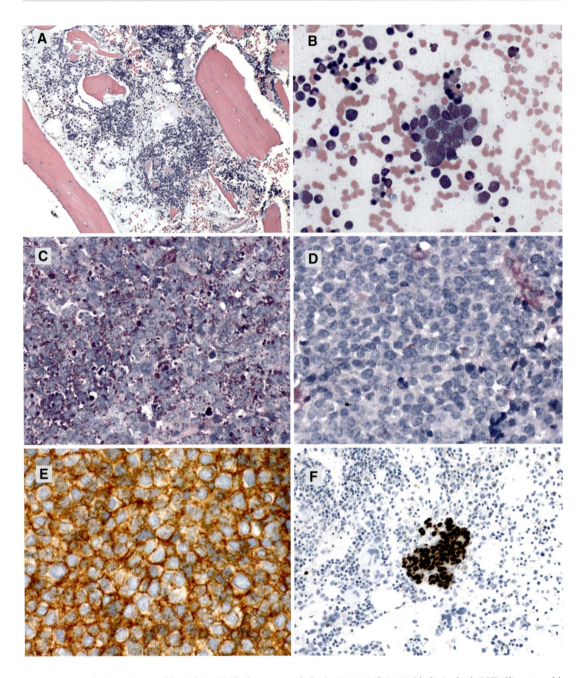

图 23.19　尤文肉瘤 A：骨髓常规活检（H & E 染色）显示正常组织被尤文肉瘤所取代。B：触印涂片显示在正常造血细胞的背景下有成团的细胞黏附（Wright–Giemsa 染色）。C：细胞质中的糖原含量［C：过碘酸希夫染色（PAS），400 倍放大；D：经淀粉酶消化的过碘酸希夫染色（PAS），400 倍放大］。约 95% 的病例呈现出 CD99 的弥漫性强膜染色（E：免疫组化（IHC）染色，400 倍放大），但这并非特异性表现，因为在淋巴母细胞白血病 / 淋巴瘤中它也可能呈阳性。NKX2.2（F：免疫组化染色，200 倍放大）是诊断尤文肉瘤（ES）的一种较新的标志物。由于其特异性仅为中等水平，诊断样本应送分子遗传学检测才能确认[21]。

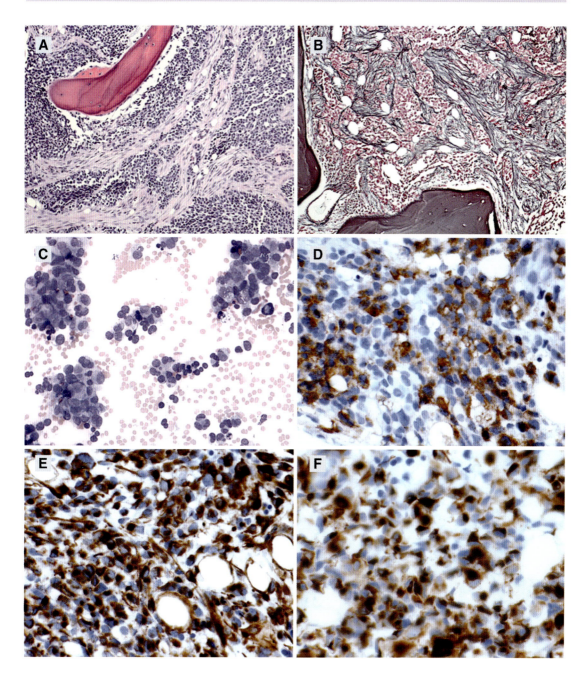

图 23.20 促结缔组织增生性小圆细胞肿瘤。患儿，女，15 岁，伴有腹部肿块。A. 骨髓常规活检显示肿瘤细胞呈弥漫性浸润（H&E 染色，100 倍放大），存在于纤维化间质中（B：网状纤维染色，100 倍放大）。骨髓穿刺显示出黏附性小圆形蓝色细胞簇。免疫组化染色显示肿瘤细胞对上皮标志物（D：EMA，免疫组化染色，400 倍放大）呈阳性，同时间充质标志物也呈阳性，包括波形蛋白（E，免疫组化染色，400 倍放大）和结蛋白（F，免疫组化染色，400 倍放大）。需留意部分细胞中存在具有特征性的核旁点状染色。

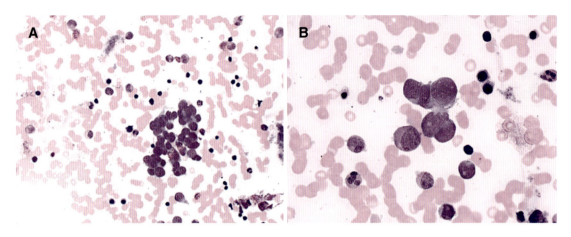

图 23.21　视网膜母细胞瘤（A 与 B，Wright–Giemsa 染色，500 倍和 1000 倍放大）。转移性视网膜母细胞瘤对骨髓的累及较为罕见，特别是在发达国家[24]。请注意在这个最近被诊断为视网膜母细胞瘤的两岁男孩的骨髓穿刺涂片中，有菊花团样结构形成、分散的单个肿瘤细胞以及相邻细胞核的轮廓相互契合（"核塑形"）。

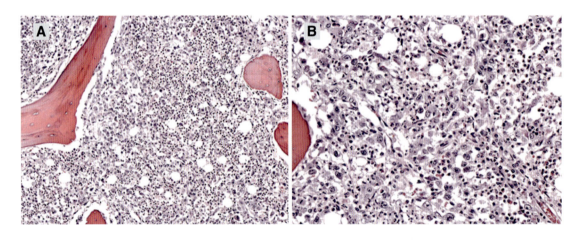

图 23.22　患儿，男，13 岁，具有 3 ～ 4 周的间歇性右上腹绞痛及黄疸病史。肝脏活检显示为腺癌，提示可能为胆管癌，或源自胰腺。正电子发射断层扫描（PET）显示存在广泛转移性疾病，包括骨髓转移（A 和 B：H&E 染色，100 倍和 200 倍放大）。

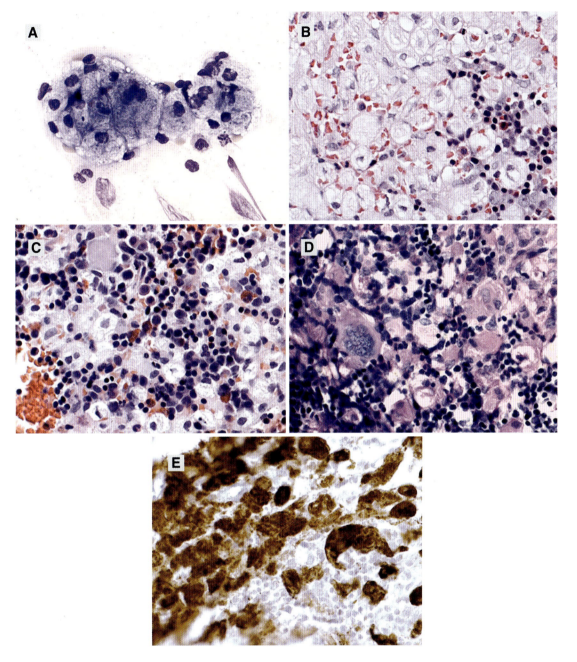

图 23.23　戈谢病。1 型（非神经病变型）戈谢病是一种由葡萄糖脑苷脂（GBA）基因突变所导致的常染色体隐性遗传性贮积病。戈谢细胞在肝脏、脾脏和骨髓中积聚。在这位德裔犹太少女的骨髓穿刺涂片中（A：Wright–Giemsa 染色，400 倍放大），组织细胞显示为大量淡染的嗜碱性胞质，具有条纹或纤维状的外观，类似"起皱的薄纸"或者"皱缩的丝绸"。她的骨髓常规活检样本（B：H&E 染色，400 倍放大）和血凝块切片（C：H&E 染色，400 倍放大）均显示广泛受累。戈谢细胞在过碘酸希夫（PAS）染色（D：400 倍放大）和抗酒石酸酸性磷酸酶（TRAP）染色（E：免疫组化，400 倍放大）中呈阳性，不过后者如今已很少使用。

表 23.1　4 种 CDA 类型形态学特征 [2-5]

| | 1 型 | 2 型 | 3 型 | 4 型 |
|---|---|---|---|---|
| 遗传方式 | AR* | AR* | 家族性 AD*<br>散发性 AR* | AD/AR/X 连锁型 * |
| 诊断年龄 | 从出生到成年晚期 | 5 ~ 30 岁（平均<br>18 ~ 20 岁） | | |
| 相关基因 | CDAN1 | SEC23B | KIF23 | KLF1 |
| 外周血 | 大细胞性 | 正细胞性 | | |
| | 网织红细胞减少 | 网织红细胞减少 | | |
| 骨髓 | 红系增生 | 红系增生 | 红系增生 | 红系增生 |
| | 巨幼样变 | 正细胞性 | | |
| | 核内桥 | 二核、三核或多核化 | 巨 幼 细 胞（多 达<br>12 个核） | 非特异性红细胞<br>生成异常 |
| 电镜 | "瑞士奶酪"样改变 | | | |

*AR：常染色体隐性遗传；AD：常染色体显性遗传

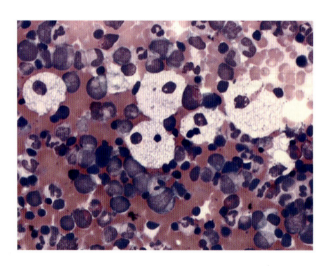

图 23.24　尼曼 – 匹克病。如同在戈谢病中那样，贮积型组织细胞会在肝脏、脾脏及骨髓中聚集，有时还会造成肺部受累。尼曼 – 匹克病同样属于常染色体隐性遗传病，其中 A 型和 B 型是由 SMPD1 基因突变所导致，而 C1 型和 C2 型则分别源于 NPC1 和 NPC2 基因突变。如图所示（采用 Wright–Giemsa 染色，400 倍放大），这些是具有细微圆形含脂空泡且外观呈"肥皂泡"样的泡沫状巨噬细胞。有时它们伴有海蓝色组织细胞（后者在尼曼 – 匹克病 C 型中占主导地位，这可能反映了鞘磷脂向蜡样质的缓慢转化）。尼曼 – 匹克细胞的苏丹黑 B 和油红 O 染色呈阳性。

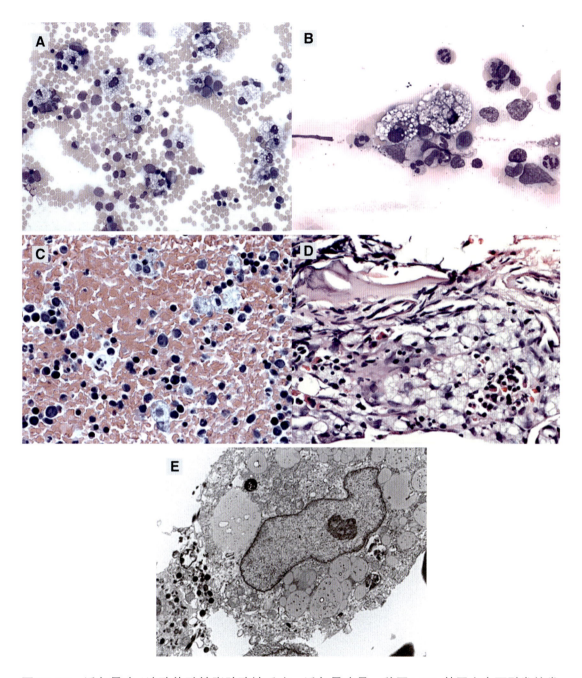

图 23.25　沃尔曼病 / 溶酶体酸性脂肪酶缺乏症。沃尔曼病是一种因 LIPA 基因突变而引发的常染色体隐性遗传的脂质代谢先天性缺陷。其在婴儿期表现为肝脏、脾脏及其他器官被富含胆固醇酯和甘油三酯的泡沫状巨噬细胞大量浸润[25]（B：骨髓穿刺涂片，Wright–Giemsa 染色，400倍放大；C：血凝块切片 H&E 染色，400 倍放大；D：常规活检 H&E 染色，400 倍放大）。油红 O 和凯恩氏尼罗蓝染色结果为阳性。超微结构（E）上，可见特殊的脂质包涵体。

## （八）重金属毒性／缺乏

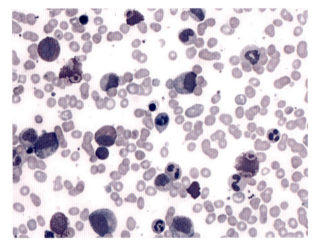

图 23.26　在使用三氧化二砷（$As_2O_3$）和全反式维甲酸（ATRA）治疗急性早幼粒细胞白血病（APL）的患者中，可能会出现砷中毒的情况 [26]，也可能发生意外或故意中毒的现象 [27]。此案例所涉及的是一名男孩，其症状与体征令人迷惑，不过在多次入院医治后，情况似乎总会有所好转。骨髓活检显示存在单纯红细胞生成不良。一份随机尿液样本被送去进行重金属检测，结果显示尿砷浓度高于正常上限的 20 倍。

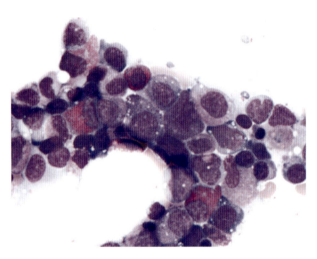

图 23.27　铜缺乏／锌过量。铜与铁类似，是一种必需的微量元素，对于正常的细胞生长和代谢是必需的。铜缺乏可能由饮食摄入不足或锌摄入过量所导致。患者可能表现出血细胞减少或神经病变的症状。在骨髓中，会观察到髓系和红系前体细胞的空泡化（Wright-Giemsa 染色，1000 倍放大，由 Silvia Bunting 医生友好提供）。存在发育不良以及数量不定的环形铁粒幼红细胞，这可能与骨髓增生异常综合征（MDS）相混淆 [28]。

# 参考文献

1. Porwit A, McCullough J, Erber WN. Blood and bone marrow pathology. 2nd ed. Edinburgh: Churchill Livingstone/Elsevier; 2011.
2. Proytcheva MA. Diagnostic pediatric hematopathology. Cambridge: Cambridge University Press; 2011.
3. Renella R, Wood WG. The congenital dyserythropoietic anemias. Hematol Oncol Clin North Am. 2009; 23: 283–306.
4. Wickramasinghe SN, Wood WG. Advances in the understanding of the congenital dyserythropoietic anemias. Br J Haematol. 2005; 131: 431–6.
5. de-la-Iglesia-Iñigo S, Moreno-Carralero MI, Lemes- Castellano A, et al. A case of congenital dyserythropoietic anemia type IV. Clin Case Rep. 2017; 5: 248–52.
6. Bain BJ, Clark DM, Wilkins B. Bone marrow pathology. 4th ed. Chichester: Wiley-

Blackwell; 2010.

7. Obut F, Kasinath V, Abdi R. Post-bone marrow transplant thrombotic microangiopathy. Bone Marrow Transplant. 2016; 51: 891–7.

8. Boutin RD, White LM, Laor T, et al. MRI findings of serous atrophy of bone marrow and associated complications. Eur Radiol 2015; 25: 2771–8.

9. Foucar K, Reichard K, Czuchlewski, D. Bone marrow pathology. 3rd ed. Chicago: ASCP Press; 2010.

10. Wool GD, Deucher A. Bone marrow necrosis: Ten-year retrospective review of bone marrow biopsy specimens. Am J Clin Pathol. 2015; 143: 201–13.

11. Busuttil DP, Liu Yin JA. The bone marrow in hereditary cystinosis. Br J Haematol. 2000; 111: 385.

12. Foucar K, Viswanatha DS, Wilson CS. Non-neoplastic disorders in bone marrow. Washington, DC: American Registry of Pathology in collaboration with the Armed Forces Institute of Pathology; 2008.

13. Orchard PJ, Fasth AL, Le Rademacher J, et al. Hematopoietic stem cell transplantation for infantile osteopetrosis. Blood. 2015; 126: 270–6.

14. Burchill SA, Beiske K, Shimada H, et al. Recommendations for the standardization of bone marrow disease assessment and reporting in children with neuroblastoma on behalf of the International Neuroblastoma Response Criteria Bone Marrow Working Group. Cancer. 2017; 123: 1095–1105.

15. Kume, A, Morikawa T, Ogawa M, et al. Congenital neuroblastoma with placental involvement. Int J Clin Exp Pathol. 2014; 7: 8198–204.

16. Hung YP, Lee JP, Bellizzi AM, et al. PHOX2B reliably distinguishes neuroblastoma among small round blue cell tumours. Histopathology. 2017; 71: 786–94.

17. Maryanovich M, Takeishi S, Frenette PS. Neural regulation of bone and bone marrow. Cold Spring Harb Perspect Med. 2018; 8: a031344.

18. WHO Classification of Tumours Editorial Board. Soft tissue and bone tumours. 5th ed. Lyon: IARC Press; 2020.

19. Husain AN, Stocker JT, Dehner LP. Stocker & Dehner's pediatric pathology. 4th ed. Philadelphia, PA: Wolters Kluwer; 2016.

20. Smith LM, Anderson JR, Coffin CM. Cytodifferentiation and clinical outcome after chemotherapy and radiation therapy for rhabdomyosarcoma (RMS). Med Pediatr Oncol. 2002; 38: 398–404.

21. Hung YP, Fletcher CD, Hornick JL. Evaluation of NKX2-2 expression in round cell sarcomas and other tumors with EWSR1 rearrangement: Imperfect specificity for Ewing sarcoma. Mod Pathol. 2016; 29: 370–80.

22. Goldblum JR, Folpe AL, Weiss SW. Enzinger and Weiss's soft tissue tumors. 6th ed. Philadelphia, PA: Elsevier Saunders: 2014.

23. Sampson VB, David JM, Puig I, et al. Wilms' tumor protein induces an epithelial-mesenchymal hybrid differentiation state in clear cell renal cell carcinoma. PLoS One. 2014; 9: e102041.

24. Zacharoulis S, Abramson DH, Dunkel IJ. More aggressive bone marrow screening in retinoblastoma patients is not indicated: The Memorial Sloan-Kettering Cancer Center experience. Pediatr Blood Cancer. 2006; 46: 56–61.

25. Ireland RM. Morphology of Wolman cholesteryl ester storage disease. Blood. 2017; 126: 803.

26. Miller KP, Venkataraman G, Gocke CD, et al. Bone marrow findings in patients with acute promyelocytic leukemia treated with arsenic trioxide. Am J Clin Pathol. 2019; 152: 675–85.

27. Burtis CA, Ashwood ER, Bruns DE. Tietz textbook of clinical chemistry and molecular diagnostics. 5th ed. Philadelphia, PA: Elsevier Saunders; 2012.

28. Gregg XT, Reddy V, Prchal JT. Copper deficiency masquerading as myelodysplastic syndrome. Blood. 2002; 100: 1493–5.